上海市社区教育系列教材

有医说医：生命健康七堂课（第二辑）

主编　郭莲　张峻

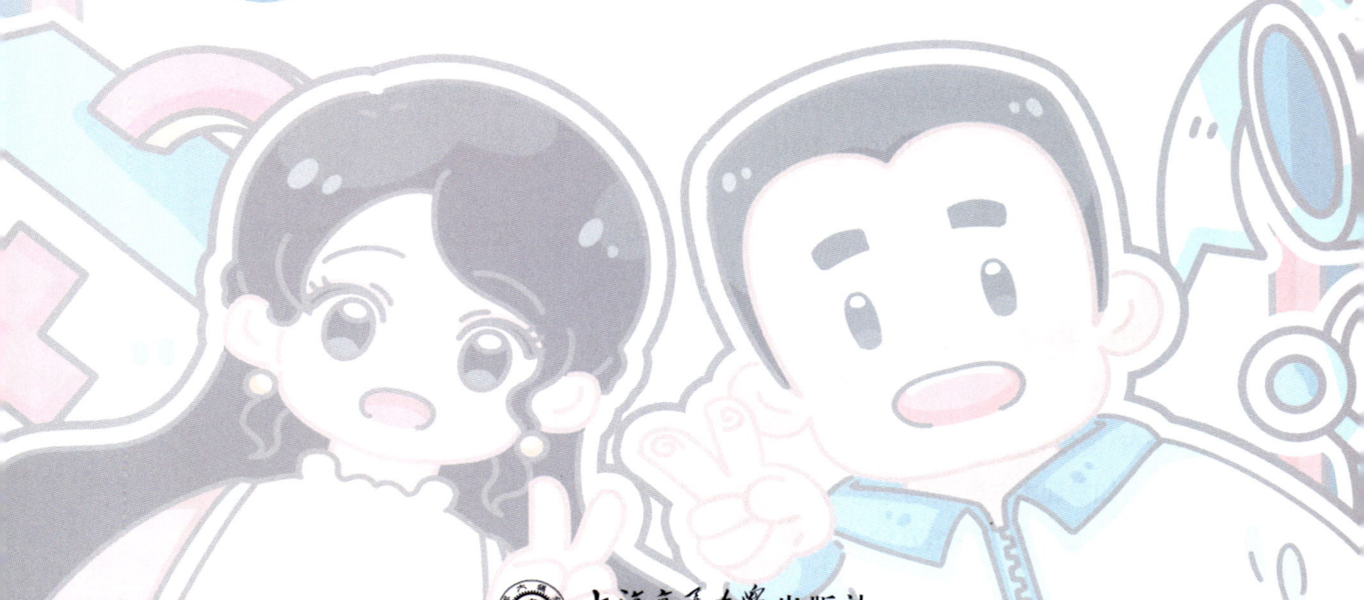

上海交通大學出版社
SHANGHAI JIAO TONG UNIVERSITY PRESS

本书摘要

本书为上海市社区教育系列教材，是上海交通大学医学院附属第九人民医院于2022年编辑出版的《有医说医生命健康七堂课》（第一辑）的连续绘本。本系列科普书延续第一辑的7个人物形象，以及孕育期、学龄前、青少年、中青年、中老年、老年期、生命守护期7个生命周期，通过手绘漫画的表现形式，使用科学、通俗、易懂的文字表述，普及医学健康知识、防病识病方法、医学保健措施和心理健康理念，老少读者皆宜。

图书在版编目(CIP)数据

有医说医.第二辑，生命健康七堂课 / 郭莲，张峻主编.—上海：上海交通大学出版社，2022.12

ISBN 978-7-313-27931-6

Ⅰ.①有… Ⅱ.①郭… ②张… Ⅲ.①常见病—诊疗—普及读物 Ⅳ.①R4-49

中国版本图书馆CIP数据核字（2022）第214495号

有医说医：生命健康七堂课（第二辑）

YOU YI SHUO YI:SHENG MING JIAN KANG QI TANG KE（DI-ER JI）

主　　编：郭 莲 张 峻

出版发行：上海交通大学出版社　　地　　址：上海市番禺路951号

邮政编码：200030　　电　　话：021-64071208

印　　刷：上海万卷印刷股份有限公司　　经　　销：全国新华书店

开　　本：787mm×1092mm 1/16　　印　　张：10

字　　数：50千字

版　　次：2022年12月第1版　　印　　次：2022年12月第1次印刷

书　　号：ISBN 978-7-313-27931-6

定　　价：88.00元

编委会名单

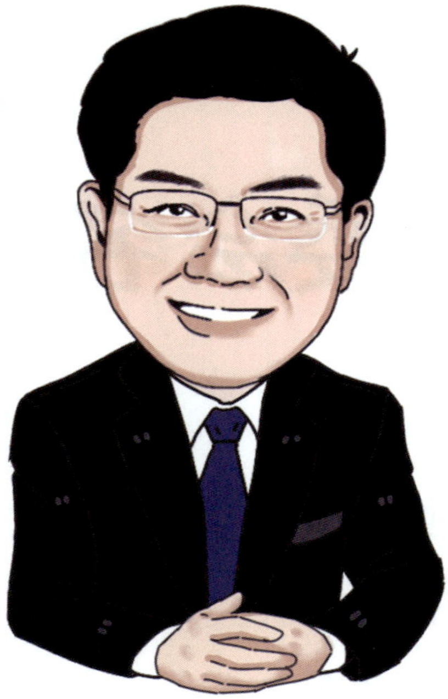

中国工程院院士 范先群

漫画科普　图文并茂

浅出易懂　寓教于乐

签名: 范先群

前言

科普漫画绘医学，健康知识惠民众

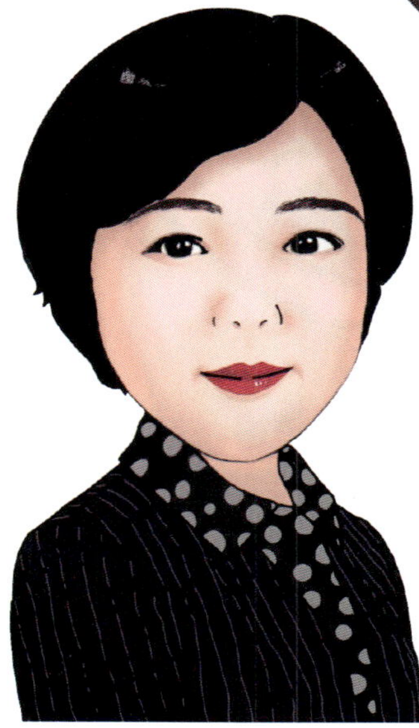

医学科普，紧跟时代。随着健康中国行动计划的不断深入，国民健康管理从以“疾病”为中心向以“健康”为中心、从注重“治已病”向注重“治未病”转变，健康知识宣传普及不断深入，人民群众健康素养稳步提升。

近年来，上海交通大学医学院附属第九人民医院始终坚持“医教结合”的全民健康素养创新路径建设及探索，根植百姓健康需求，积极发挥医学科普主战地和主力军作用，先后出版了《谈医论症话健康》《有医说医科普荟》《生命健康七堂课》等一系列九院科普丛书，专业解读，权威发声，备受好评。

为不断延续医学科普高质量传播成果，在九院编委及医学专家的不懈努力下，《生命健康七堂课》迎来了第二辑问世。该书再次以七个生命周期为划分，持续发挥漫画、科普相结合的特色优势，以其趣味易懂、形象生动的特点，充分展现医学科普魅力，将医学科学知识、防病治病方法、医学保健措施和大众健康理念巧妙融入到生命健康的各周期之中，全力助推医学科普社会影响力的提高。

上海交通大学医学院附属第九人民医院将进一步以贯彻宣传落实好党的二十大精神，立足医疗服务主业、兼顾健康科普主责，扎根基层社区，服务百姓群众，在传播科学知识的同时，围绕医学科普大众化，聚力传播健康新理念，让更多有情怀、有温度的健康医学科普飞入寻常百姓家。

签名：

2022年11月

（作者系上海交通大学医学院附属第九人民医院党委书记）

目录

孕育期：

让遗传病成为可以预防的疾病

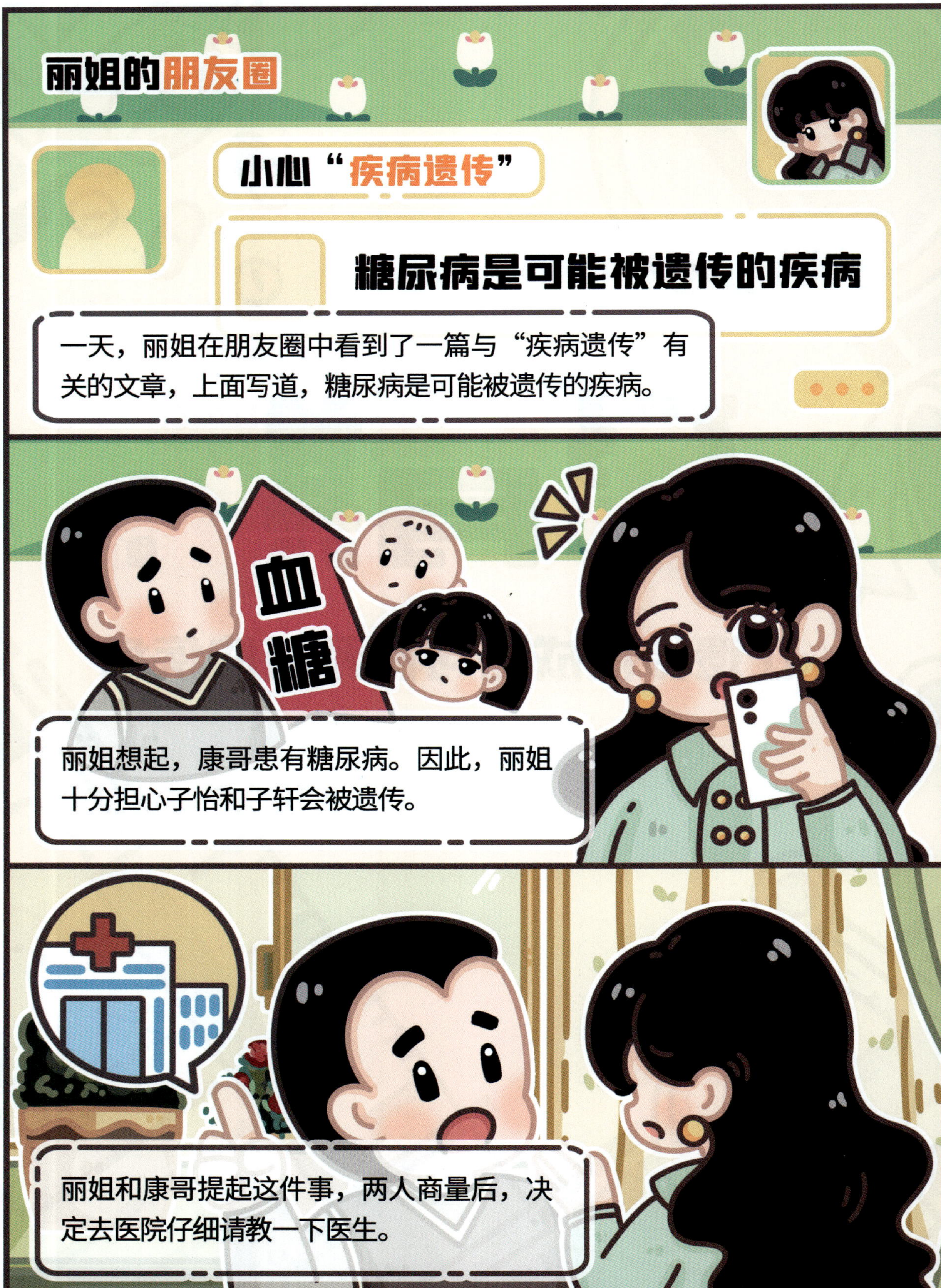
丽姐的朋友圈
小心“疾病遗传”
糖尿病是可能被遗传的疾病
一天，丽姐在朋友圈中看到了一篇与“疾病遗传”有关的文章，上面写道，糖尿病是可能被遗传的疾病。
血糖
丽姐想起，康哥患有糖尿病。因此，丽姐十分担心子怡和子轩会被遗传。
丽姐和康哥提起这件事，两人商量后，决定去医院仔细请教一下医生。

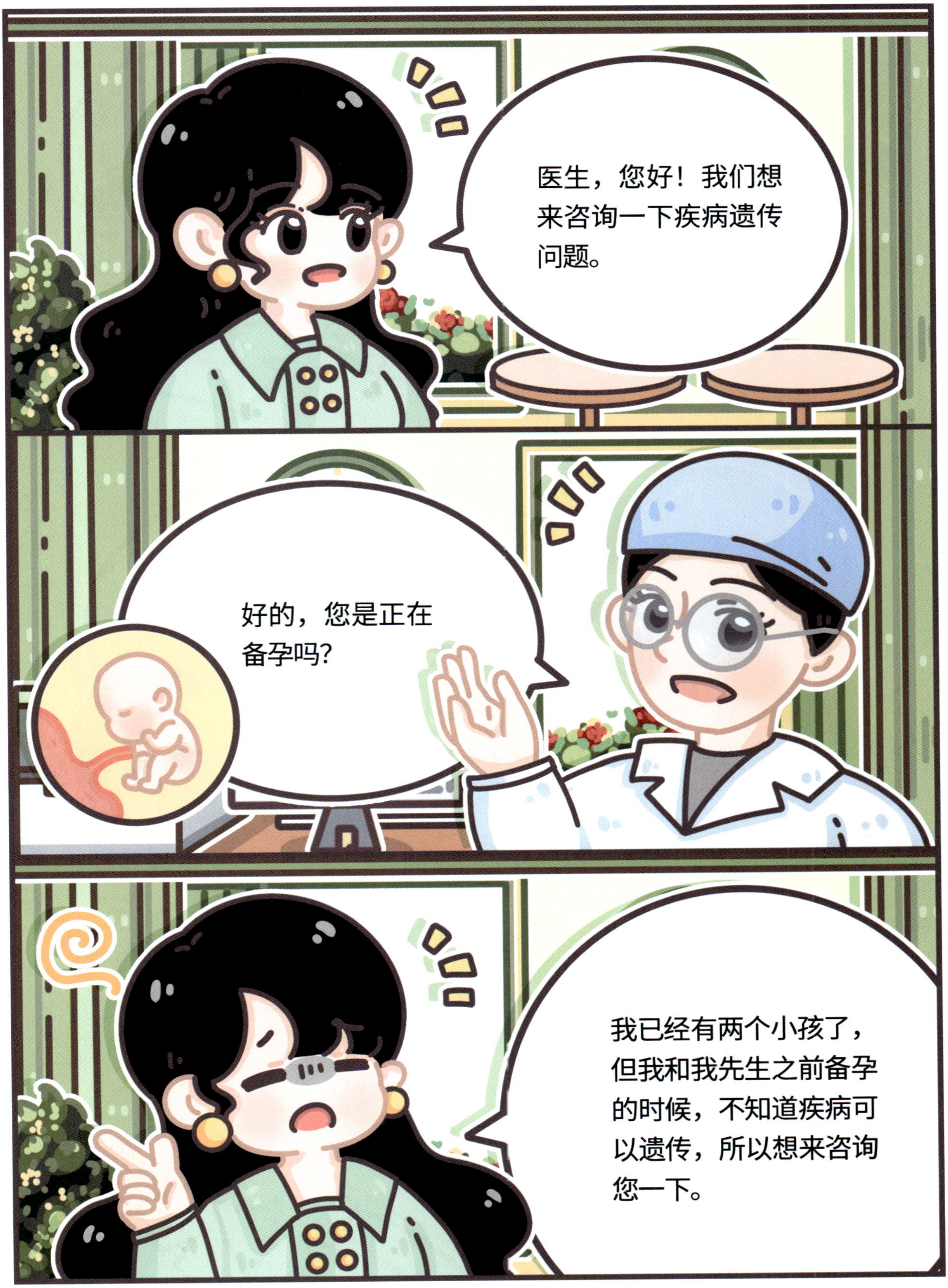
医生，您好！我们想来咨询一下疾病遗传问题。
好的，您是正在备孕吗?
我已经有两个小孩了，但我和我先生之前备孕的时候，不知道疾病可以遗传，所以想来咨询您一下。

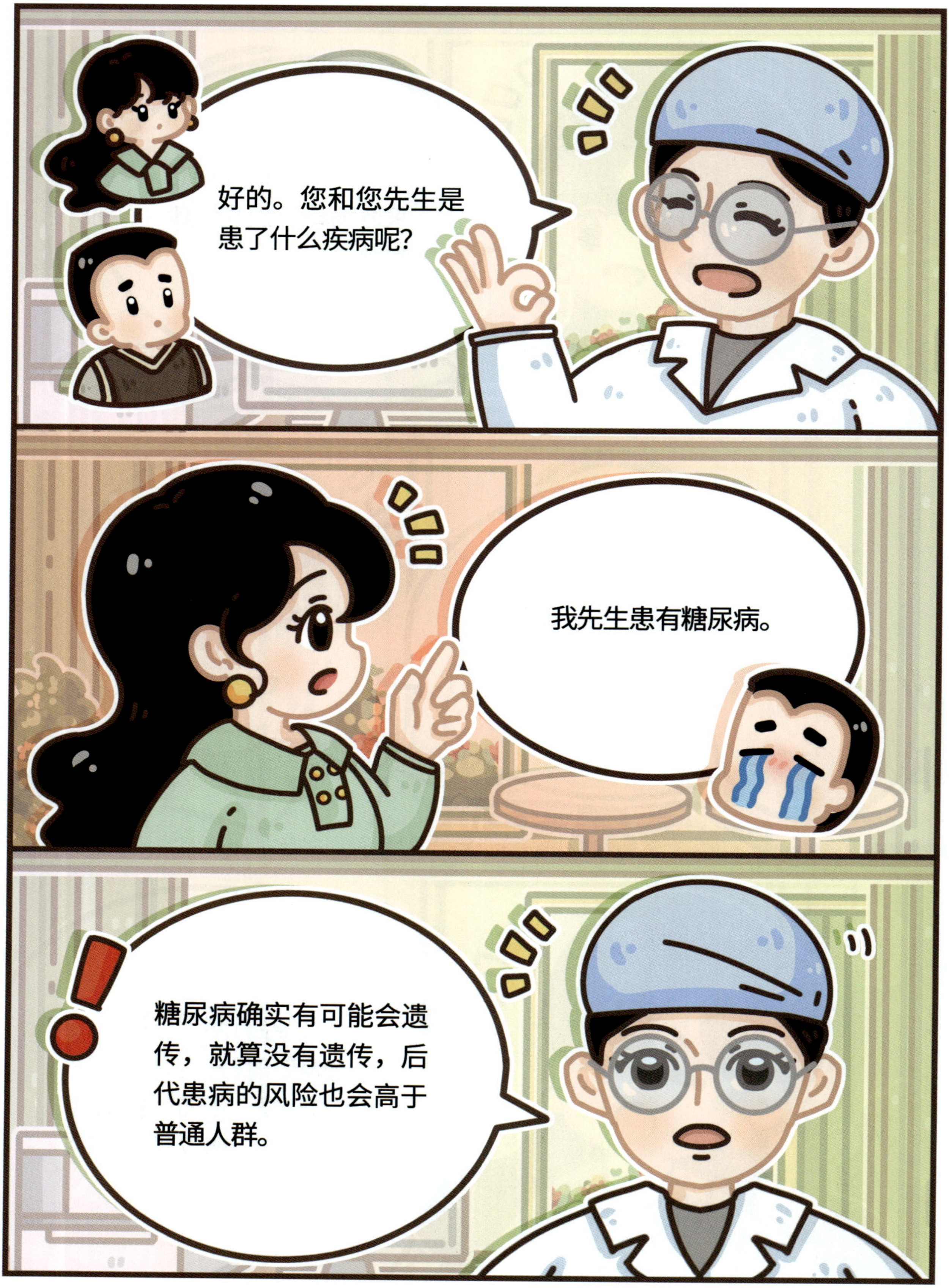
好的。您和您先生是
患了什么疾病呢?
我先生患有糖尿病。
糖尿病确实有可能会遗
传，就算没有遗传，后
代患病的风险也会高于
普通人群。

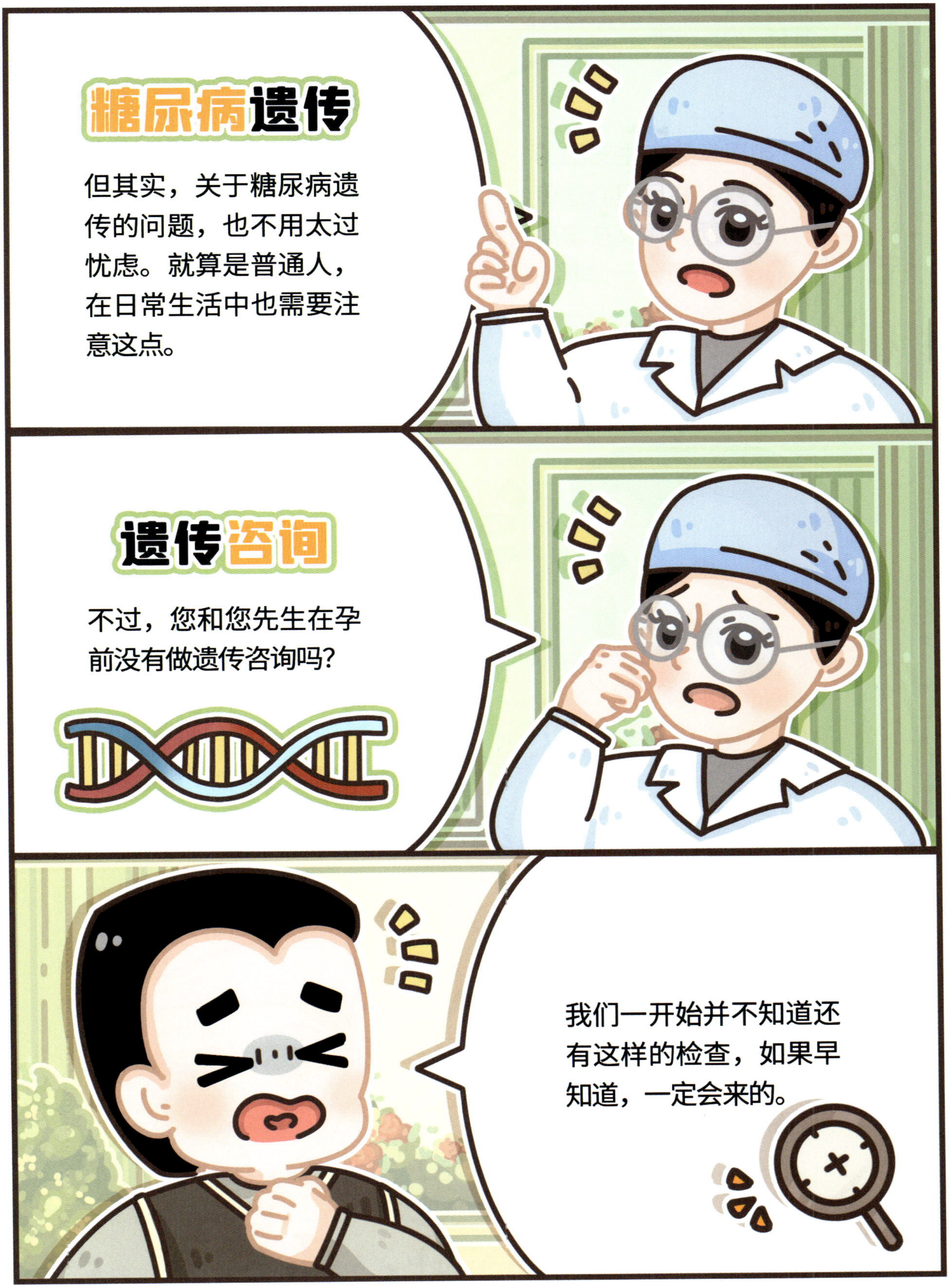
糖尿病遗传
但其实，关于糖尿病遗传的问题，也不用太过忧虑。就算是普通人，在日常生活中也需要注意这点。
遗传咨询
不过，您和您先生在孕前没有做遗传咨询吗？
我们一开始并不知道还有这样的检查，如果早知道，一定会来的。

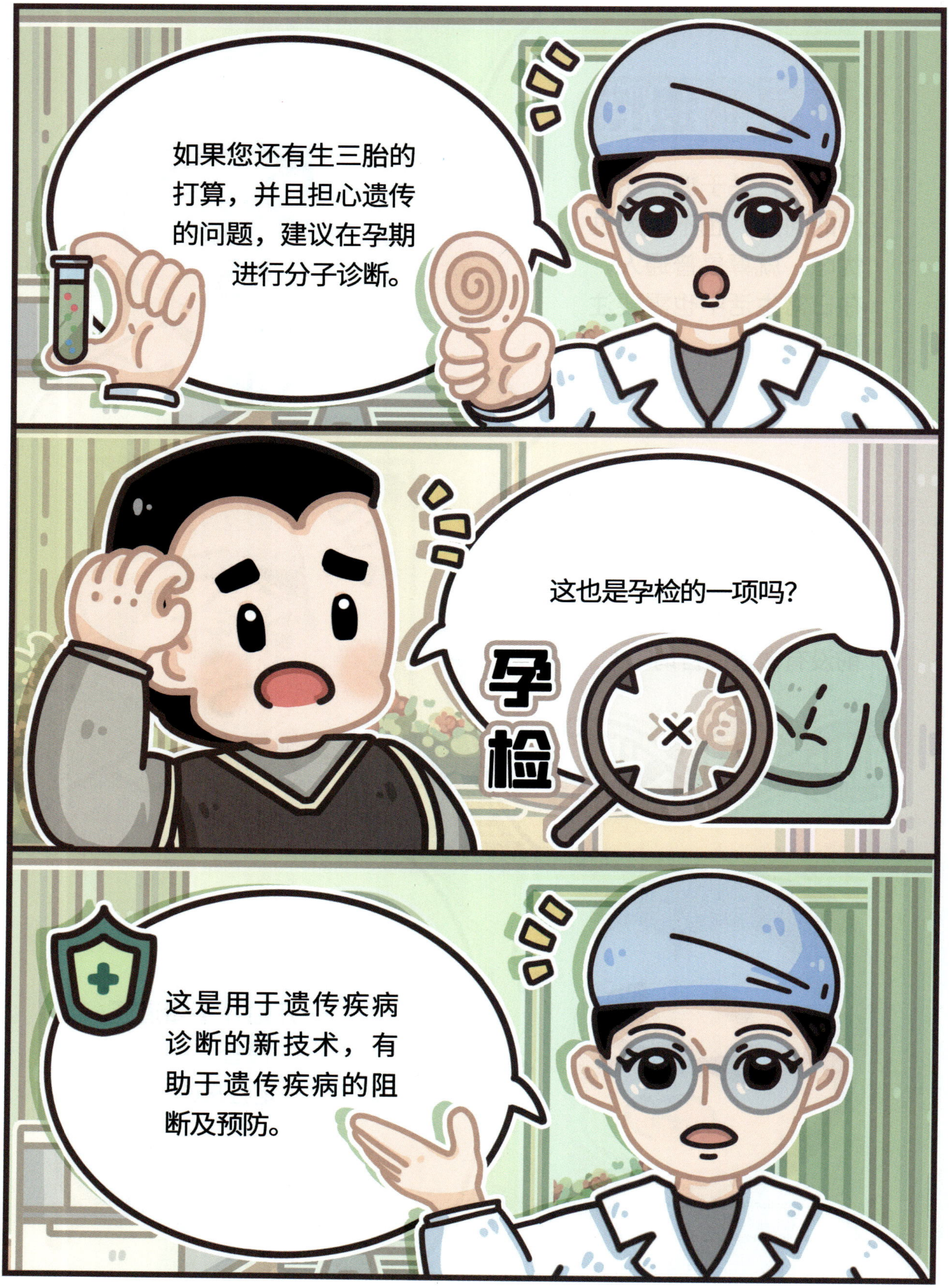
如果您还有生三胎的打算，并且担心遗传的问题，建议在孕期进行分子诊断。
这也是孕检的一项吗？
孕检
这是用于遗传疾病诊断的新技术，有助于遗传疾病的阻断及预防。

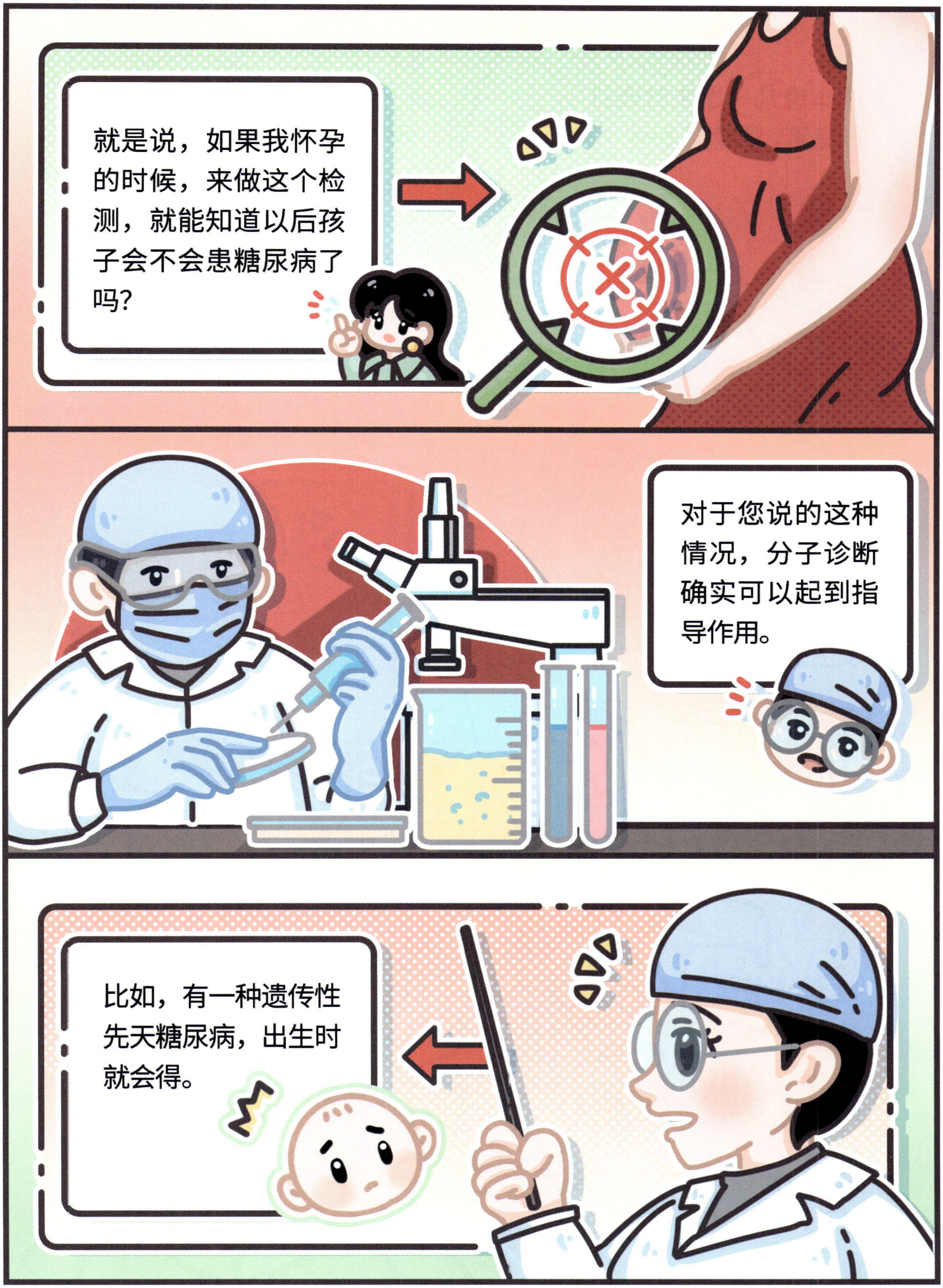
就是说，如果我怀孕的时候，来做这个检测，就能知道以后孩子会不会患糖尿病了吗?
对于您说的这种情况，分子诊断确实可以起到指导作用。
比如，有一种遗传性先天糖尿病，出生时就会得。

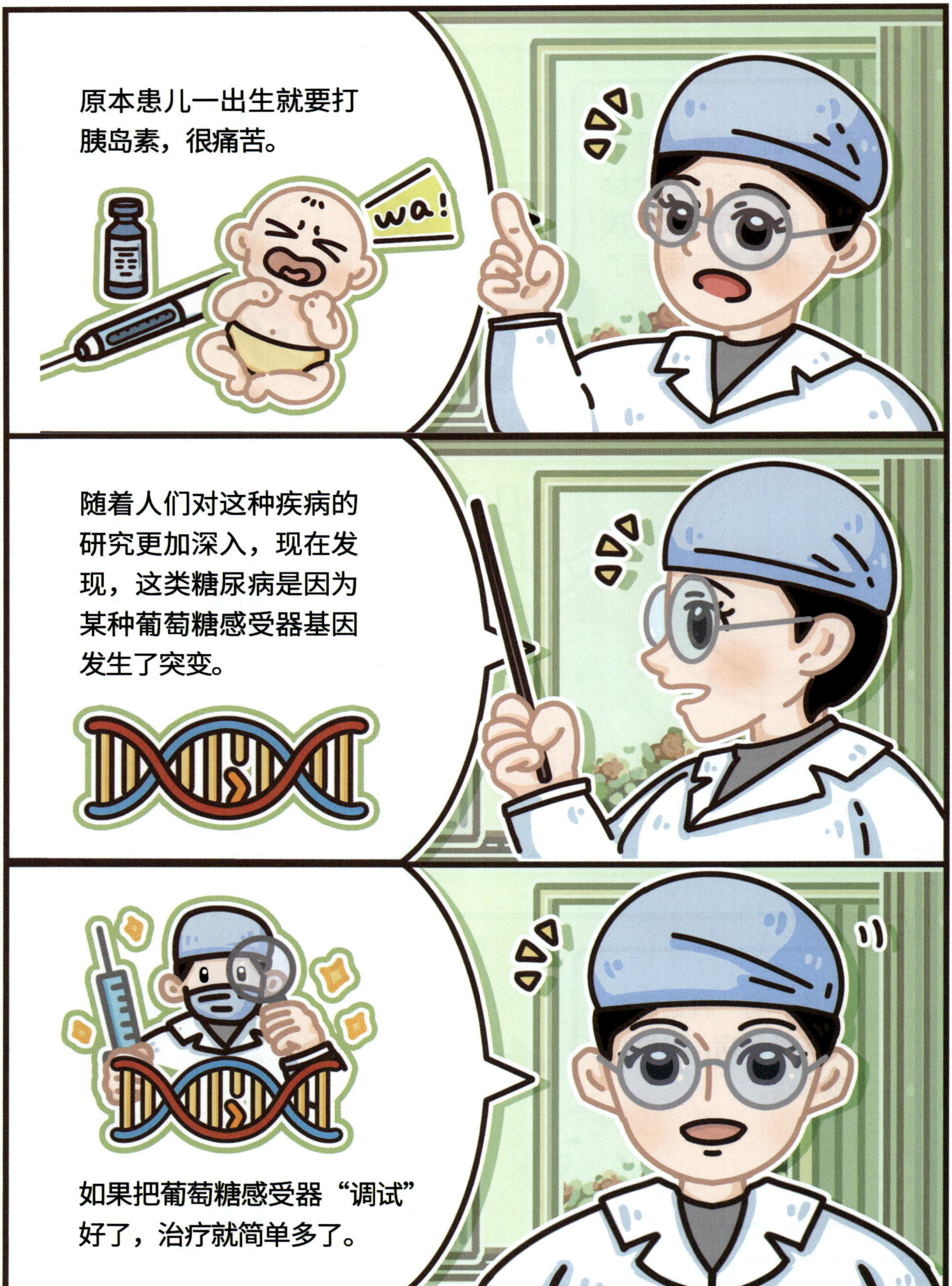
原本患儿一出生就要打胰岛素，很痛苦。
wa!
随着人们对这种疾病的研究更加深入，现在发现，这类糖尿病是因为某种葡萄糖感受器基因发生了突变。
如果把葡萄糖感受器“调试”好了，治疗就简单多了。

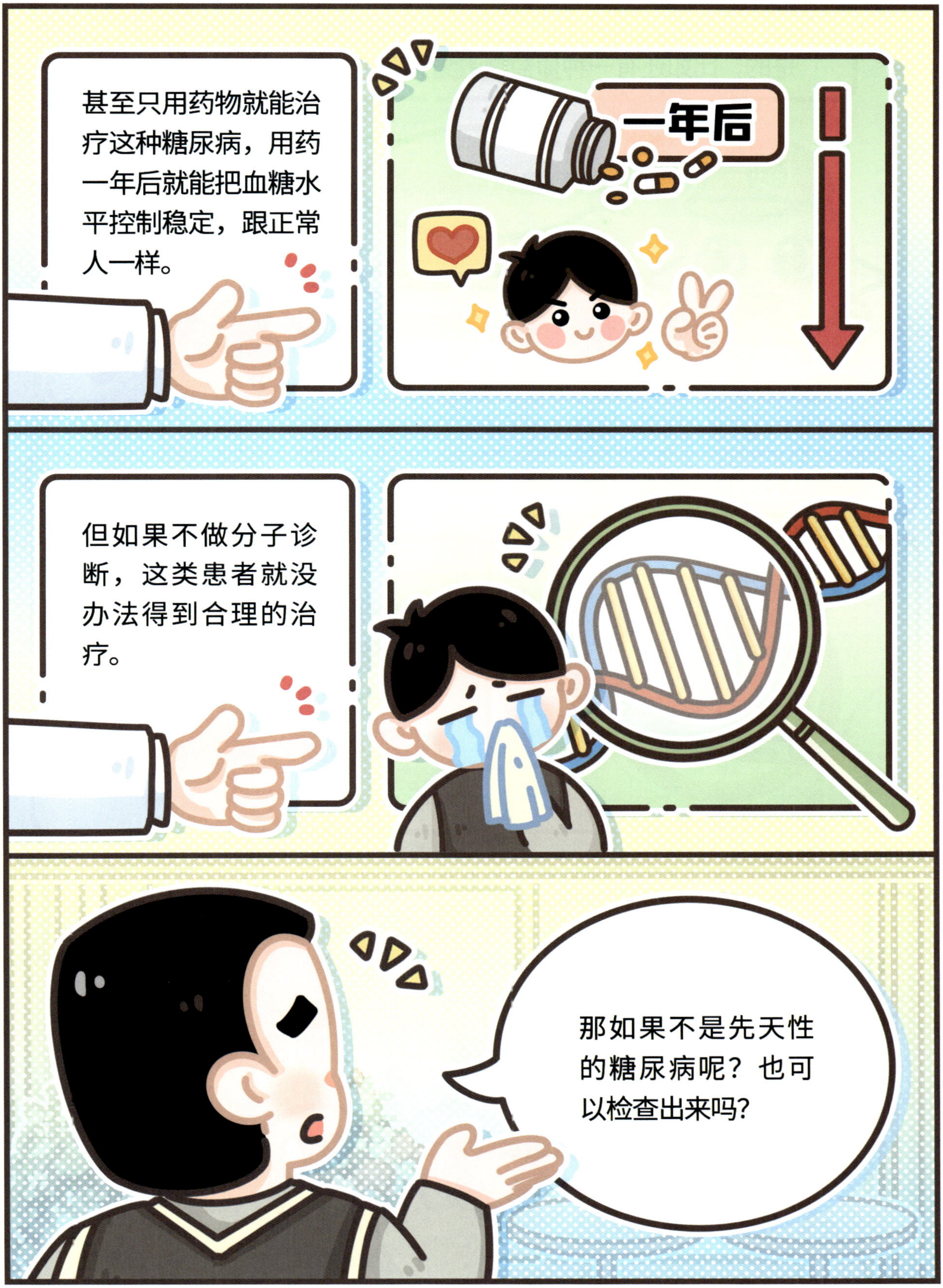
甚至只用药物就能治疗这种糖尿病，用药一年后就能把血糖水平控制稳定，跟正常人一样。
一年后
但如果不做分子诊断，这类患者就没办法得到合理的治疗。
那如果不是先天性的糖尿病呢？也可以检查出来吗?

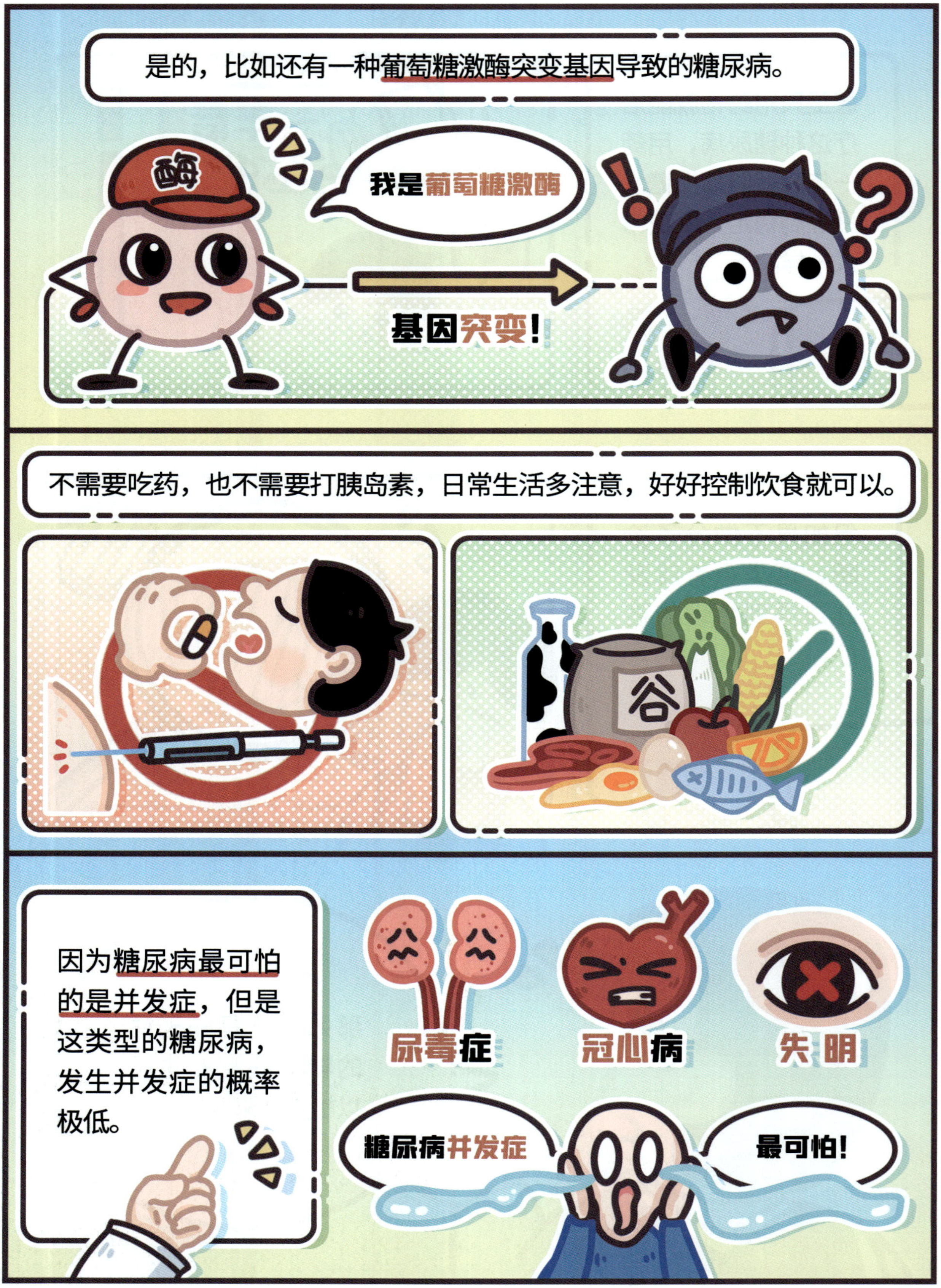
是的，比如还有一种葡萄糖激酶突变基因导致的糖尿病。
酶
我是葡萄糖激酶
基因突变！
不需要吃药，也不需要打胰岛素，日常生活多注意，好好控制饮食就可以。
谷
因为糖尿病最可怕的是并发症，但是这类型的糖尿病，发生并发症的概率极低。
尿毒症
冠心病
失明
糖尿病并发症
最可怕！

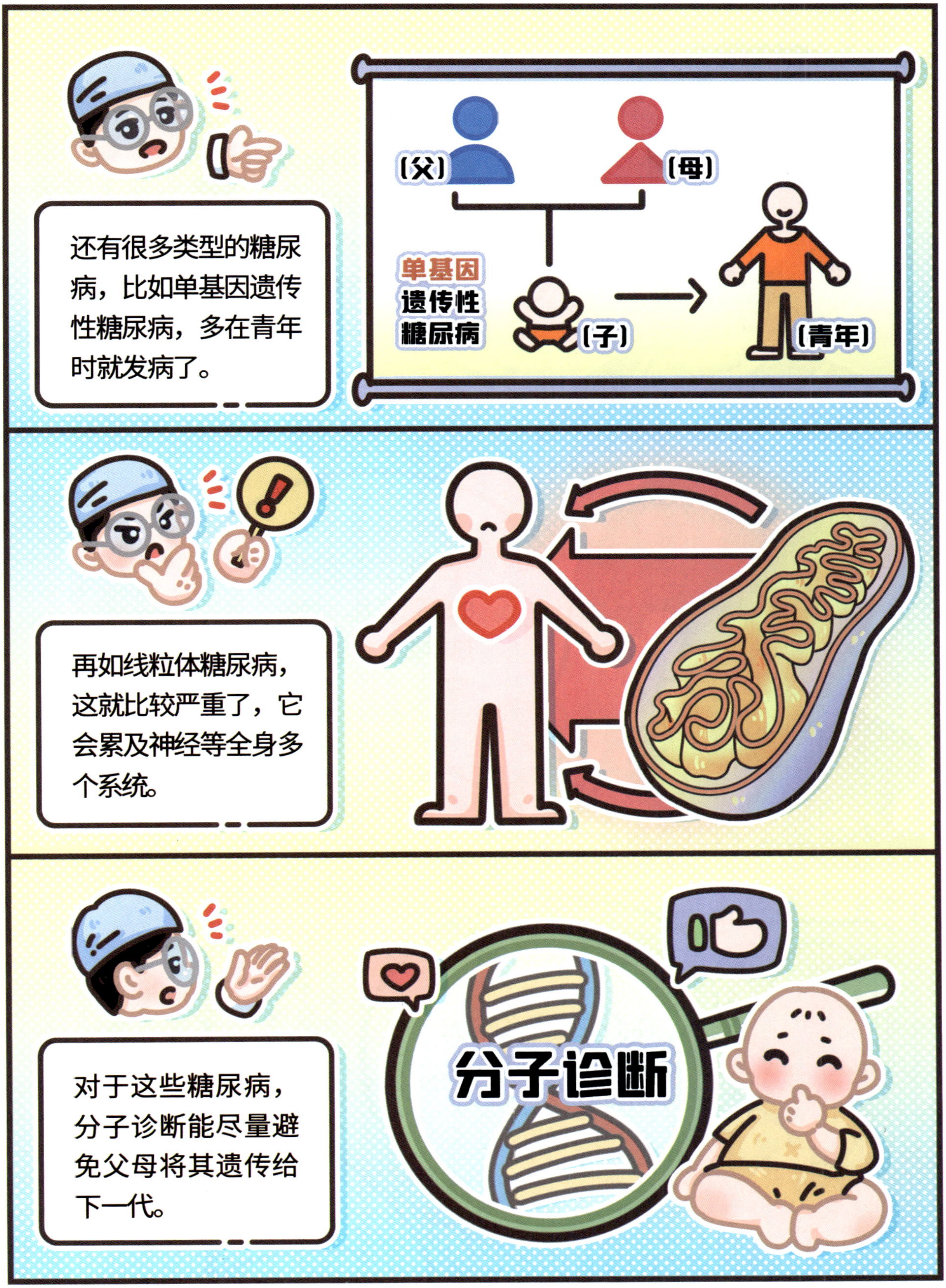

还有很多类型的糖尿病，比如单基因遗传性糖尿病，多在青年时就发病了。
(父)
(母)
单基因遗传性糖尿病
(子)
(青年)
再如线粒体糖尿病，这就比较严重了，它会累及神经等全身多个系统。
对于这些糖尿病，分子诊断能尽量避免父母将其遗传给下一代。
分子诊断

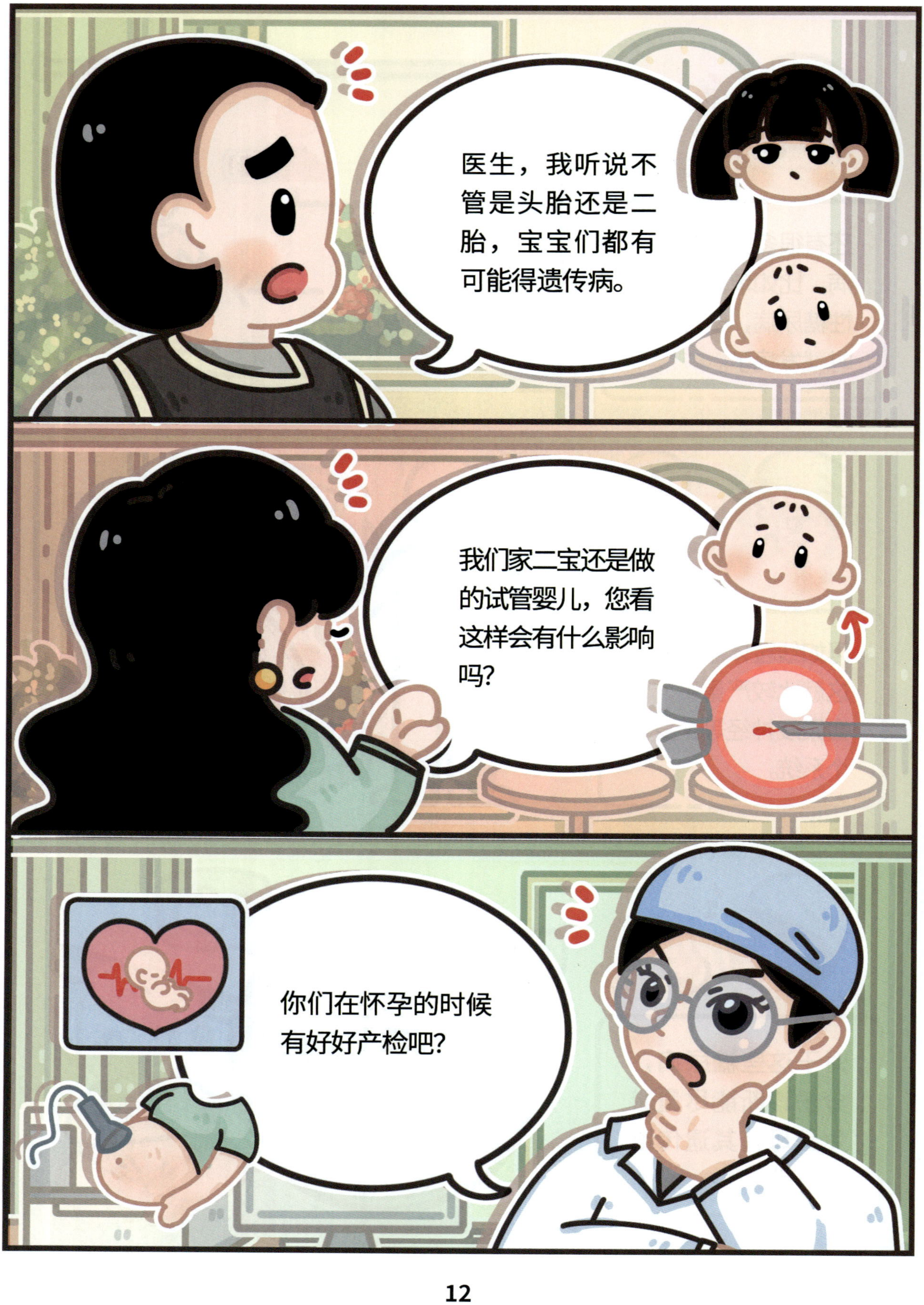
医生，我听说不管是头胎还是二胎，宝宝们都有可能得遗传病。
我们家二宝还是做的试管婴儿，您看这样会有什么影响吗？
你们在怀孕的时候有好好产检吧？

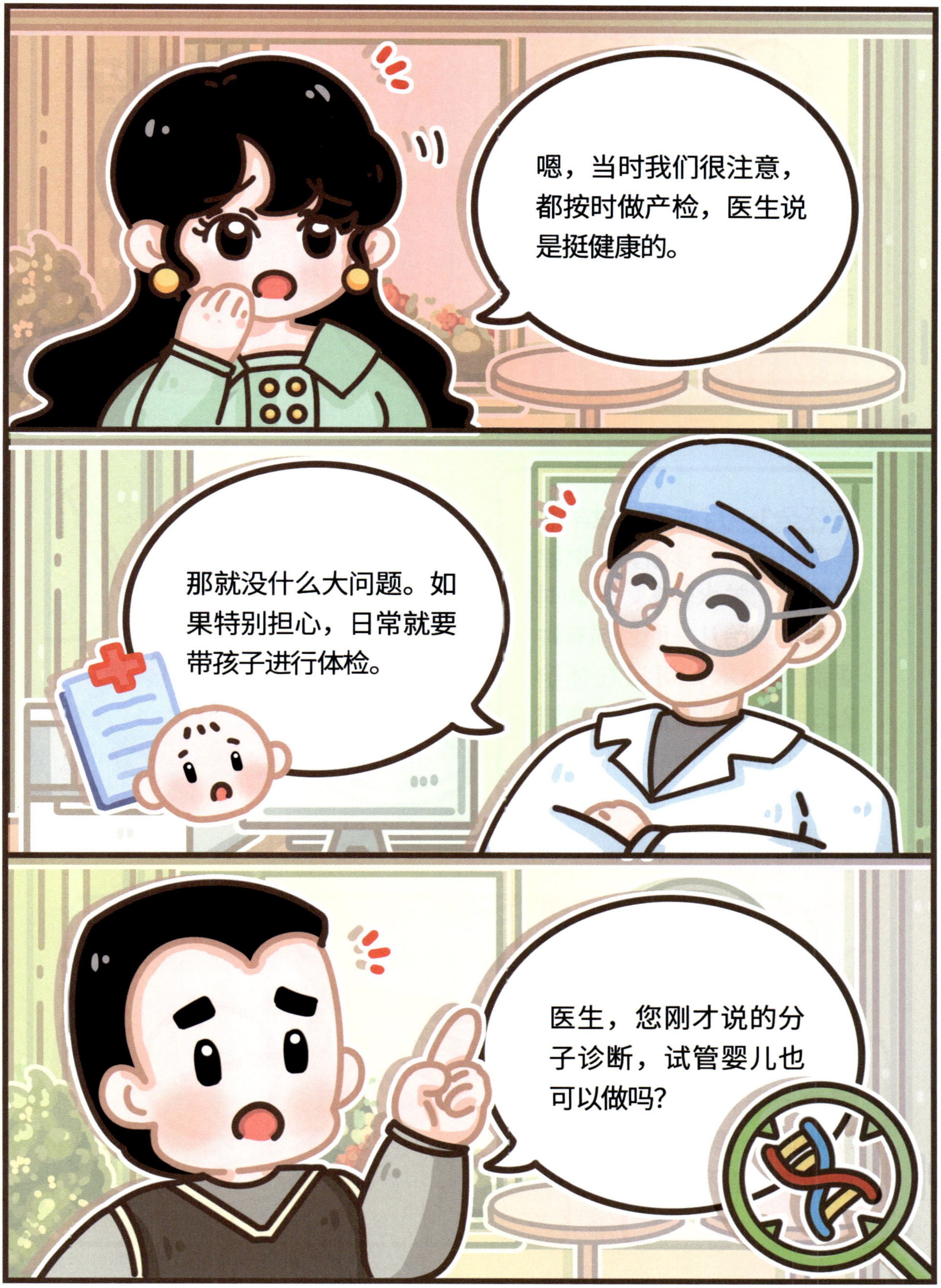
嗯，当时我们很注意，
都按时做产检，医生说
是挺健康的。
那就没什么大问题。如
果特别担心，日常就要
带孩子进行体检。
医生，您刚才说的分
子诊断，试管婴儿也
可以做吗？

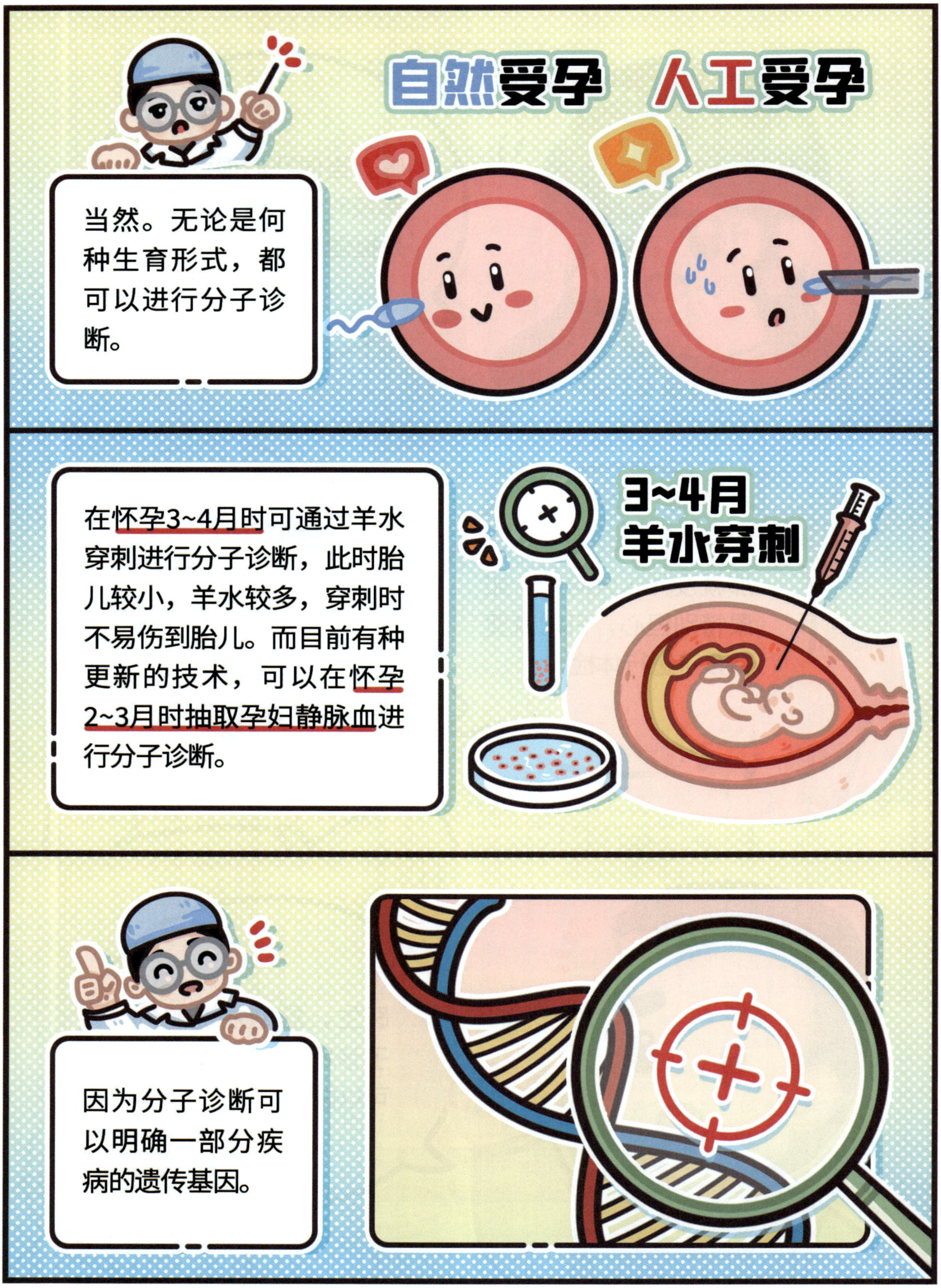
自然受孕
人工受孕
当然。无论是何种生育形式，都可以进行分子诊断。
3~4月
羊水穿刺
在怀孕3~4月时可通过羊水穿刺进行分子诊断，此时胎儿较小，羊水较多，穿刺时不易伤到胎儿。而目前有种更新的技术，可以在怀孕2~3月时抽取孕妇静脉血进行分子诊断。
因为分子诊断可以明确一部分疾病的遗传基因。

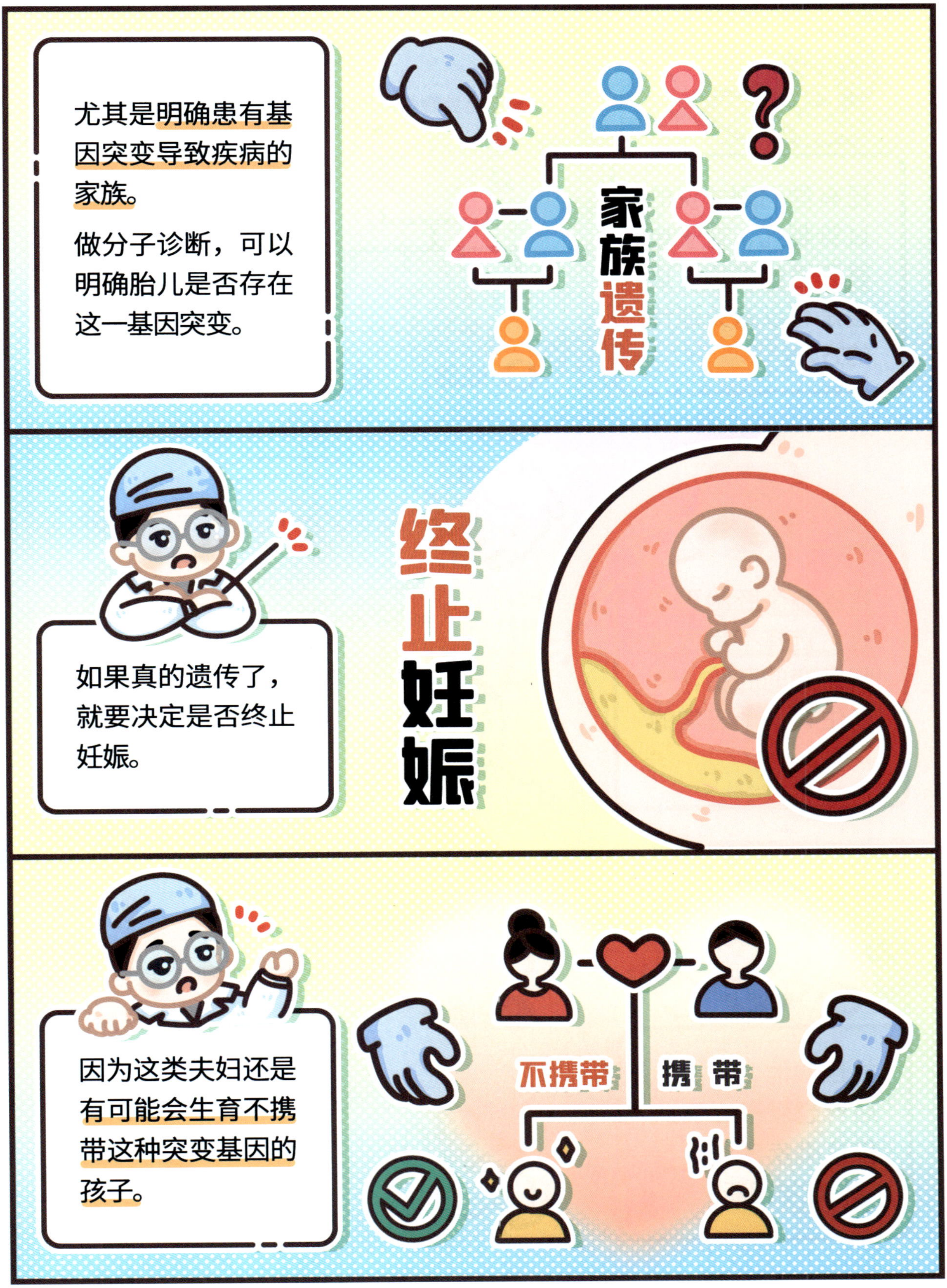
尤其是明确患有基因突变导致疾病的家族。
做分子诊断，可以明确胎儿是否存在这一基因突变。
家族遗传
?
如果真的遗传了，就要决定是否终止妊娠。
终止妊娠
因为这类夫妇还是有可能会生育不携带这种突变基因的孩子。
不携带
携 带

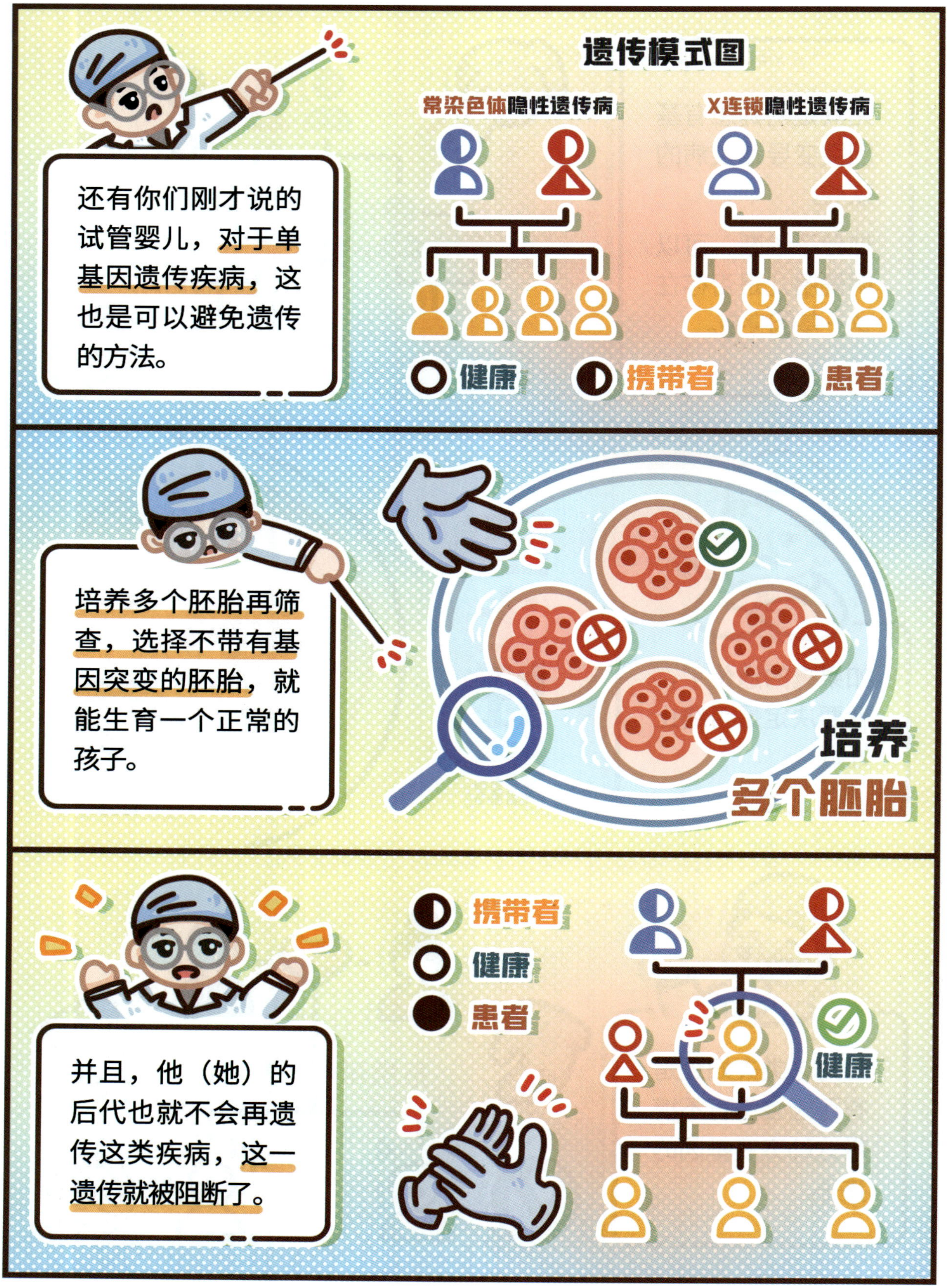

遗传模式图
常染色体隐性遗传病
X连锁隐性遗传病
健康
携带者
患者
还有你们刚才说的试管婴儿，对于单基因遗传疾病，这也是可以避免遗传的方法。
培养多个胚胎再筛查，选择不带有基因突变的胚胎，就能生育一个正常的孩子。
培养
多个胚胎
携带者
健康
患者
健康
并且，他（她）的后代也就不会再遗传这类疾病，这一遗传就被阻断了。

单基因遗传性疾病

有很多单基因遗传性疾病，比如先天性甲状腺功能减退症（甲减）、先天性耳聋、性分化异常等。

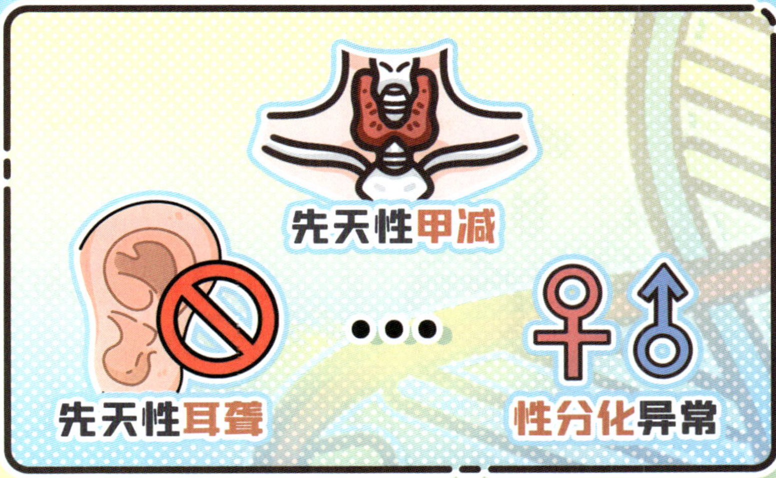

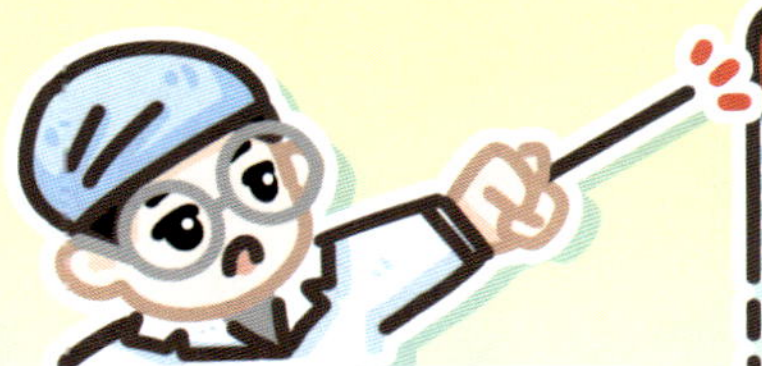

只要存在这一基因突变，就一定会患对应的疾病。

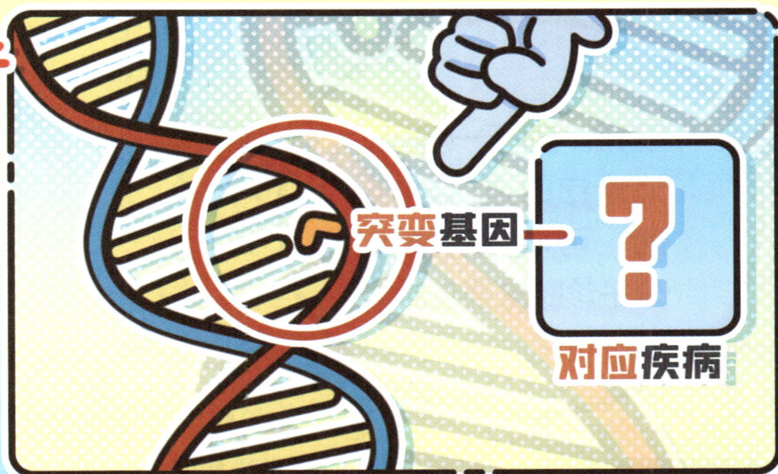

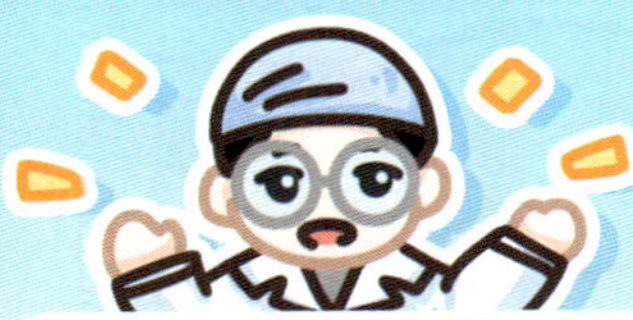

通过治疗改善病情

像这些疾病，患病后一般没有办法改变，但可以通过治疗，让病情得到改善。

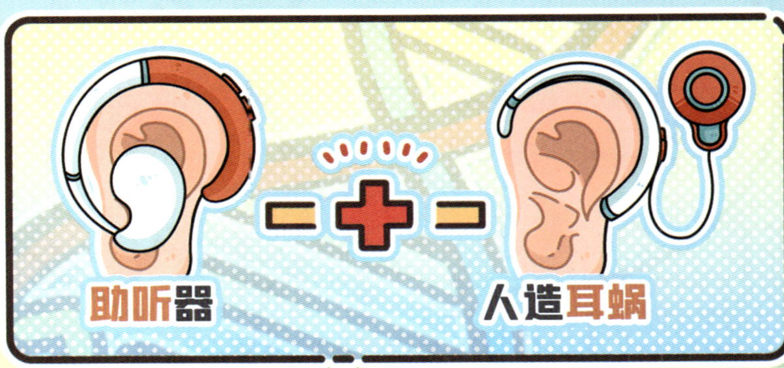

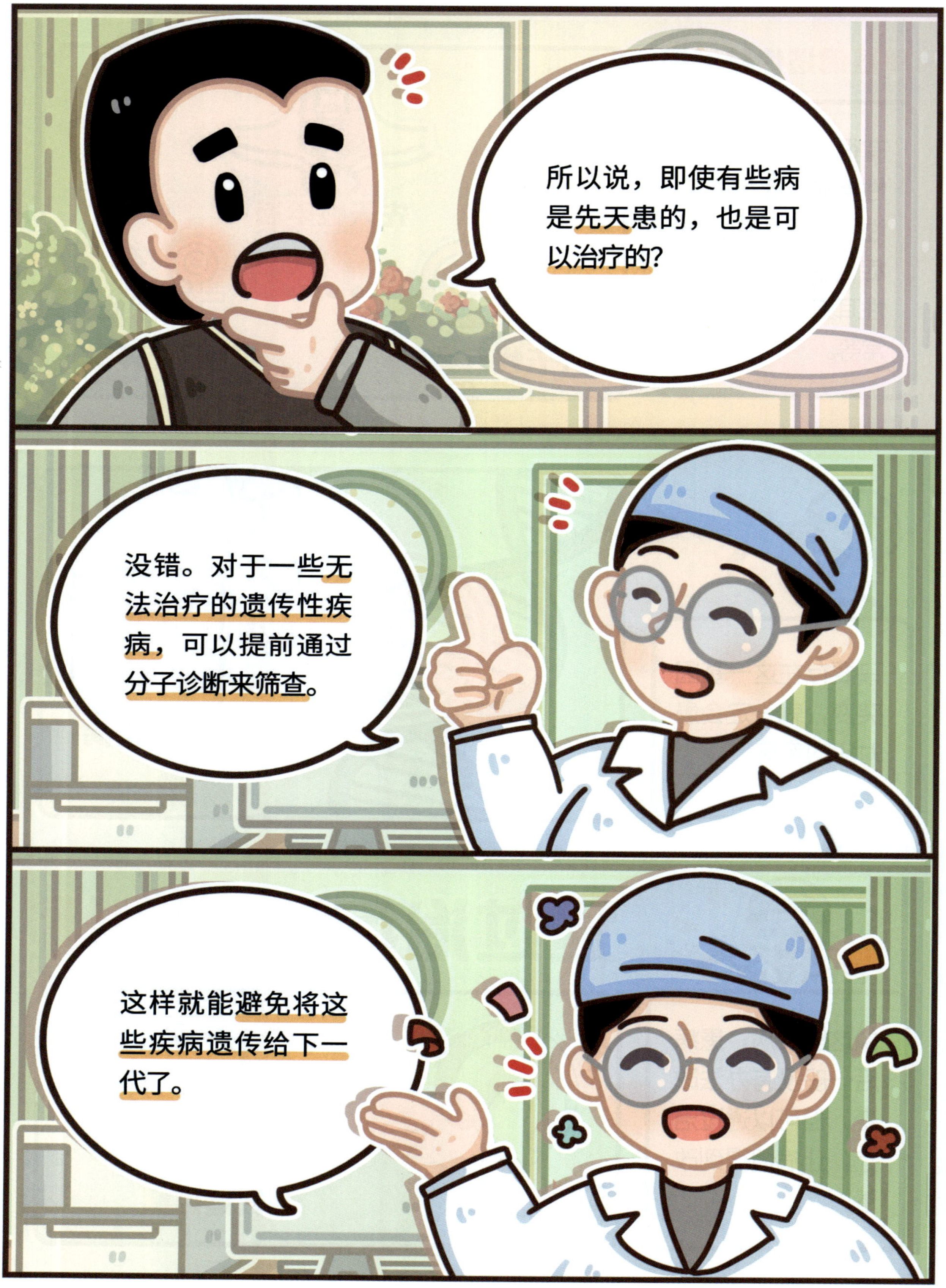
所以说，即使有些病是先天患的，也是可以治疗的？
没错。对于一些无法治疗的遗传性疾病，可以提前通过分子诊断来筛查。
这样就能避免将这些疾病遗传给下一代了。

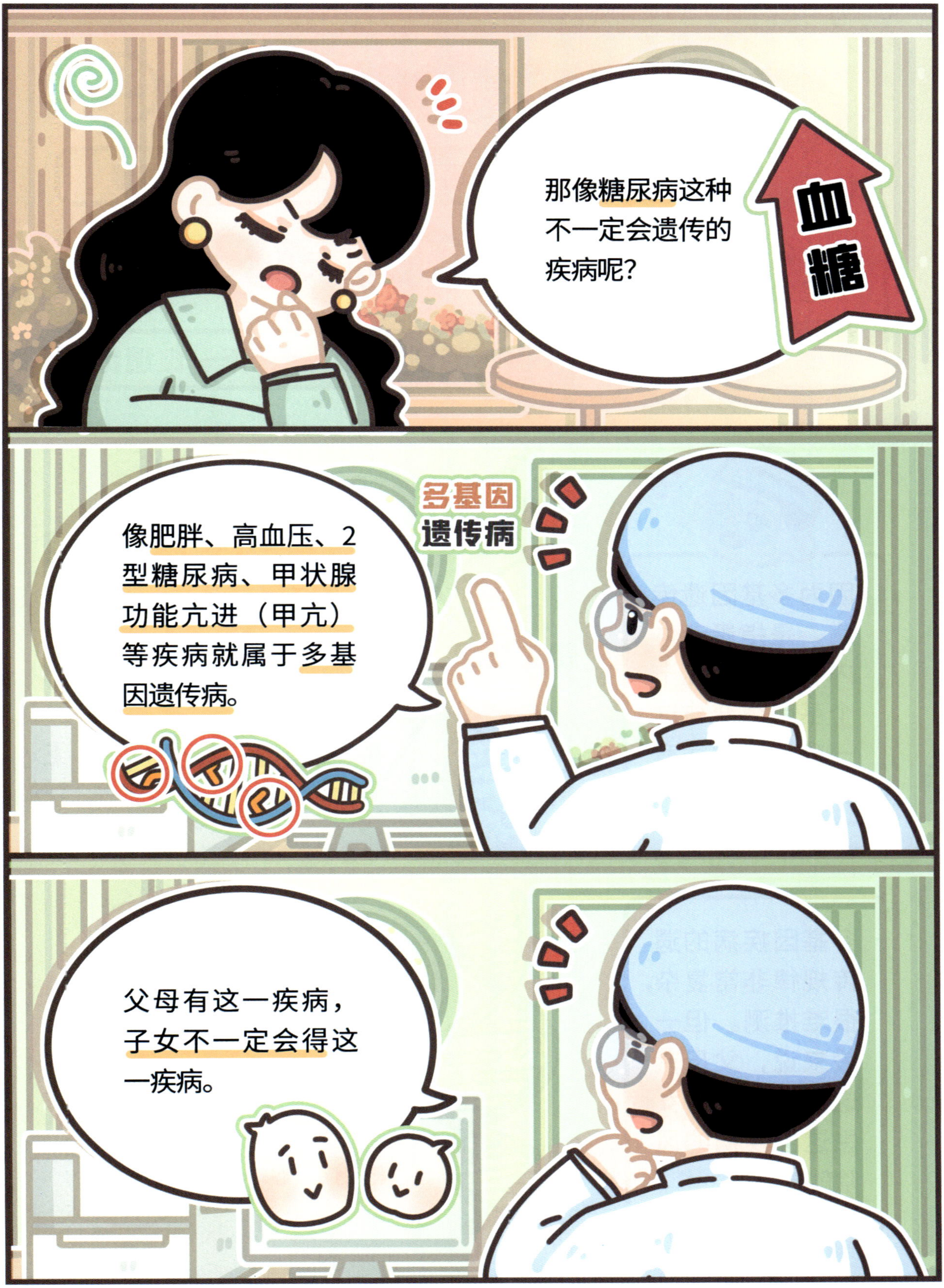
那像糖尿病这种不一定会遗传的疾病呢？
血糖
多基因遗传病
像肥胖、高血压、2型糖尿病、甲状腺功能亢进（甲亢）等疾病就属于多基因遗传病。
父母有这一疾病，子女不一定会得这一疾病。

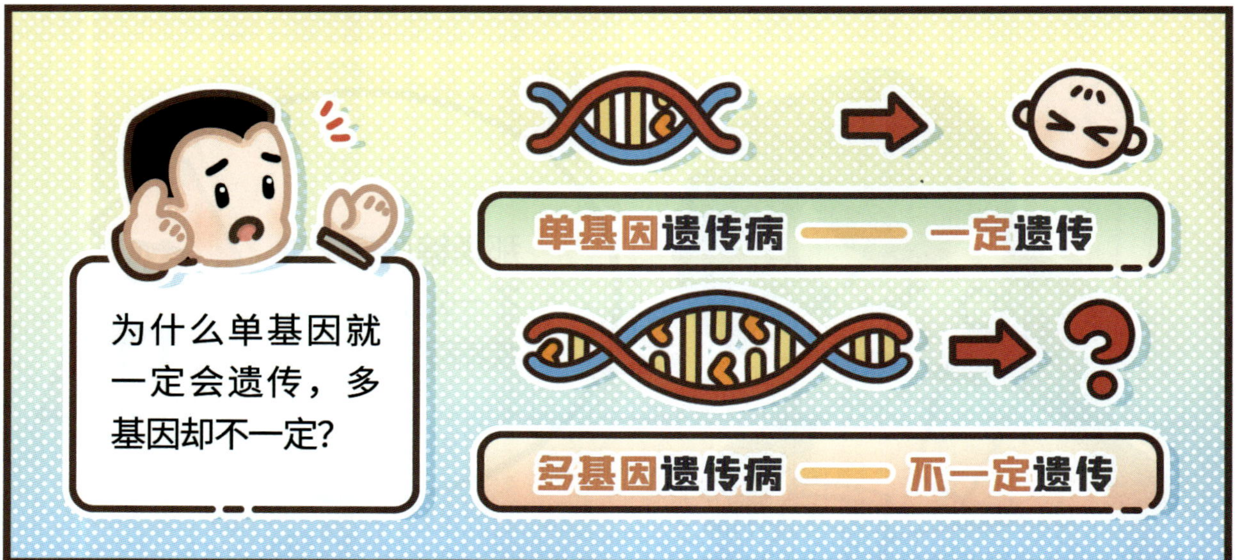
为什么单基因就一定会遗传，多基因却不一定？
单基因遗传病——一定遗传
多基因遗传病——不一定遗传

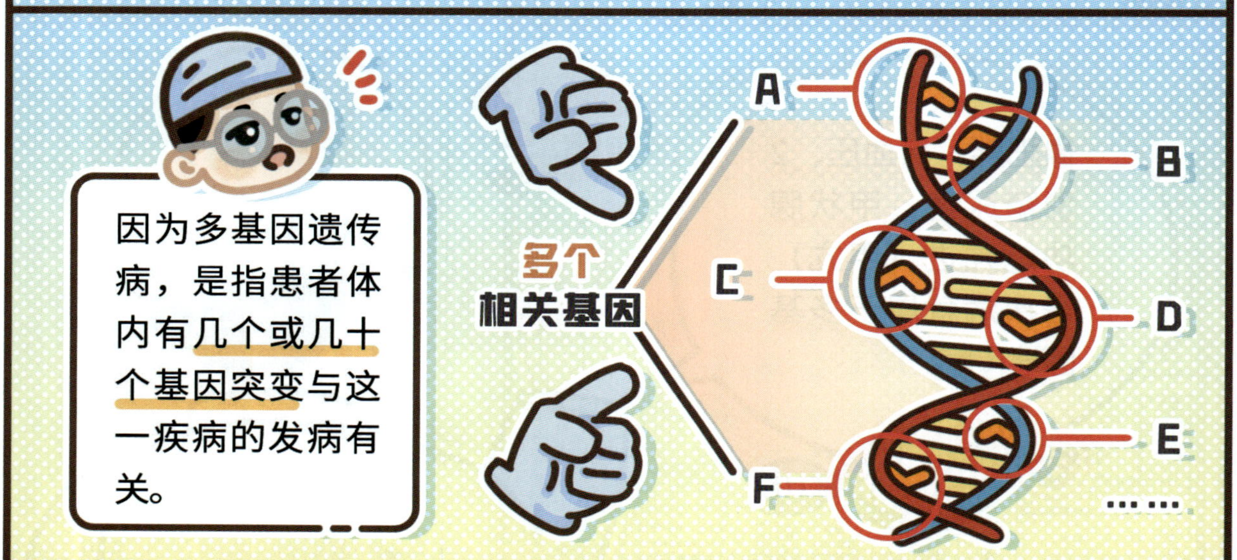
因为多基因遗传病，是指患者体内有几个或几十个基因突变与这一疾病的发病有关。
多个相关基因
A
B
C
D
E
F
……

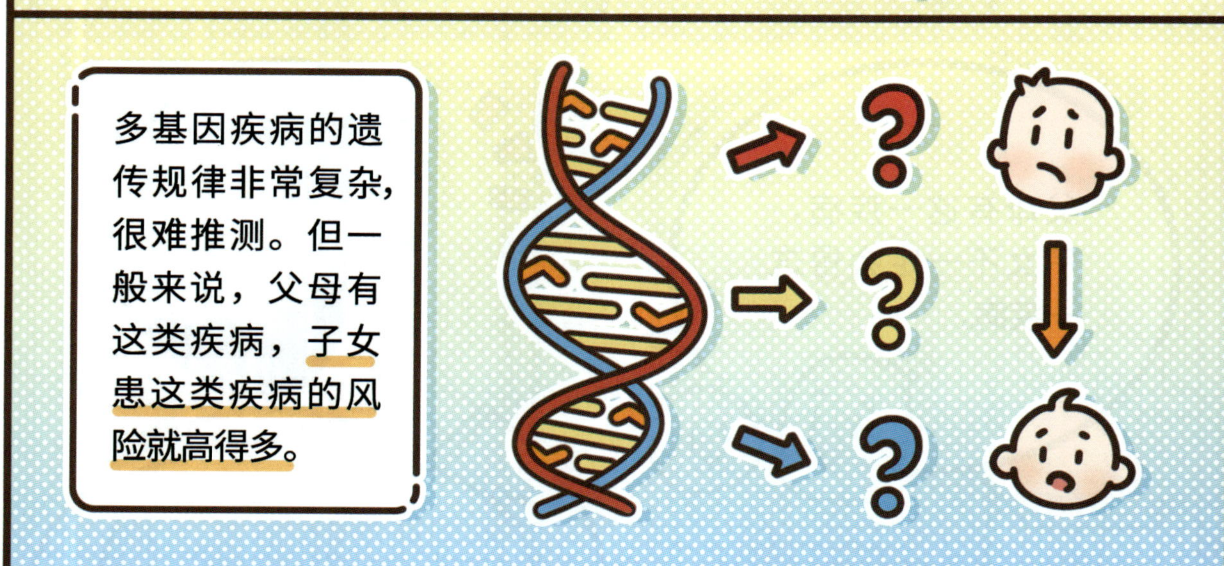
多基因疾病的遗传规律非常复杂，很难推测。但一般来说，父母有这类疾病，子女患这类疾病的风险就高得多。

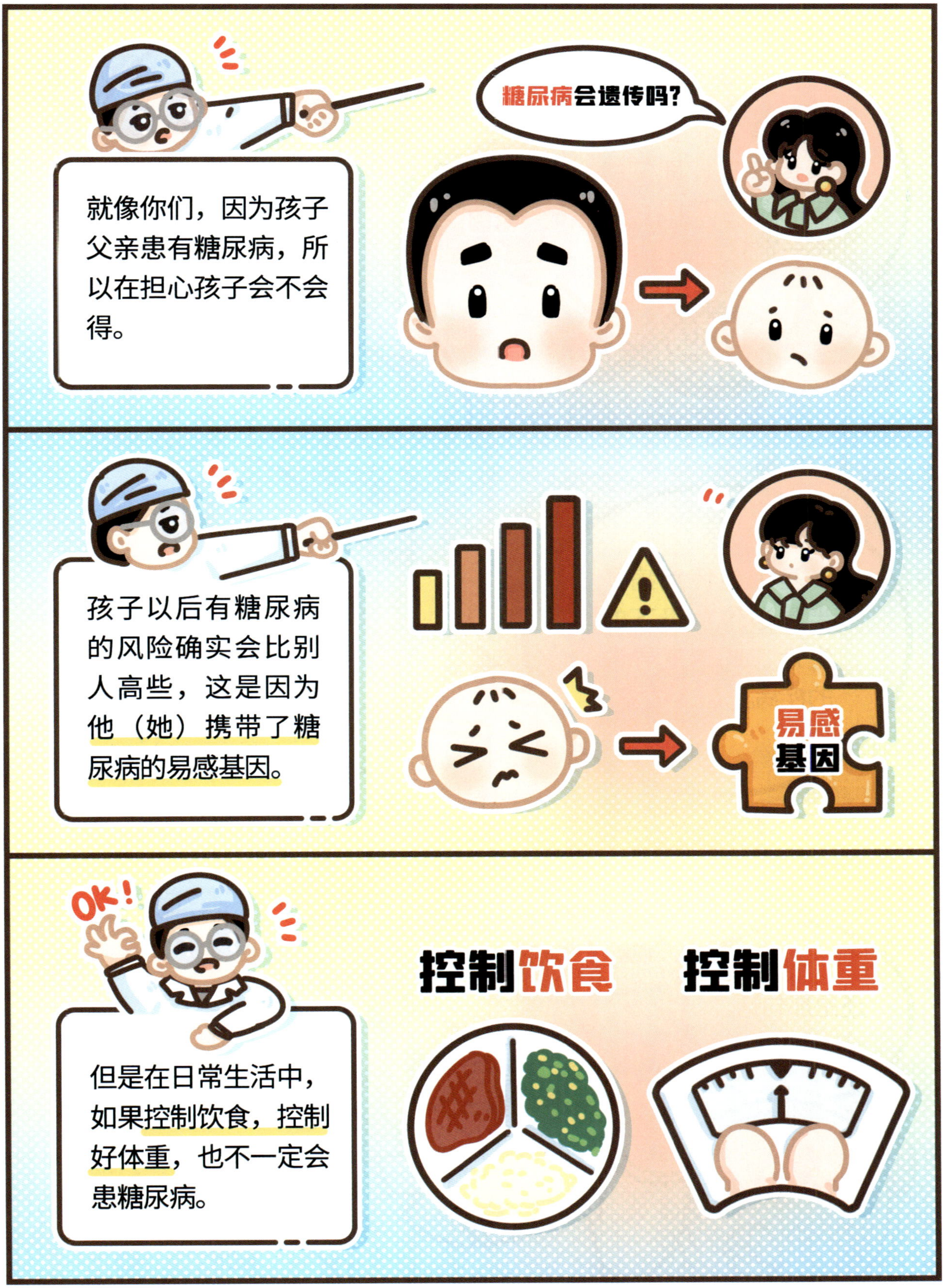
糖尿病会遗传吗？
就像你们，因为孩子父亲患有糖尿病，所以在担心孩子会不会得。
孩子以后有糖尿病的风险确实会比别人高些，这是因为他（她）携带了糖尿病的易感基因。
易感
基因
OK！
但是在日常生活中，如果控制饮食，控制好体重，也不一定会患糖尿病。
控制饮食
控制体重

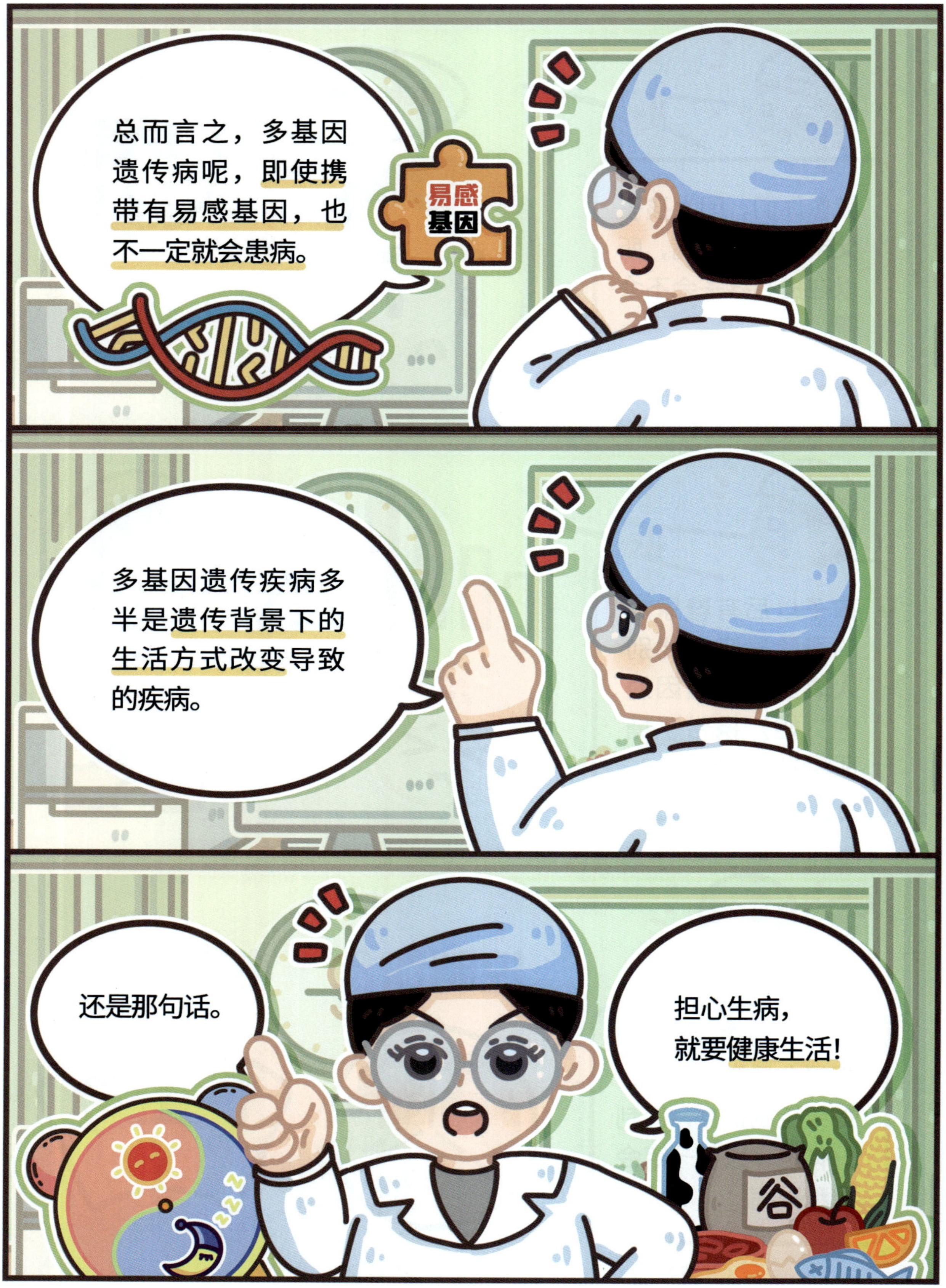
总而言之，多基因遗传病呢，即使携带有易感基因，也不一定就会患病。
易感基因
多基因遗传疾病多半是遗传背景下的生活方式改变导致的疾病。
还是那句话。
担心生病，就要健康生活！
谷

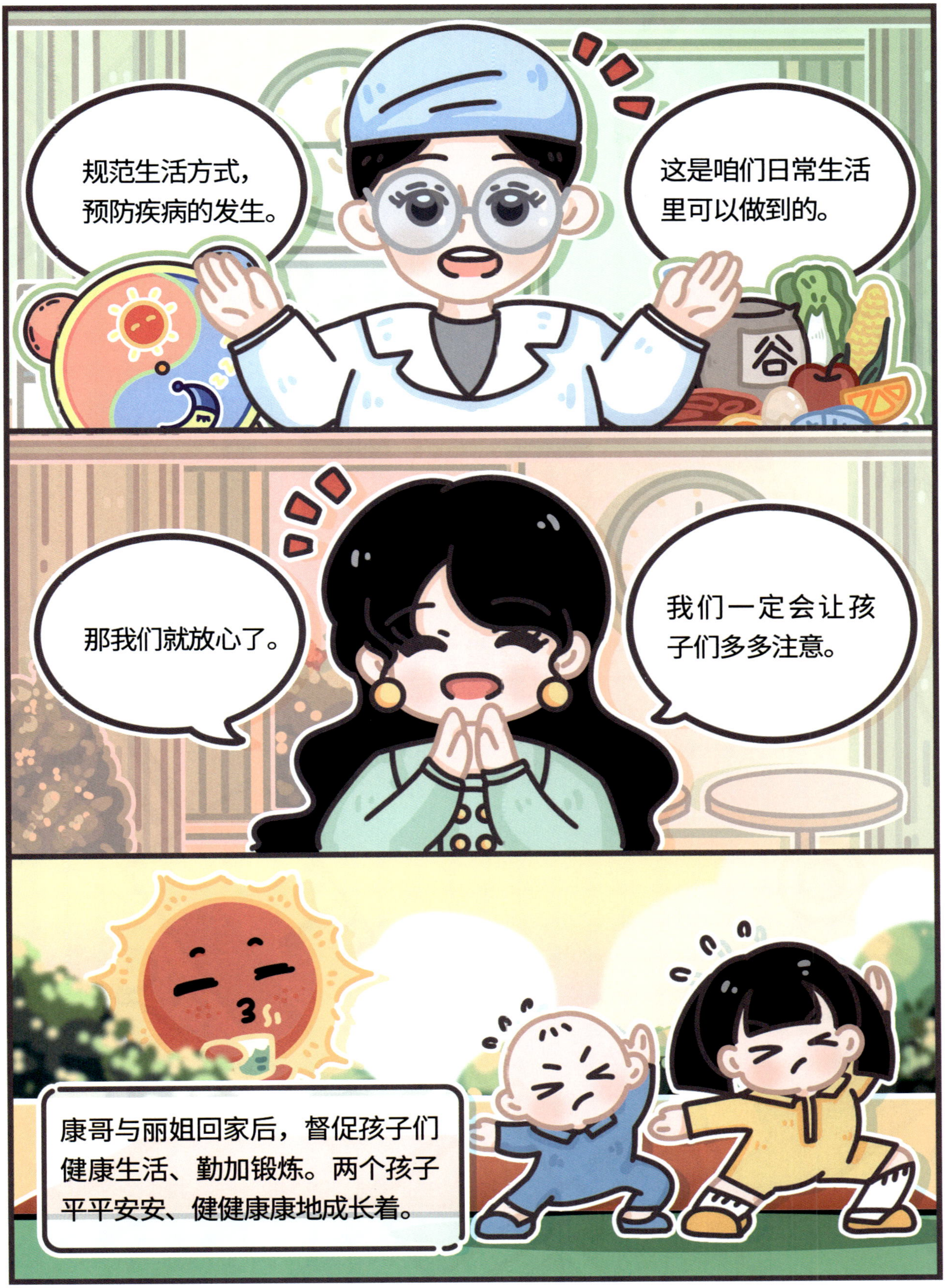
规范生活方式，预防疾病的发生。
这是咱们日常生活里可以做到的。
谷
那我们就放心了。
我们一定会让孩子们多多注意。
康哥与丽姐回家后，督促孩子们健康生活、勤加锻炼。两个孩子平平安安、健健康康地成长着。

学龄前：

婴幼儿血管瘤是一种什么疾病

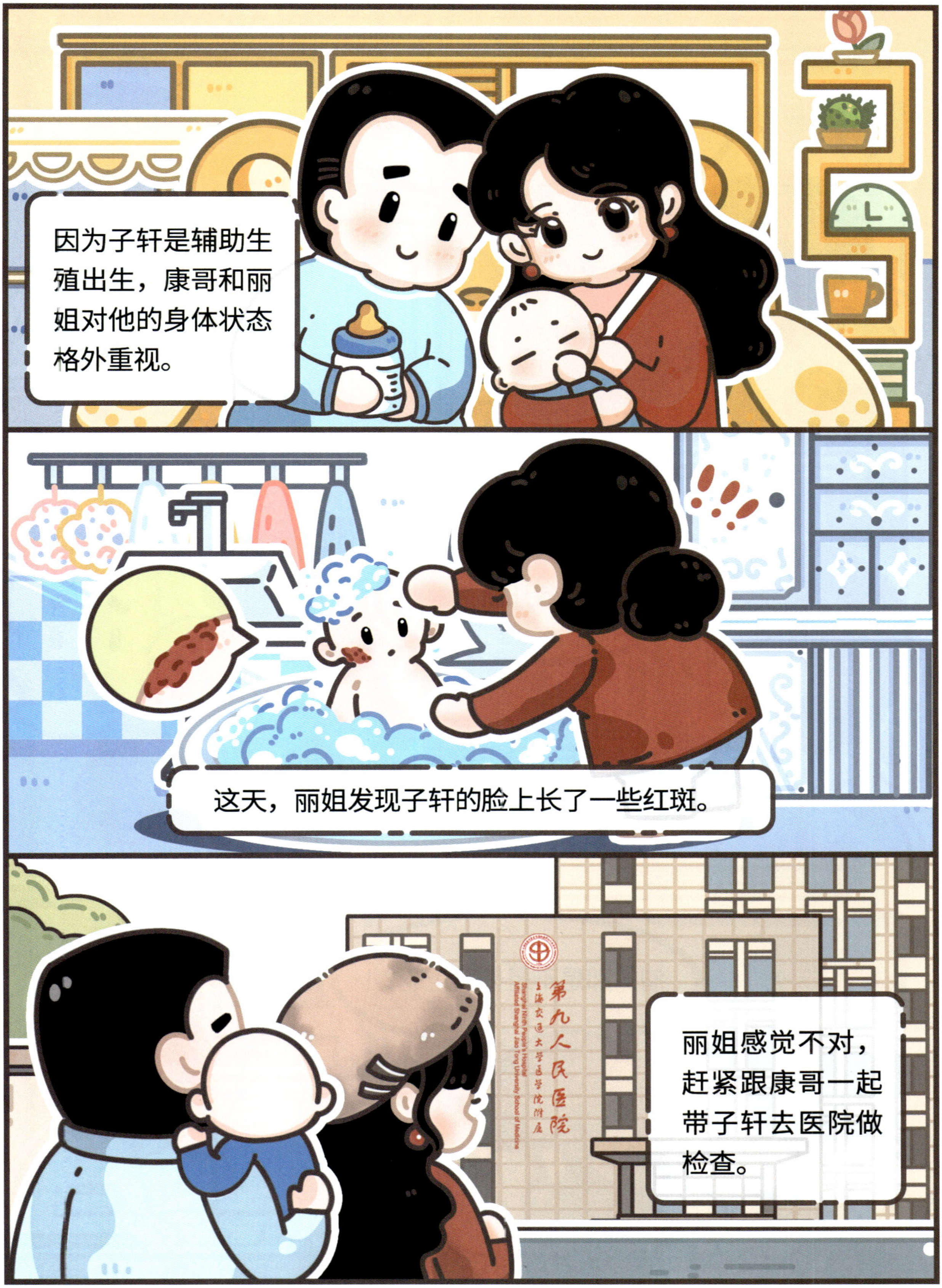
因为子轩是辅助生殖出生，康哥和丽姐对他的身体状态格外重视。
这天，丽姐发现子轩的脸上长了一些红斑。
第九人民医院
丽姐感觉不对，赶紧跟康哥一起带子轩去医院做检查。

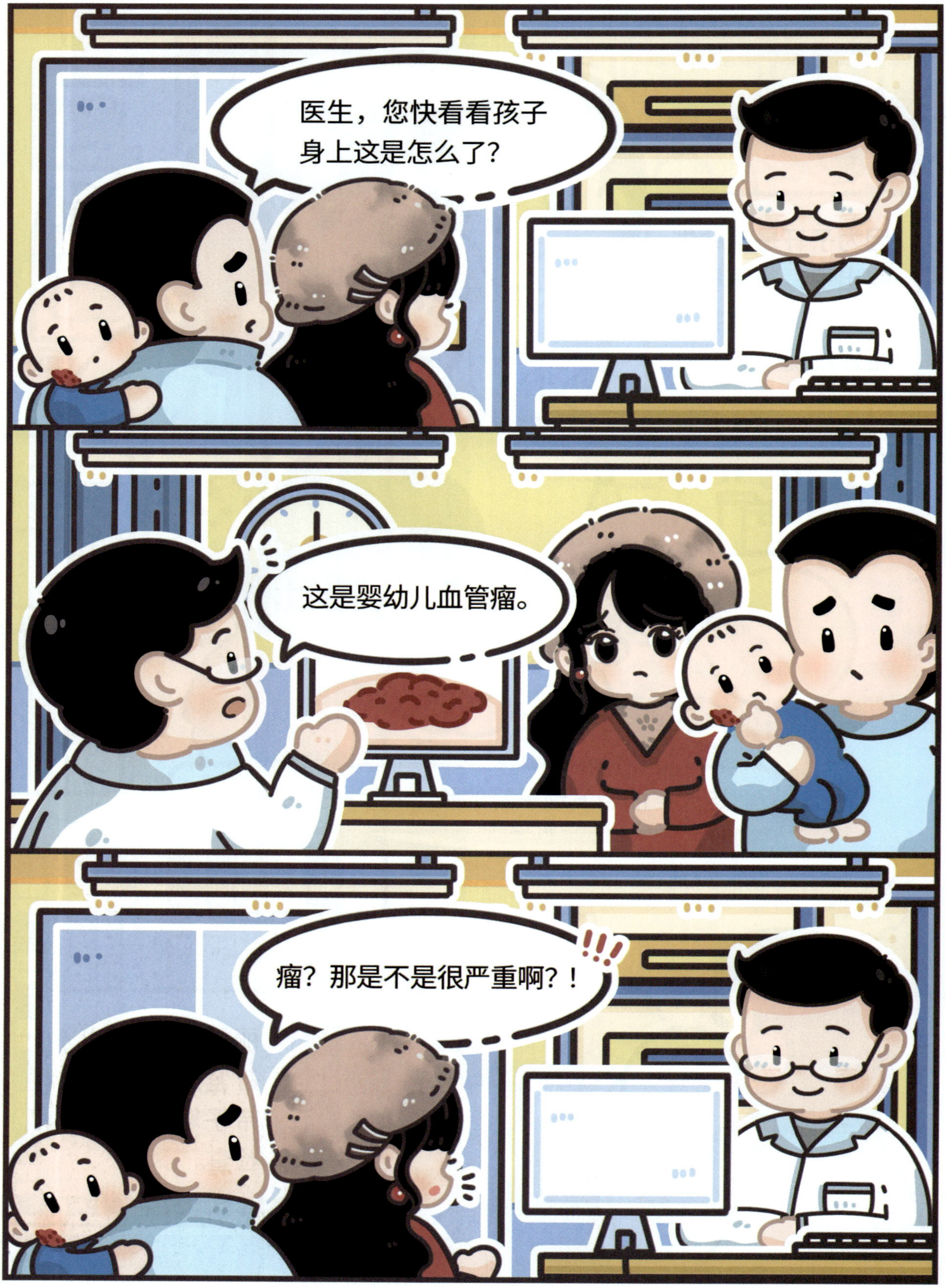
医生，您快看看孩子
身上这是怎么了？
这是婴幼儿血管瘤。
瘤？那是不是很严重啊？！

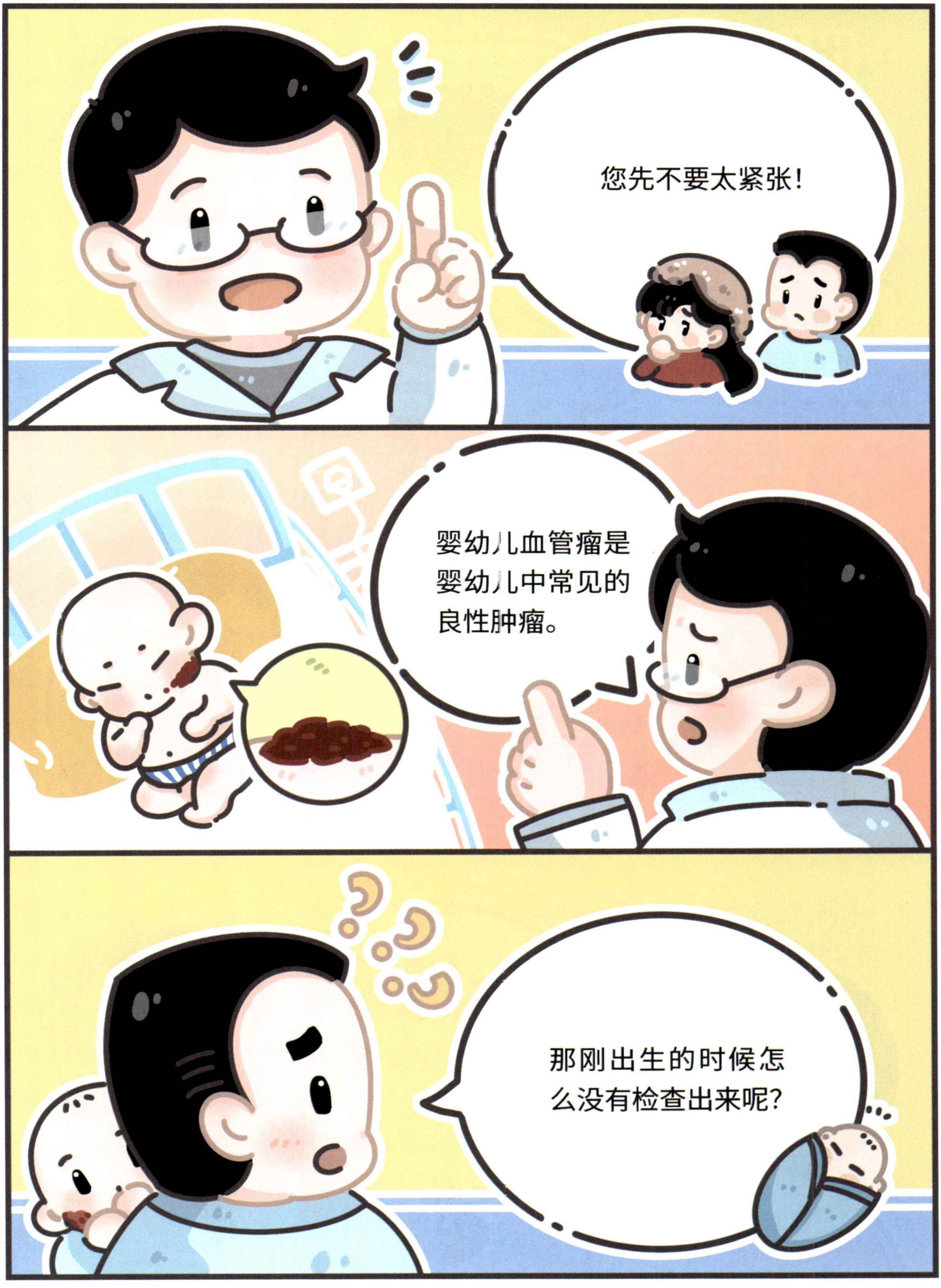

您先不要太紧张！
婴幼儿血管瘤是
婴幼儿中常见的
良性肿瘤。
那刚出生的时候怎
么没有检查出来呢？

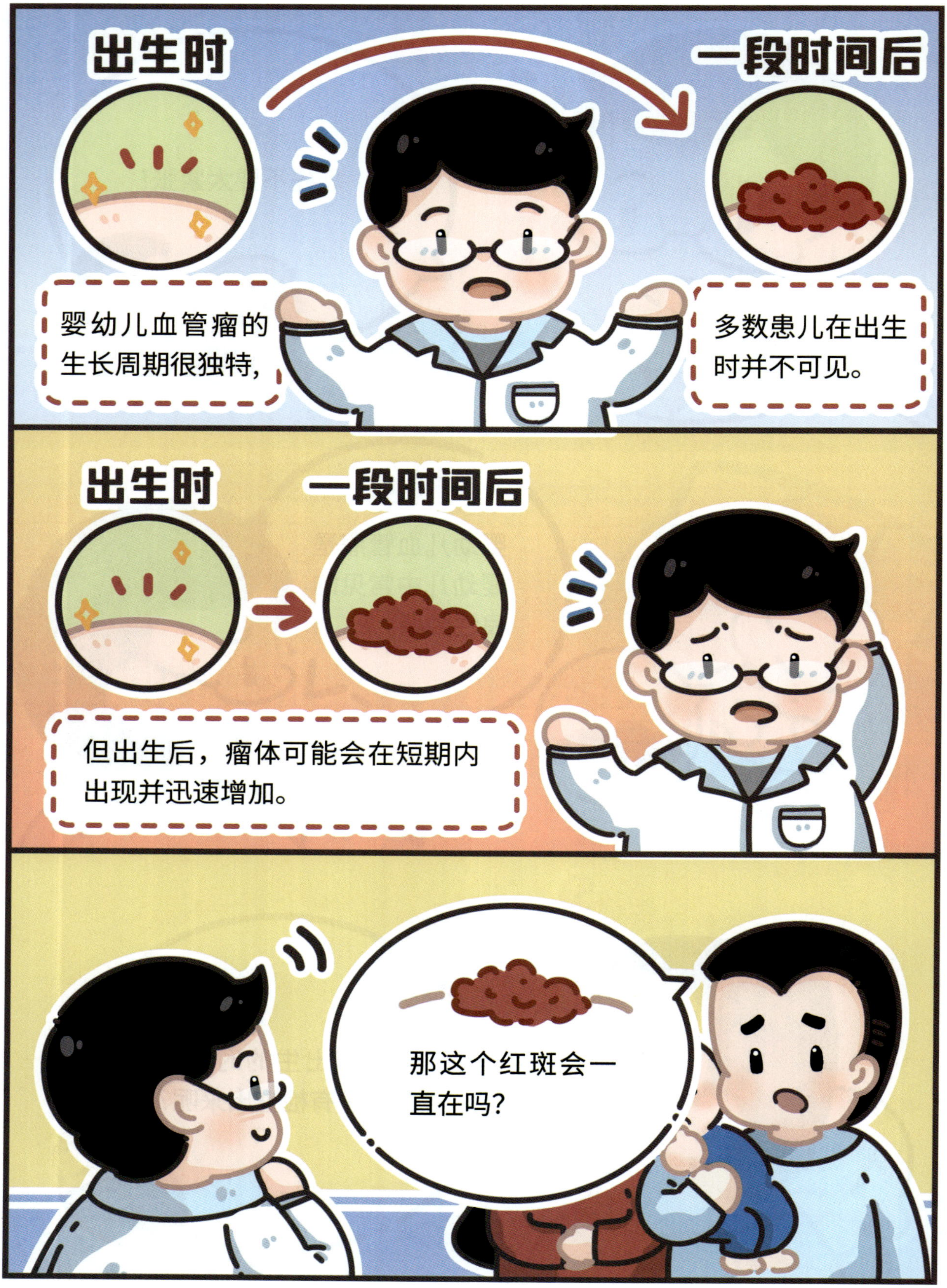
出生时
一段时间后
婴幼儿血管瘤的生长周期很独特，
多数患儿在出生时并不可见。
出生时
一段时间后
但出生后，瘤体可能会在短期内出现并迅速增加。
那这个红斑会一直在吗？

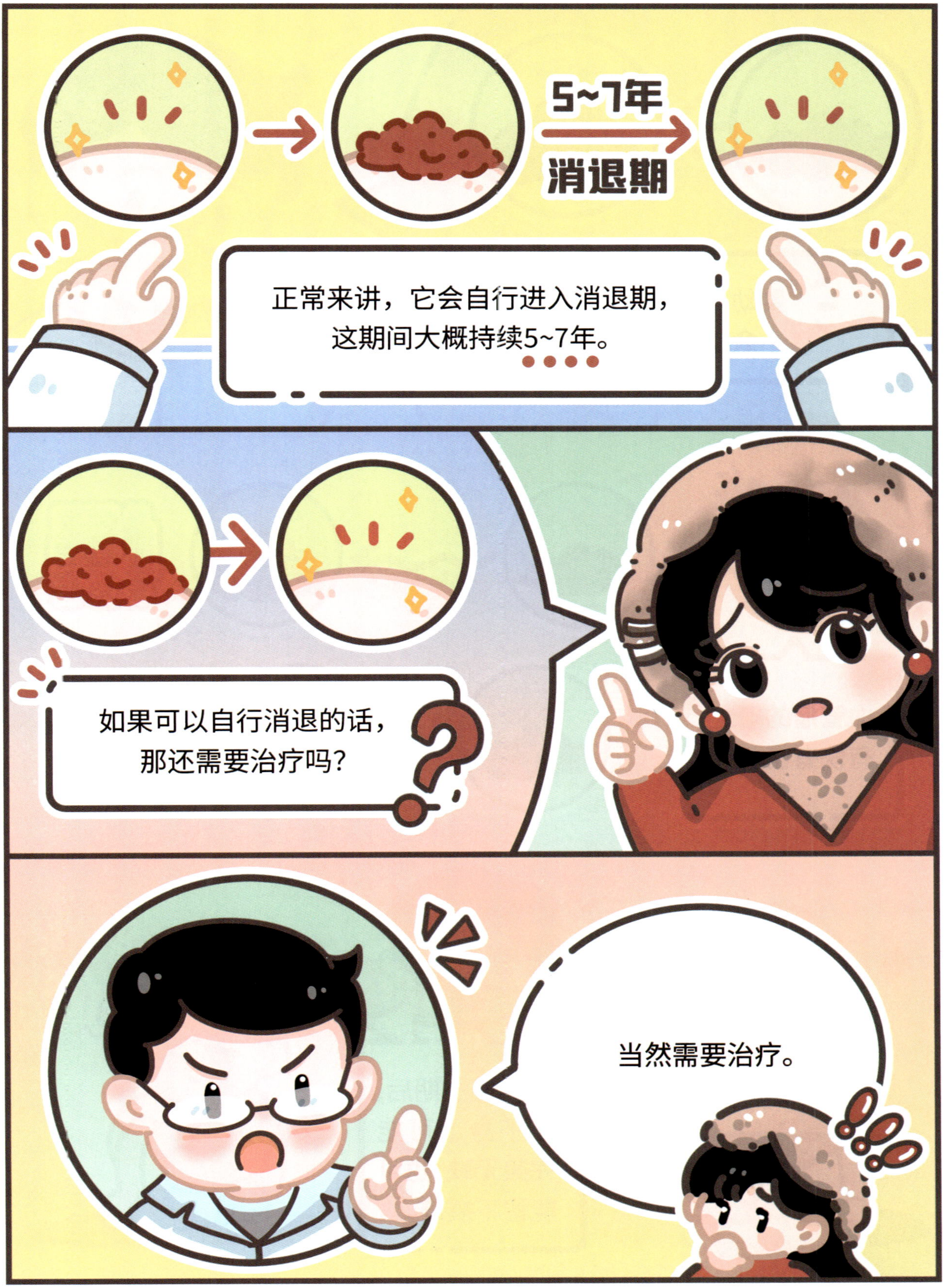
5~7年
消退期
正常来讲，它会自行进入消退期，
这期间大概持续5~7年。
如果可以自行消退的话，
那还需要治疗吗？
当然需要治疗。

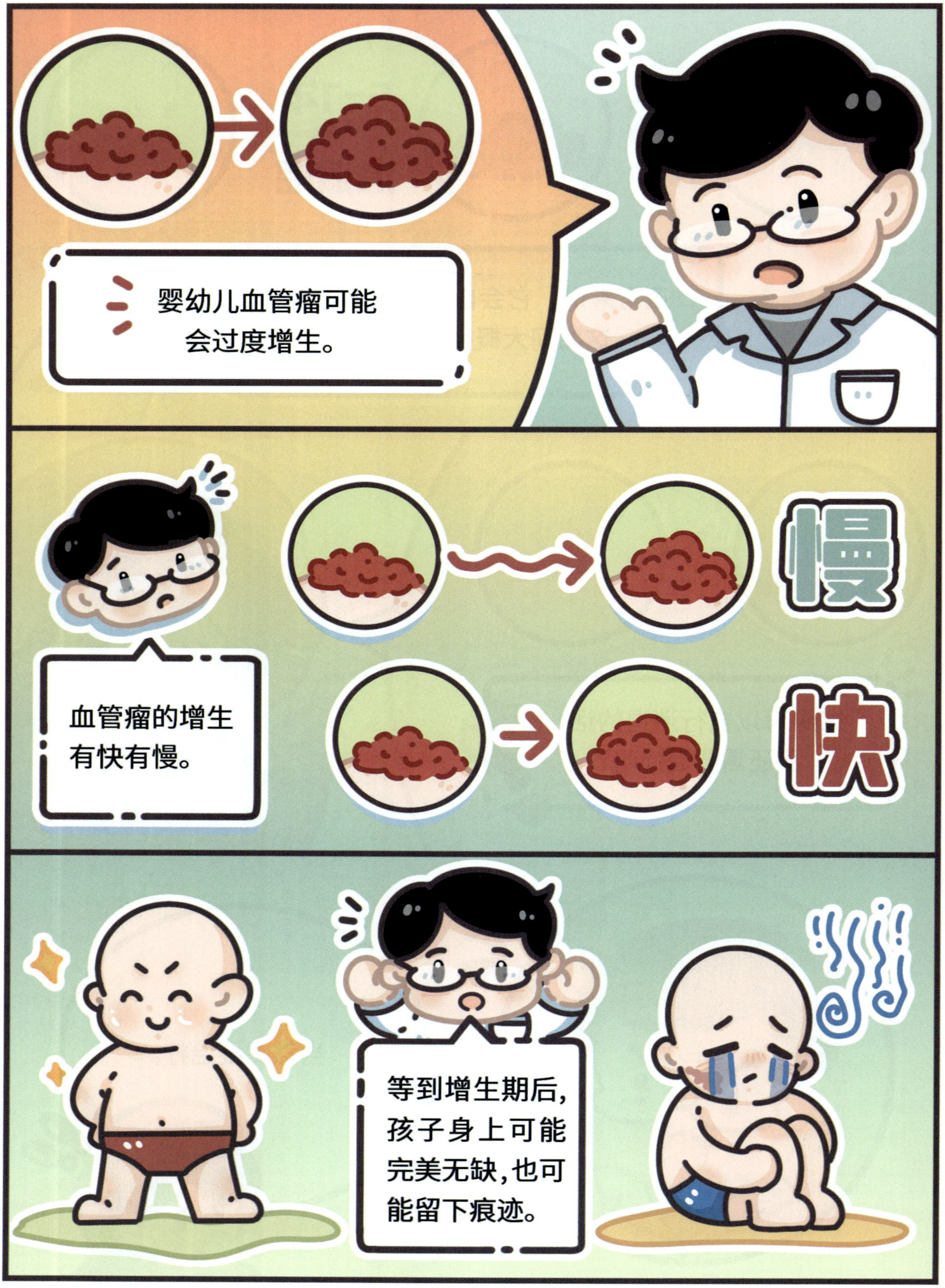
婴幼儿血管瘤可能
会过度增生。
慢
血管瘤的增生
有快有慢。
快
等到增生期后，
孩子身上可能
完美无缺，也可
能留下痕迹。

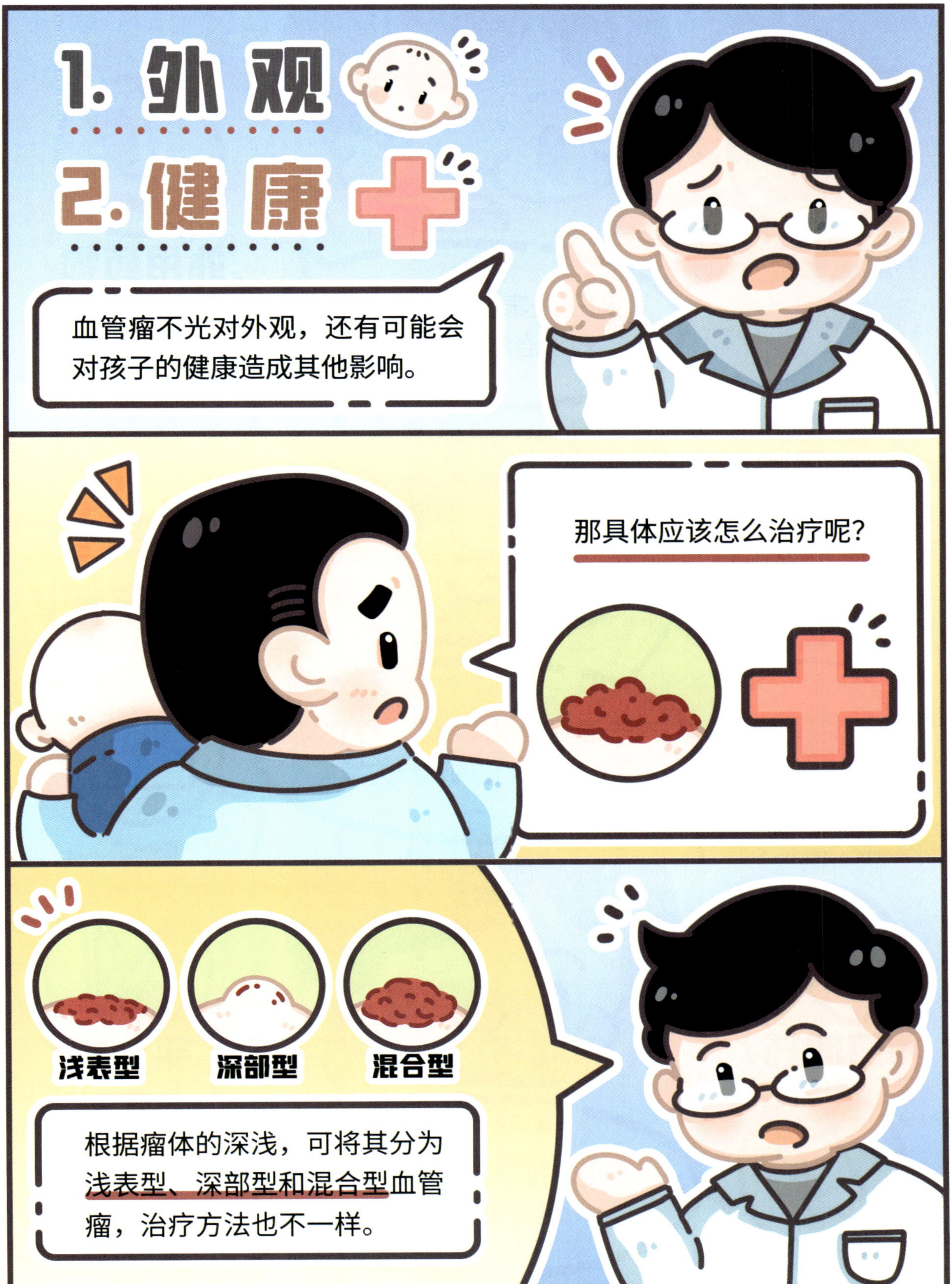
1. 外观
2. 健康
血管瘤不光对外观，还有可能会对孩子的健康造成其他影响。
那具体应该怎么治疗呢?
浅表型
深部型
混合型
根据瘤体的深浅，可将其分为浅表型、深部型和混合型血管瘤，治疗方法也不一样。

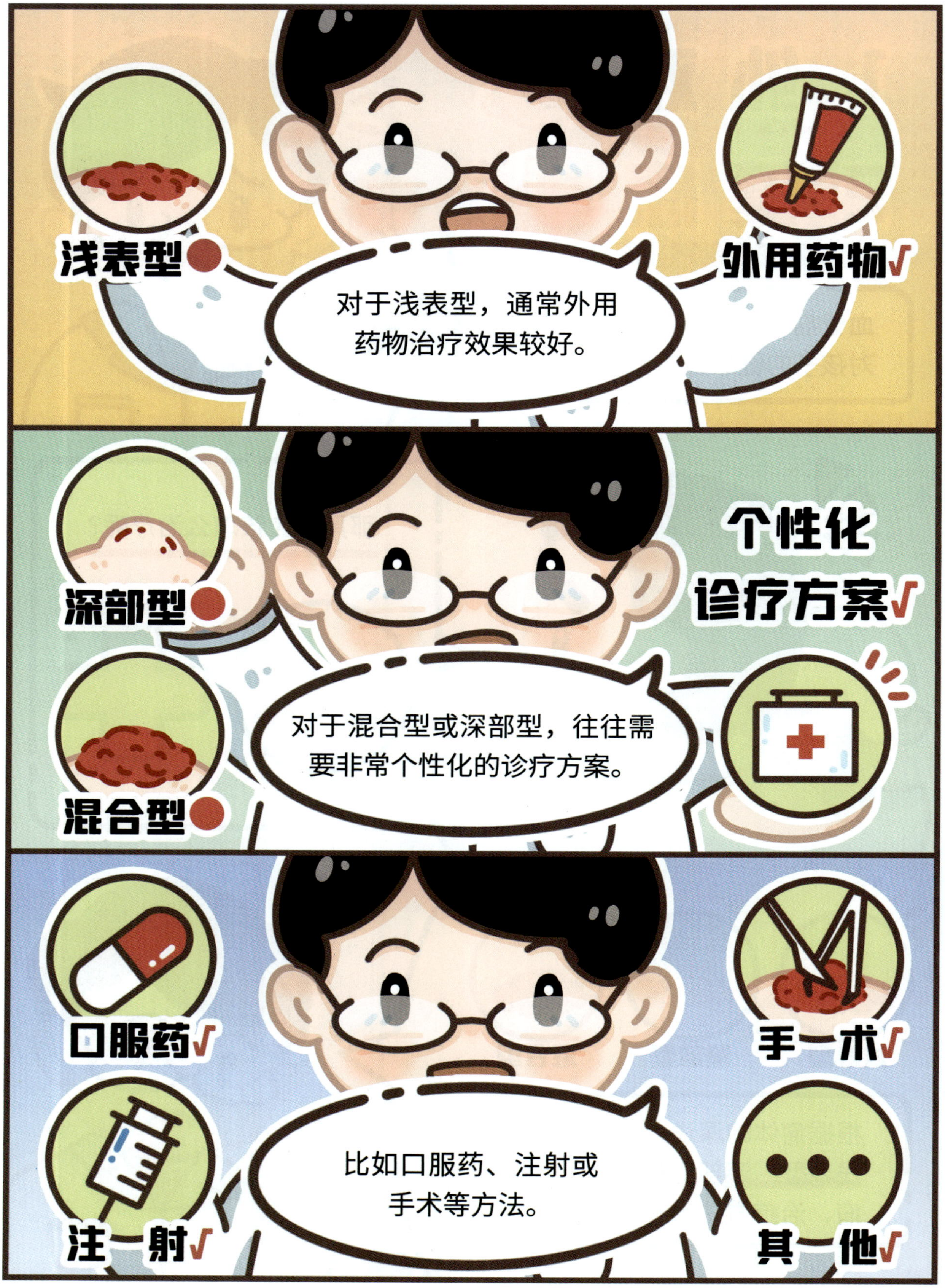
浅表型
外用药物√
对于浅表型，通常外用药物治疗效果较好。
深部型
混合型
个性化诊疗方案√
对于混合型或深部型，往往需要非常个性化的诊疗方案。
口服药√
手术√
注射√
其他√
比如口服药、注射或手术等方法。

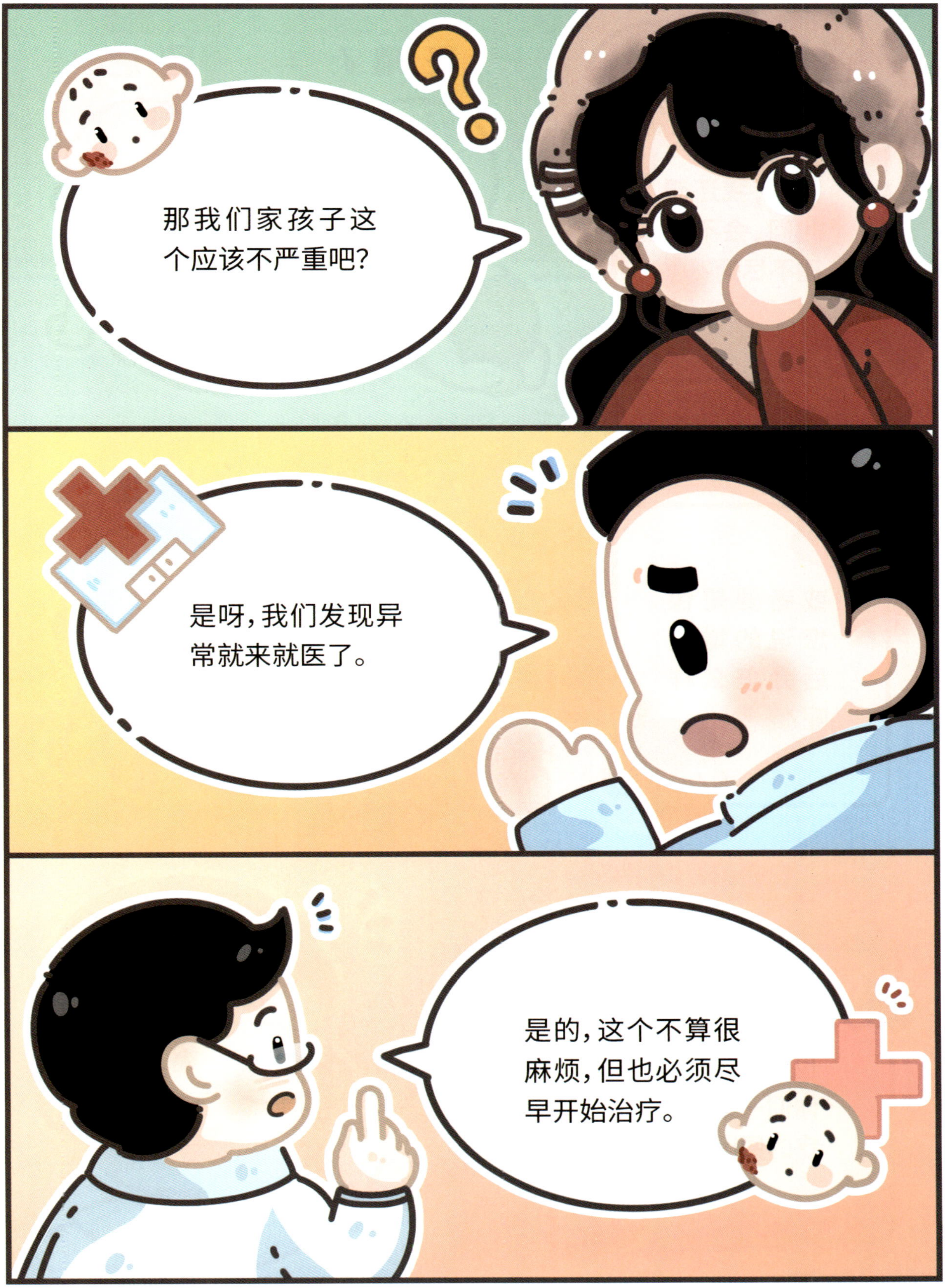
那我们家孩子这
个应该不严重吧?
是呀，我们发现异
常就来就医了。
是的，这个不算很
麻烦，但也必须尽
早开始治疗。

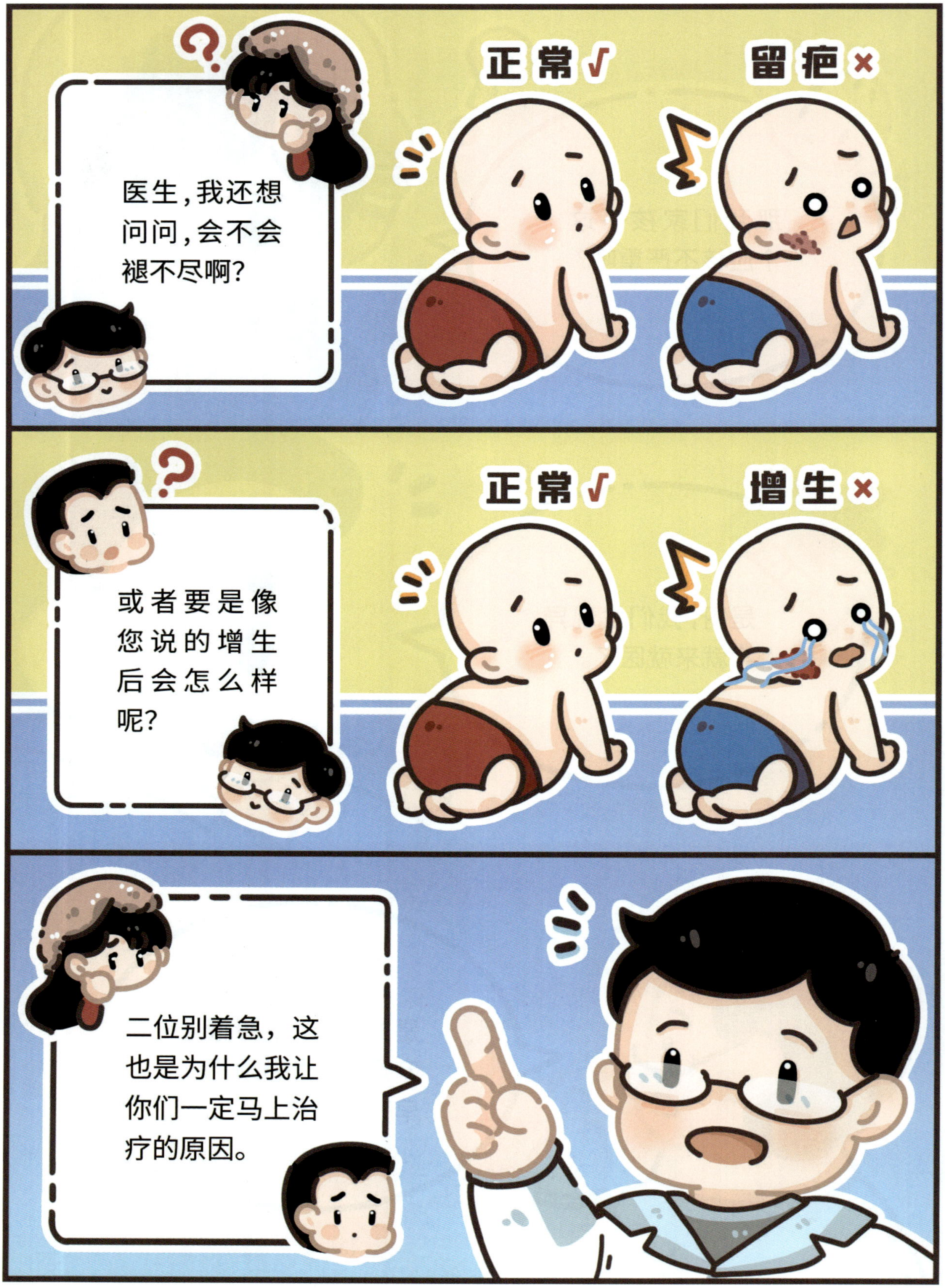
医生，我还想问问，会不会褪不尽啊？
正常√
留疤×
或者要是像您说的增生后会怎么样呢？
正常√
增生×
二位别着急，这也是为什么我让你们一定马上治疗的原因。

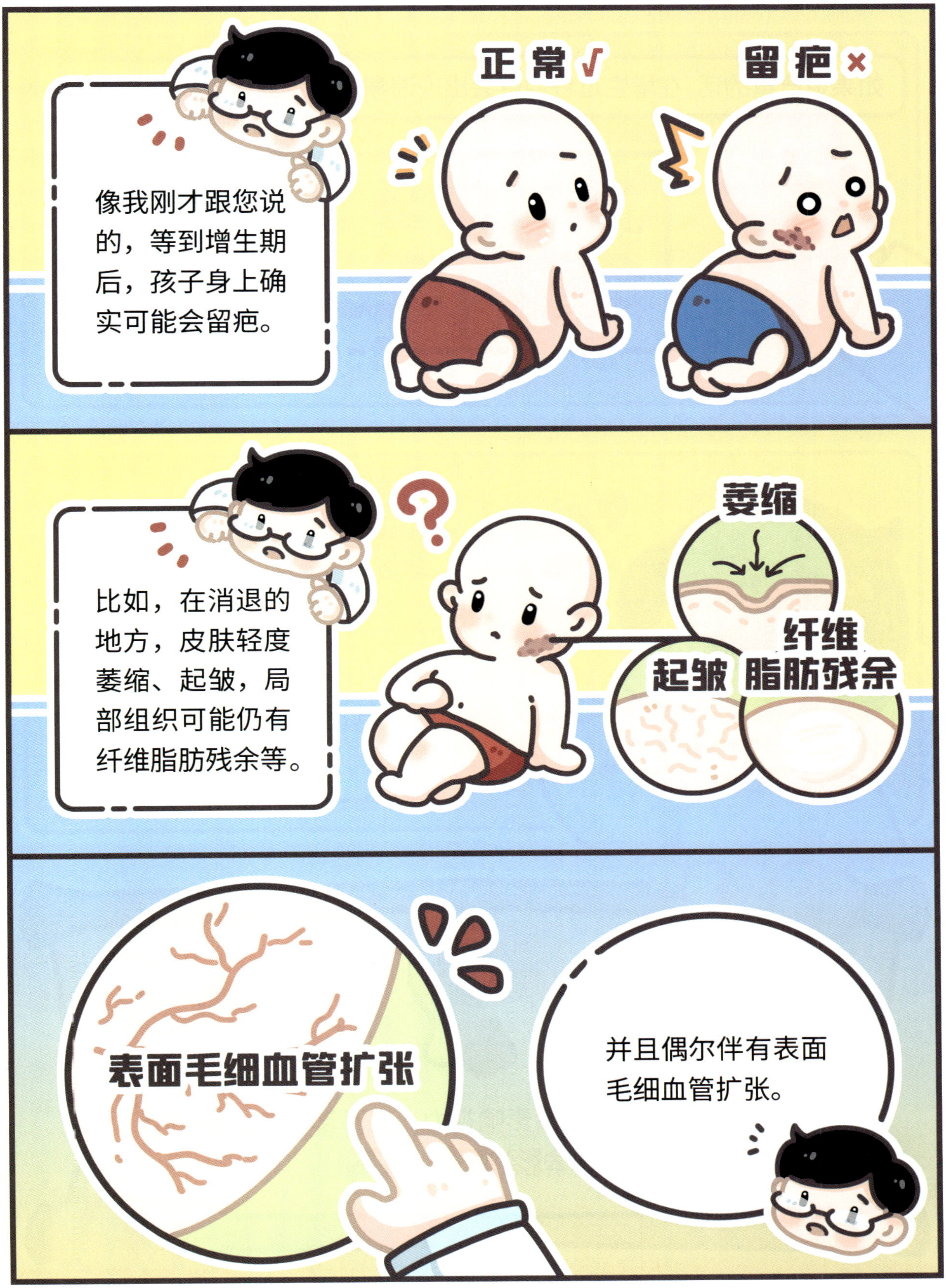
像我刚才跟您说的，等到增生期后，孩子身上确实可能会留疤。
正常√
留疤×
比如，在消退的地方，皮肤轻度萎缩、起皱，局部组织可能仍有纤维脂肪残余等。
萎缩
纤维
起皱
脂肪残余
表面毛细血管扩张
并且偶尔伴有表面毛细血管扩张。

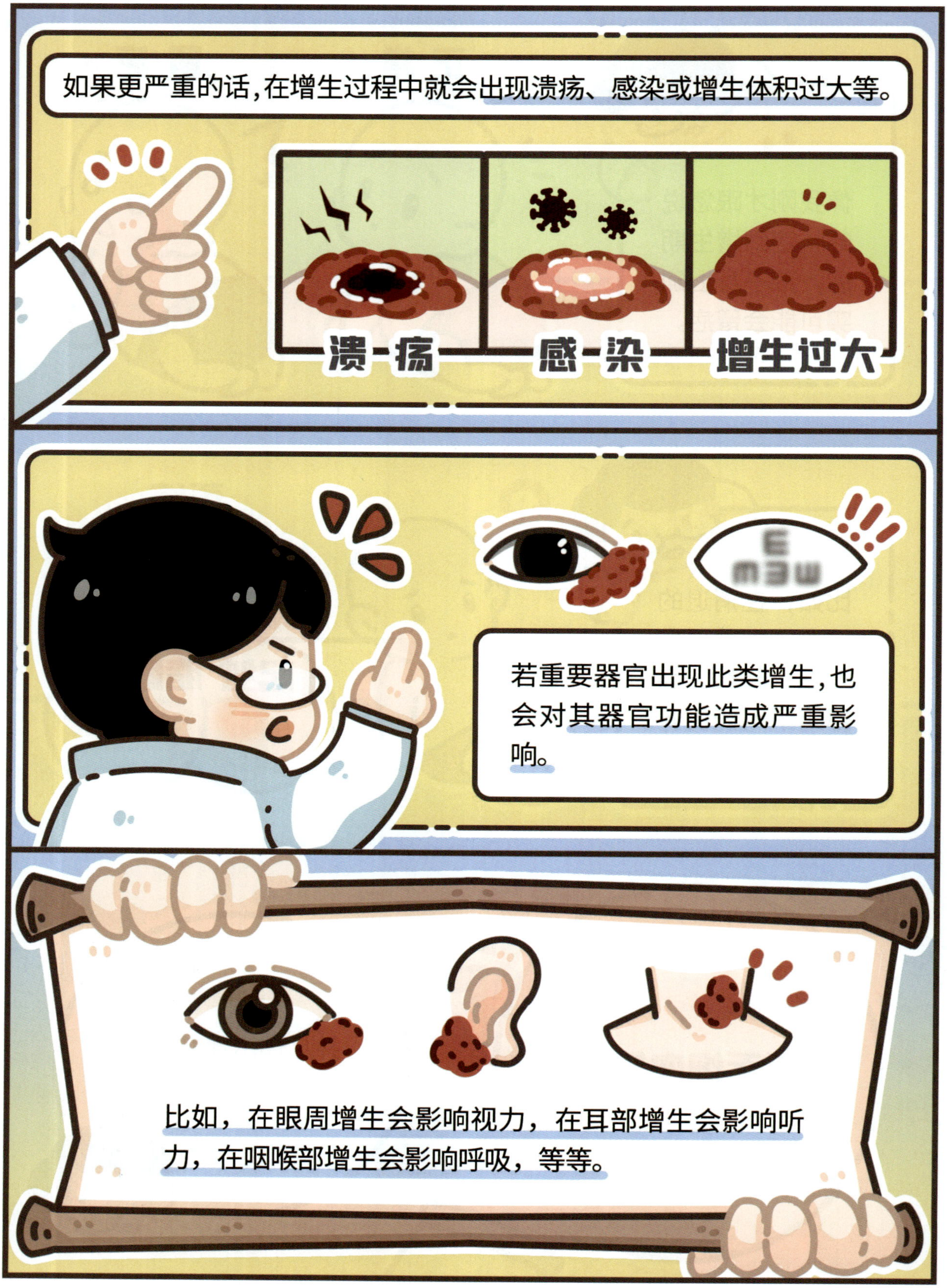
如果更严重的话，在增生过程中就会出现溃疡、感染或增生体积过大等。
溃疡
感染
增生过大
若重要器官出现此类增生，也会对其器官功能造成严重影响。
比如，在眼周增生会影响视力，在耳部增生会影响听力，在咽喉部增生会影响呼吸，等等。

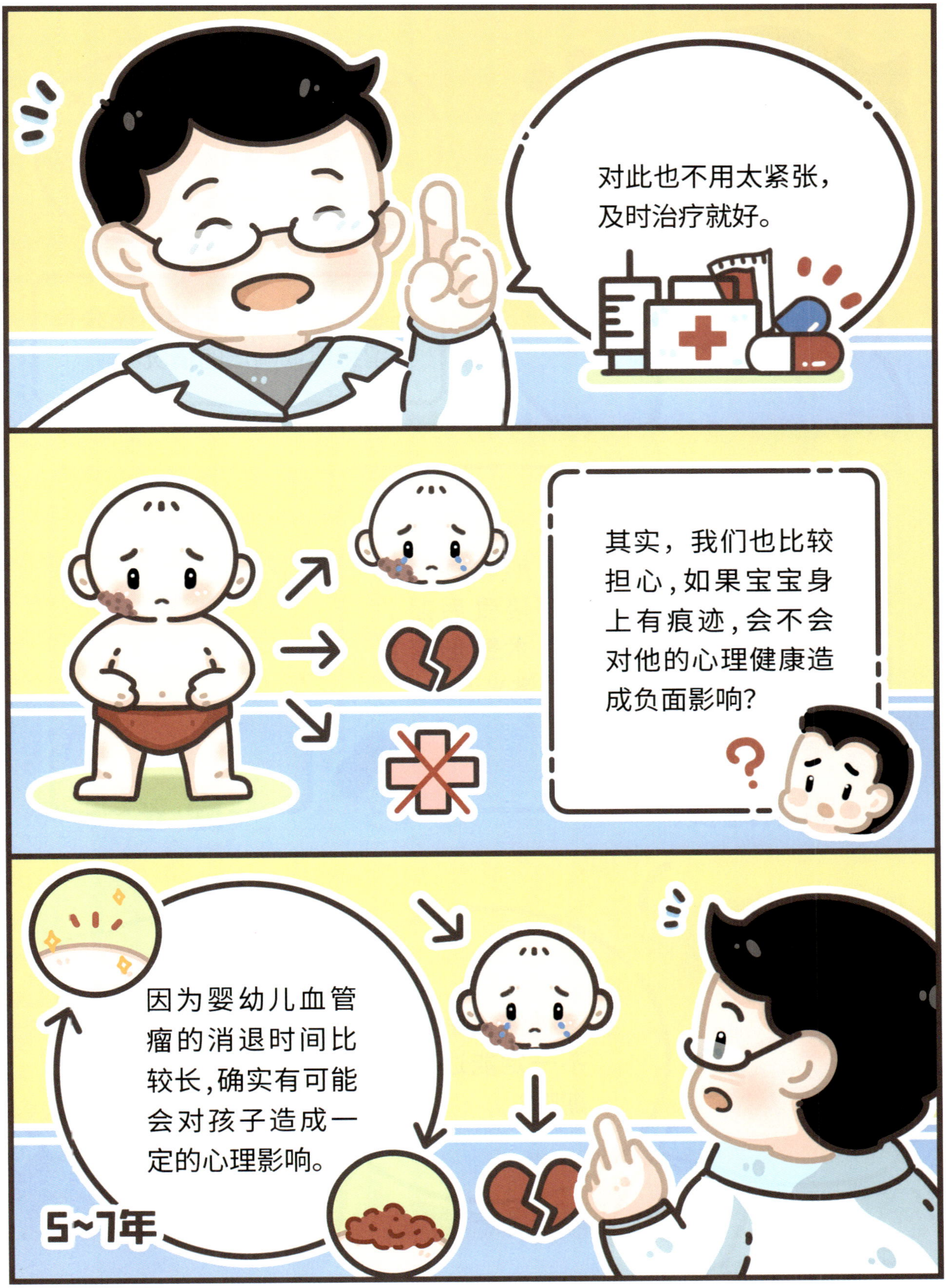
对此也不用太紧张，
及时治疗就好。
其实，我们也比较担心，如果宝宝身上有痕迹，会不会对他的心理健康造成负面影响？
因为婴幼儿血管瘤的消退时间比较长，确实有可能会对孩子造成一定的心理影响。
5~7年

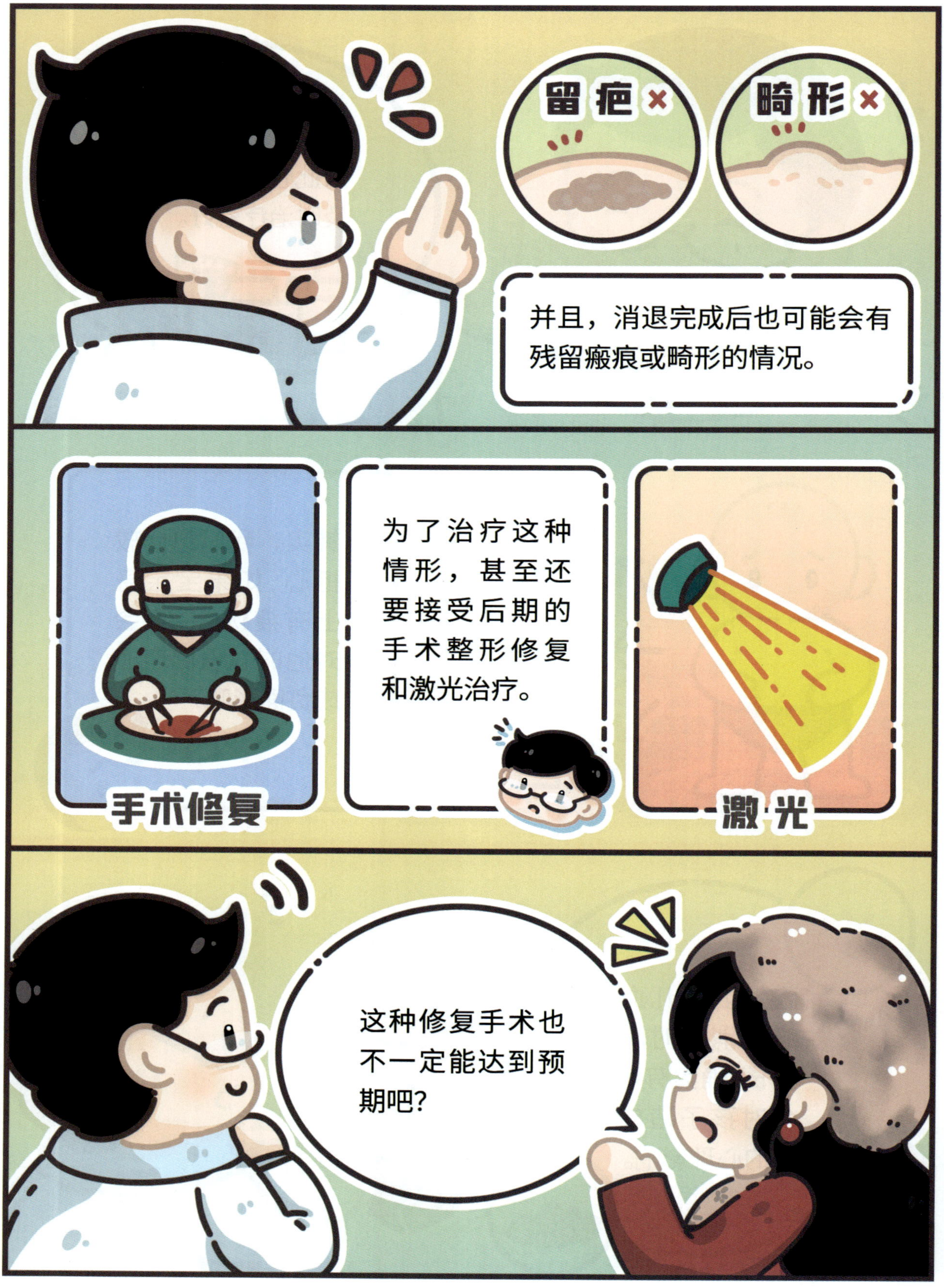
留疤
畸形
并且，消退完成后也可能会有残留瘢痕或畸形的情况。
为了治疗这种情形，甚至还要接受后期的手术整形修复和激光治疗。
手术修复
激光
这种修复手术也不一定能达到预期吧?

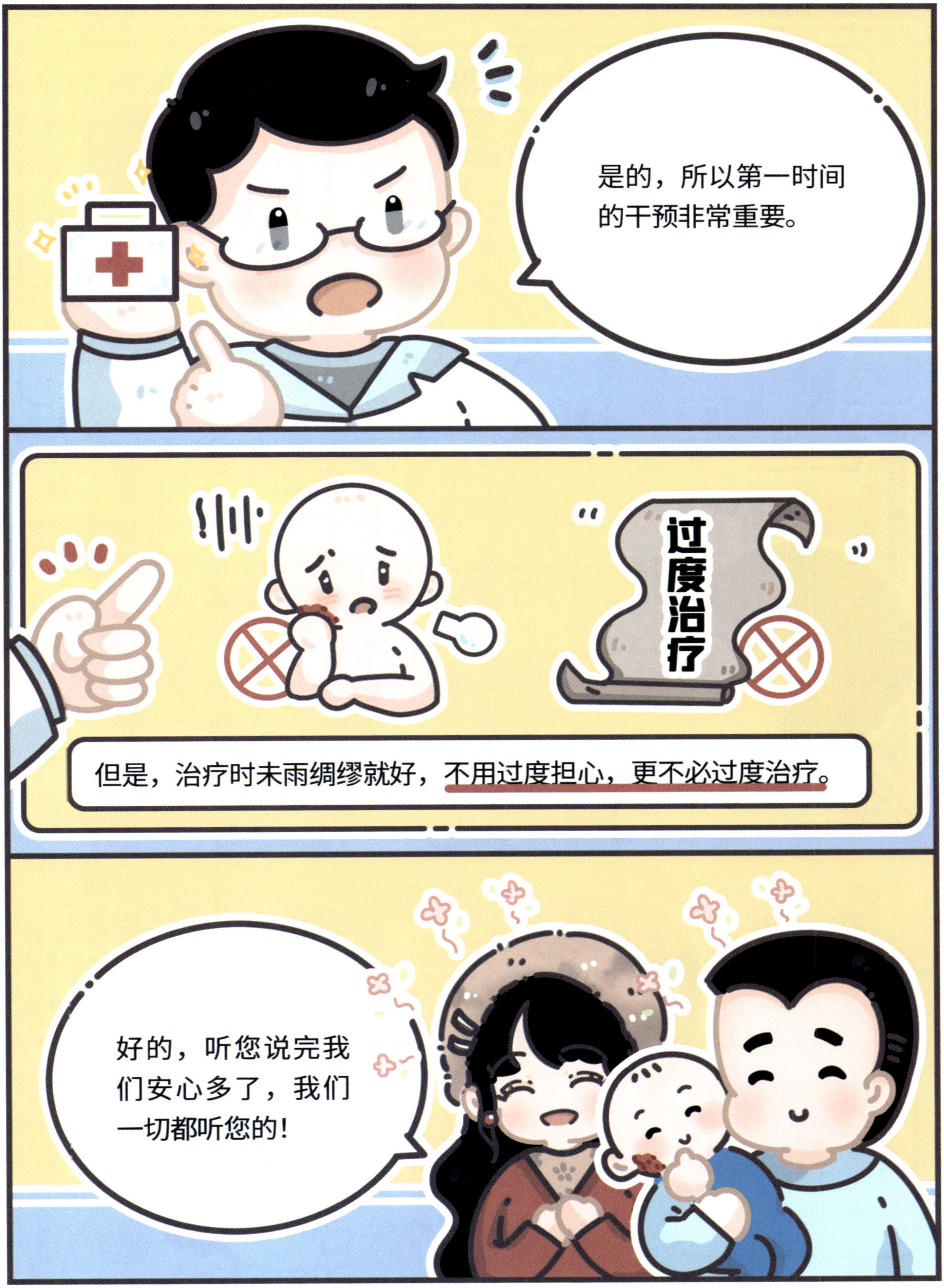
是的，所以第一时间的干预非常重要。
过度治疗
但是，治疗时未雨绸缪就好，不用过度担心，更不必过度治疗。
好的，听您说完我们安心多了，我们一切都听您的！

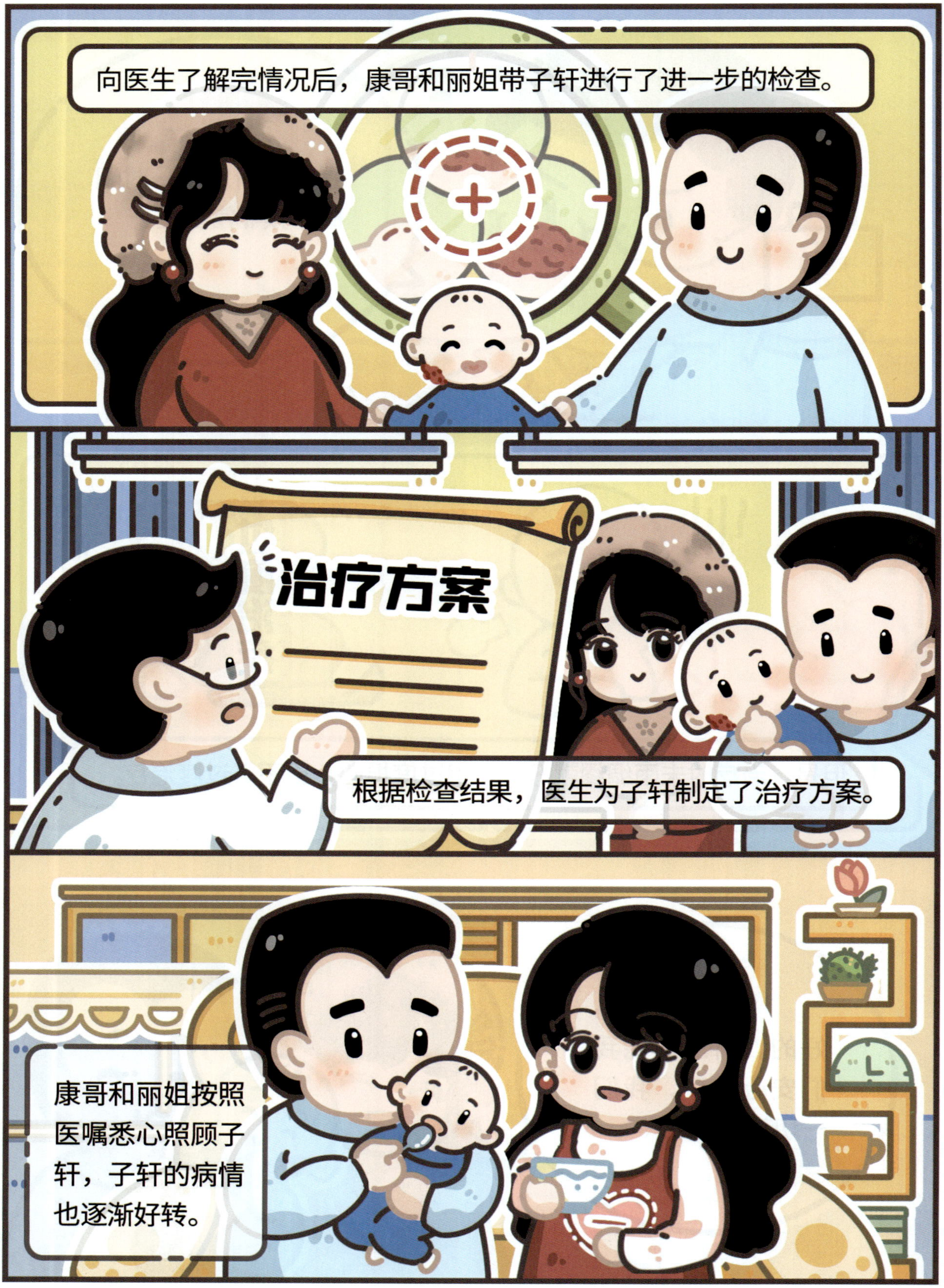
向医生了解完情况后，康哥和丽姐带子轩进行了进一步的检查。
治疗方案
根据检查结果，医生为子轩制定了治疗方案。
康哥和丽姐按照医嘱悉心照顾子轩，子轩的病情也逐渐好转。

青少年：

家有“呼噜娃”，家长要警惕

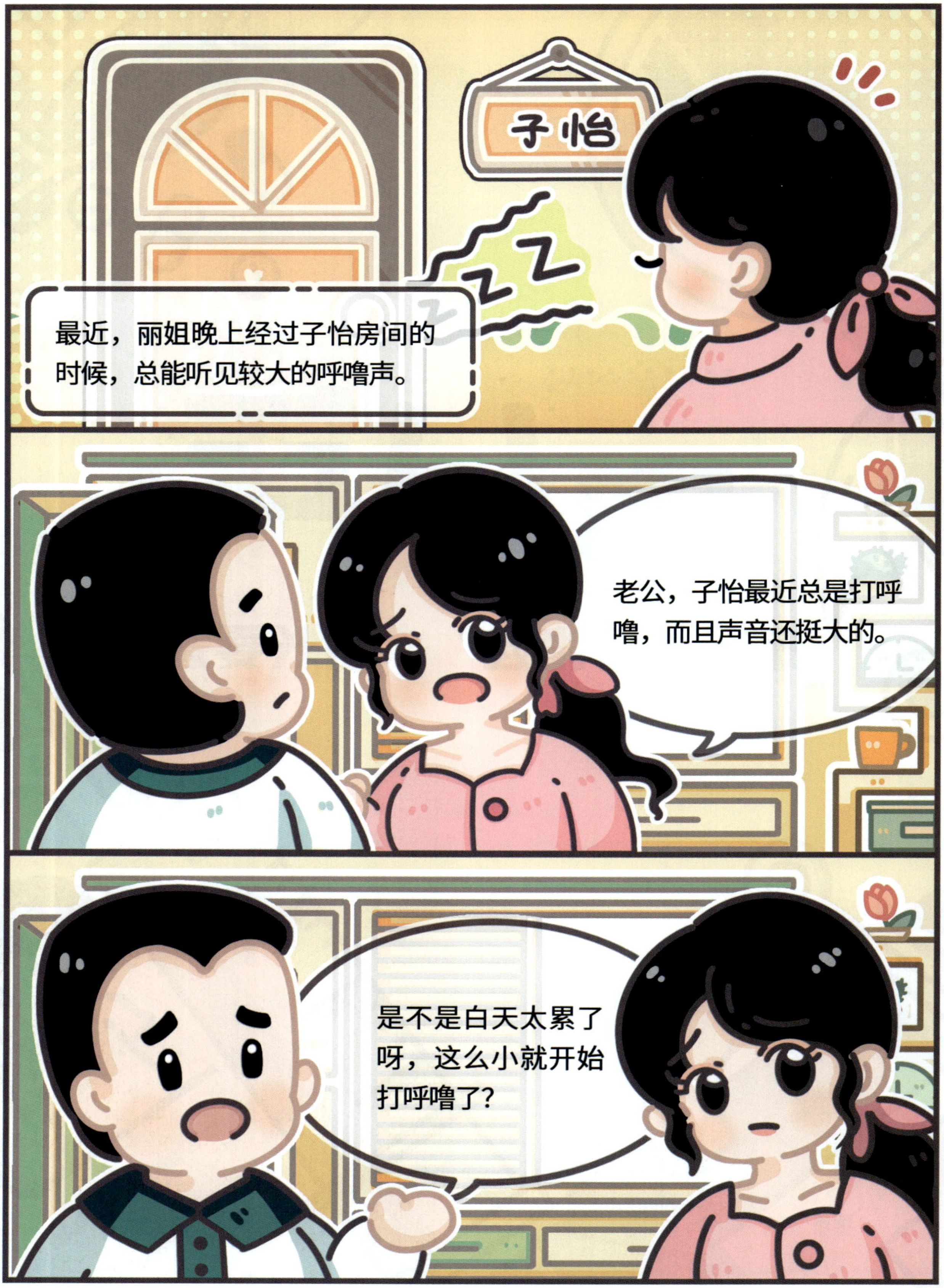
子怡
最近，丽姐晚上经过子怡房间的时候，总能听见较大的呼噜声。
老公，子怡最近总是打呼噜，而且声音还挺大的。
是不是白天太累了呀，这么小就开始打呼噜了？

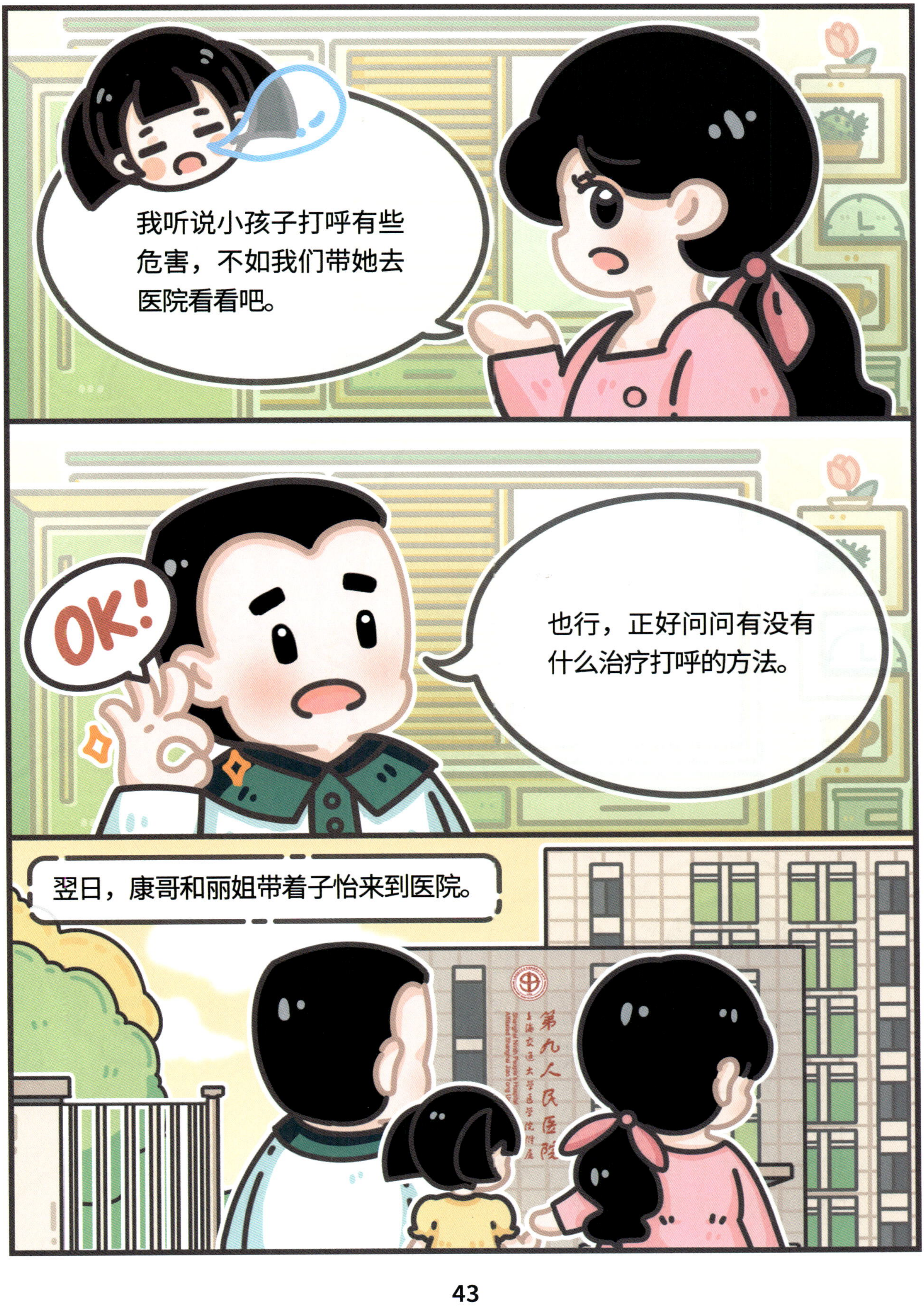
我听说小孩子打呼有些危害，不如我们带她去医院看看吧。
OK!
也行，正好问问有没有什么治疗打呼的方法。
翌日，康哥和丽姐带着子怡来到医院。
上海交通大学医学院附属
第九人民医院

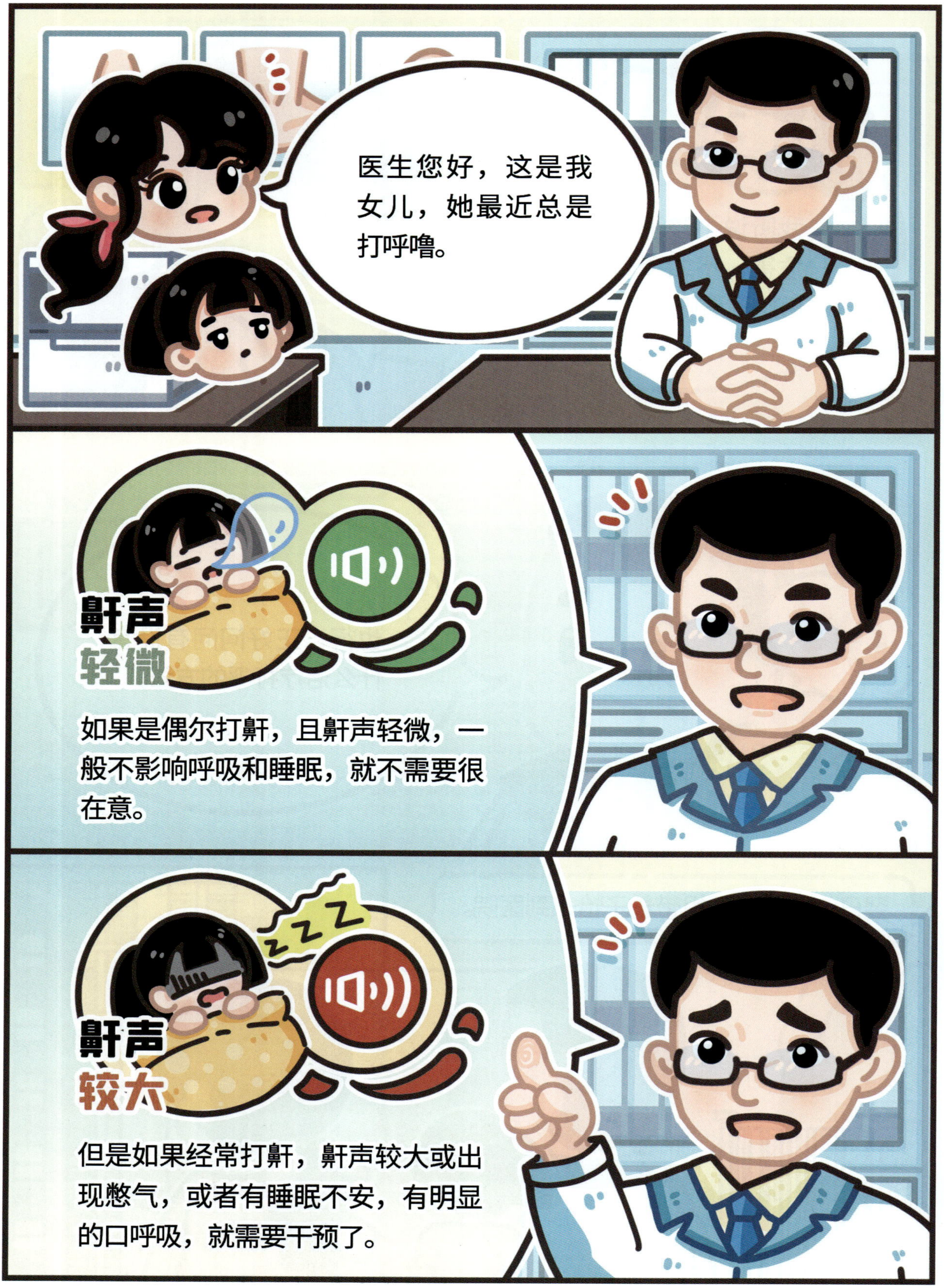
医生您好，这是我女儿，她最近总是打呼噜。
鼾声
轻微
如果是偶尔打鼾，且鼾声轻微，一般不影响呼吸和睡眠，就不需要很在意。
Z Z Z
鼾声
较大
但是如果经常打鼾，鼾声较大或出现憋气，或者有睡眠不安，有明显的口呼吸，就需要干预了。

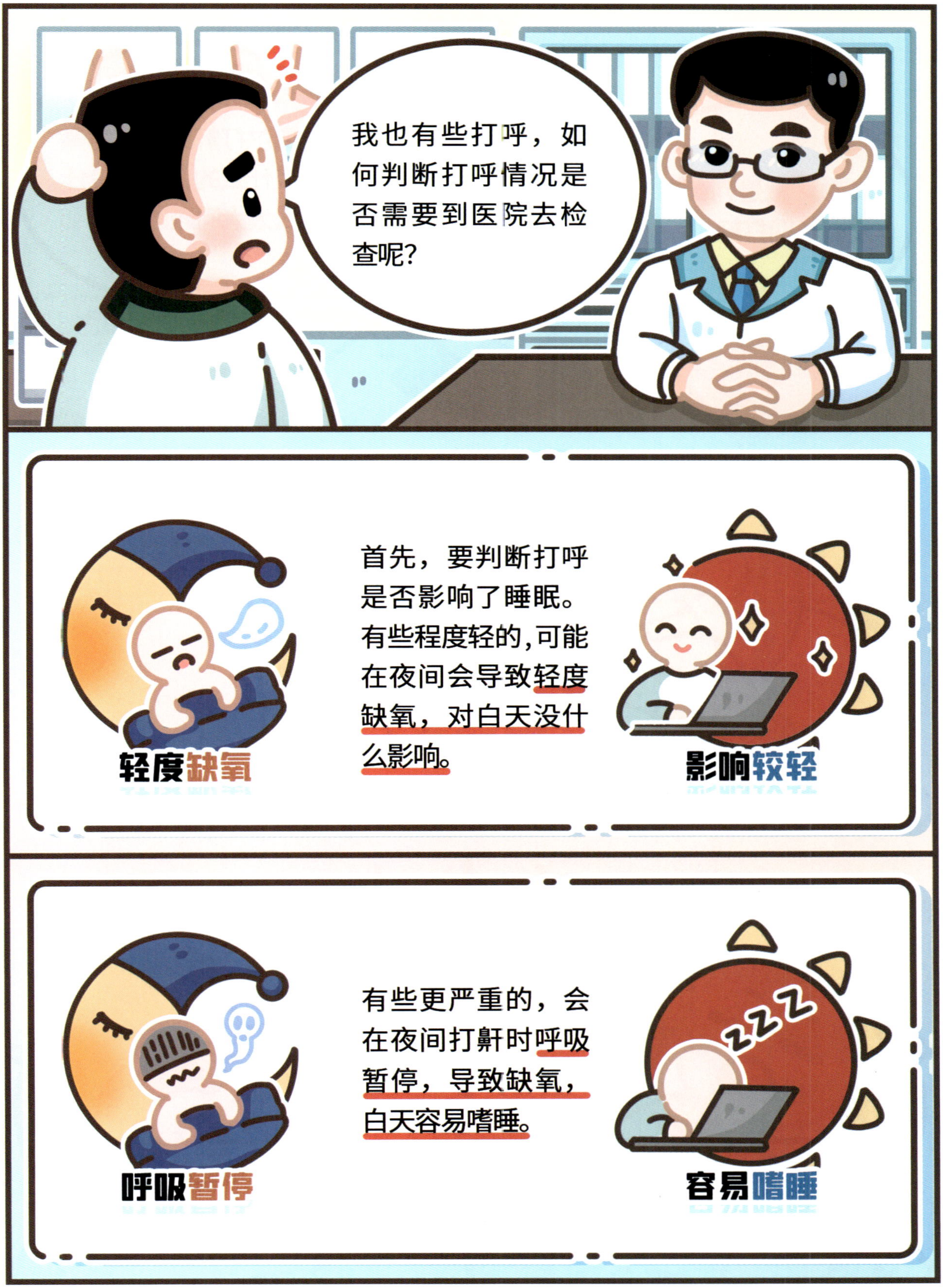
我也有些打呼，如何判断打呼情况是否需要到医院去检查呢?
首先，要判断打呼是否影响了睡眠。有些程度轻的,可能在夜间会导致轻度缺氧，对白天没什么影响。
轻度缺氧
影响较轻
有些更严重的，会在夜间打鼾时呼吸暂停，导致缺氧，白天容易嗜睡。
呼吸暂停
ZZZ
容易嗜睡

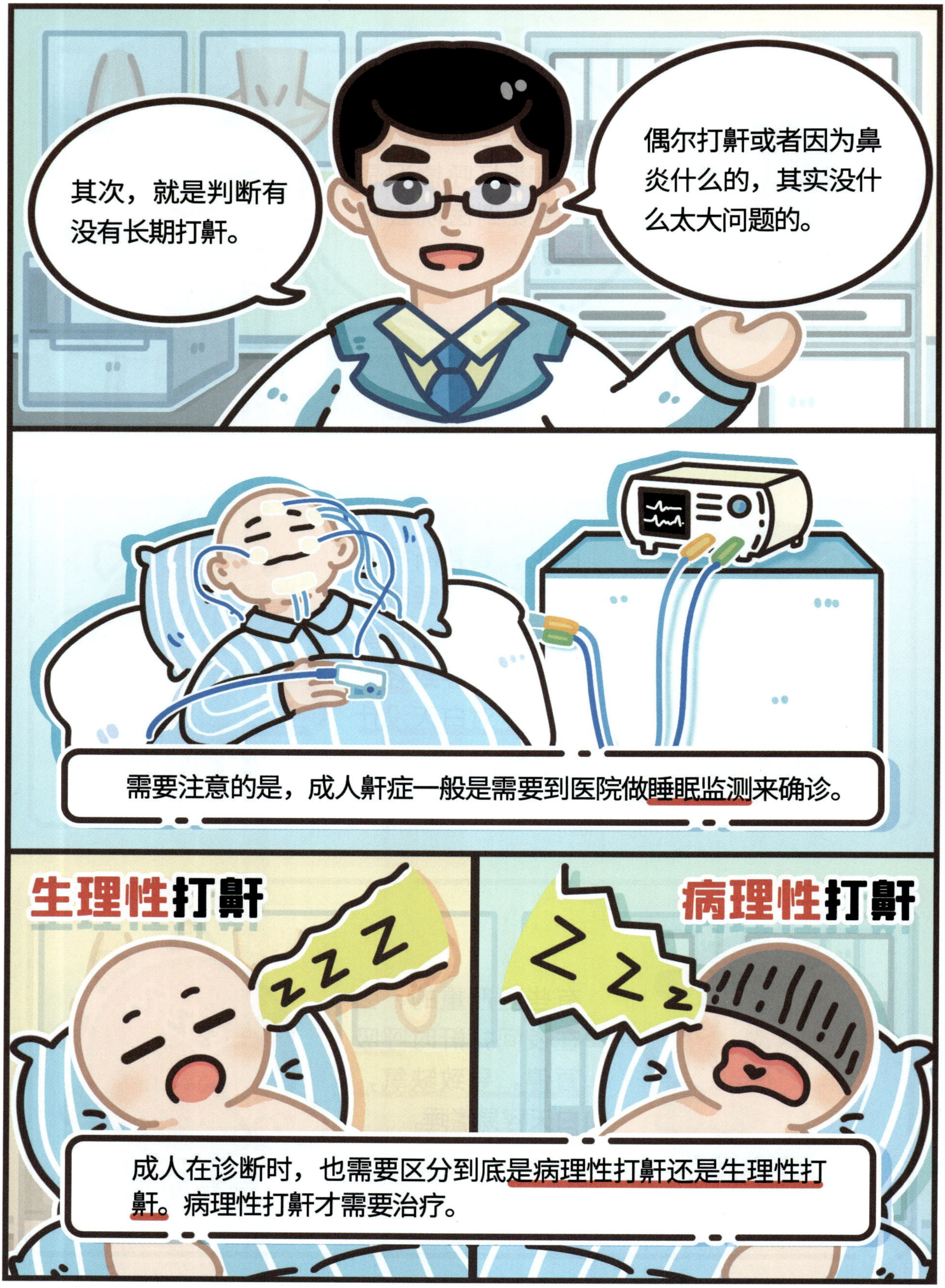
其次，就是判断有没有长期打鼾。
偶尔打鼾或者因为鼻炎什么的，其实没什么太大问题的。
需要注意的是，成人鼾症一般是需要到医院做睡眠监测来确诊。
生理性打鼾
病理性打鼾
成人在诊断时，也需要区分到底是病理性打鼾还是生理性打鼾。病理性打鼾才需要治疗。

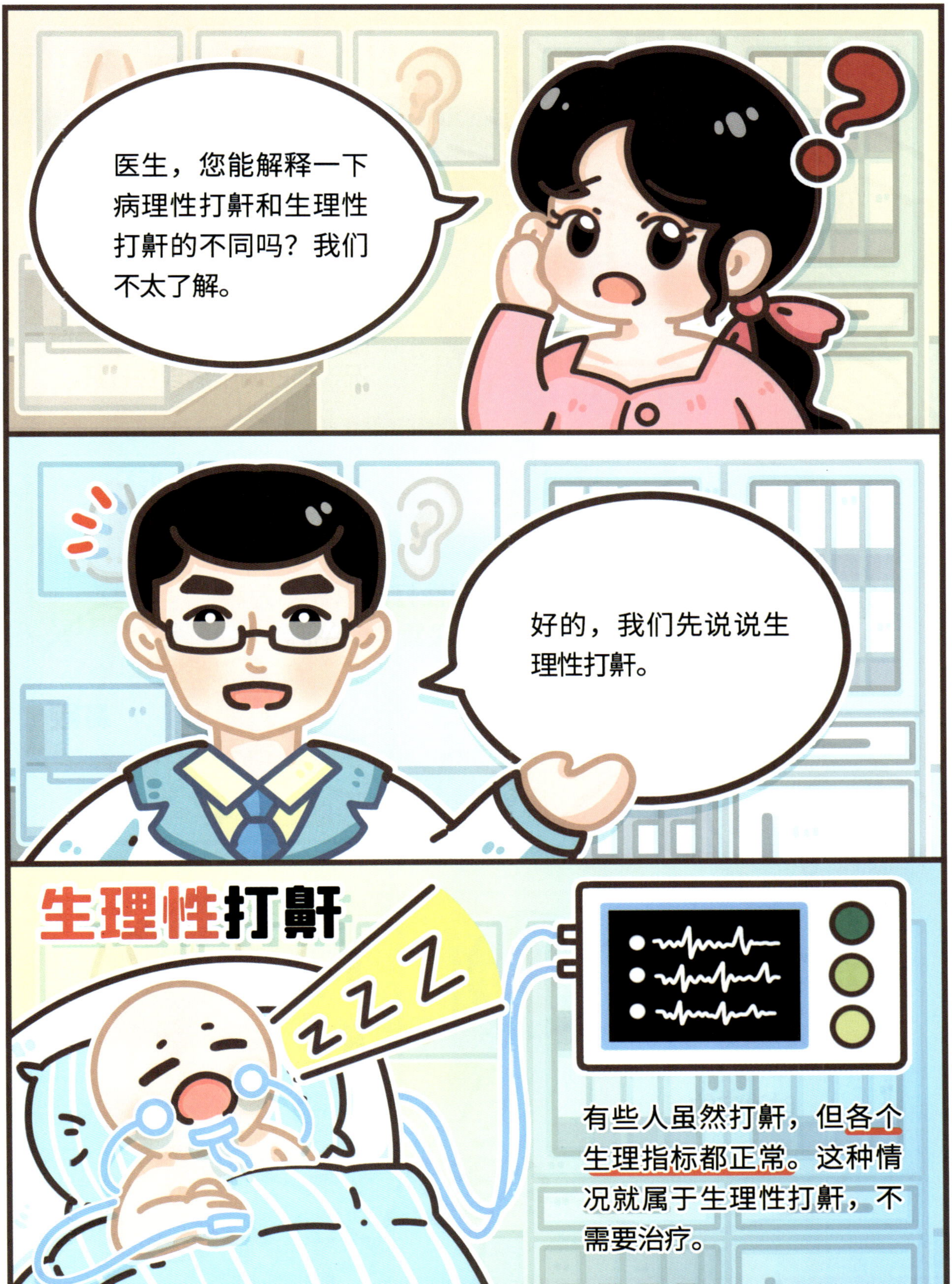

医生，您能解释一下病理性打鼾和生理性打鼾的不同吗？我们不太了解。
好的，我们先说说生理性打鼾。
生理性打鼾
ZZZ
有些人虽然打鼾，但各个生理指标都正常。这种情况就属于生理性打鼾，不需要治疗。

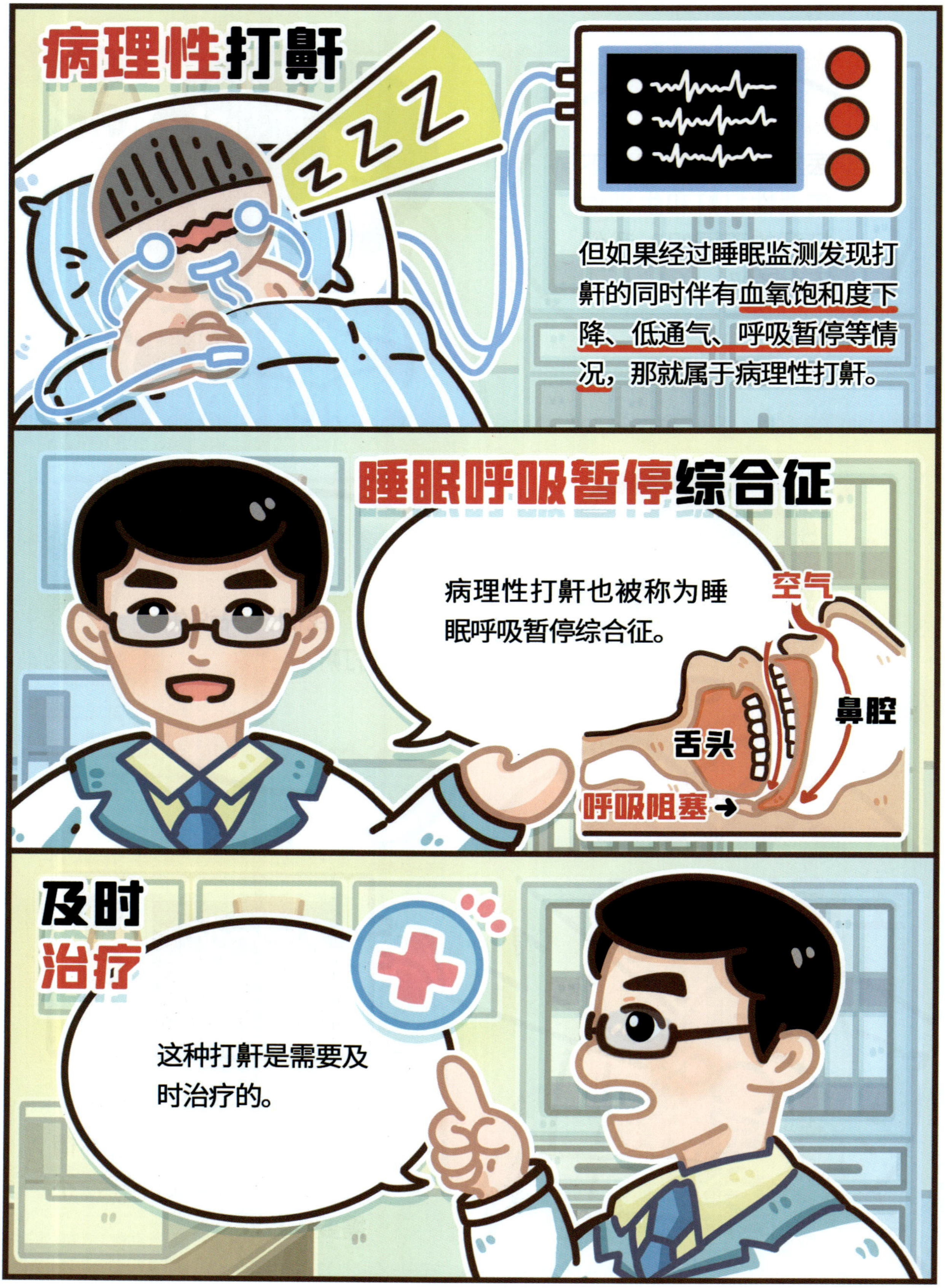
病理性打鼾
但如果经过睡眠监测发现打鼾的同时伴有血氧饱和度下降、低通气、呼吸暂停等情况，那就属于病理性打鼾。
睡眠呼吸暂停综合征
病理性打鼾也被称为睡眠呼吸暂停综合征。
空气
鼻腔
舌头
呼吸阻塞
及时治疗
这种打鼾是需要及时治疗的。

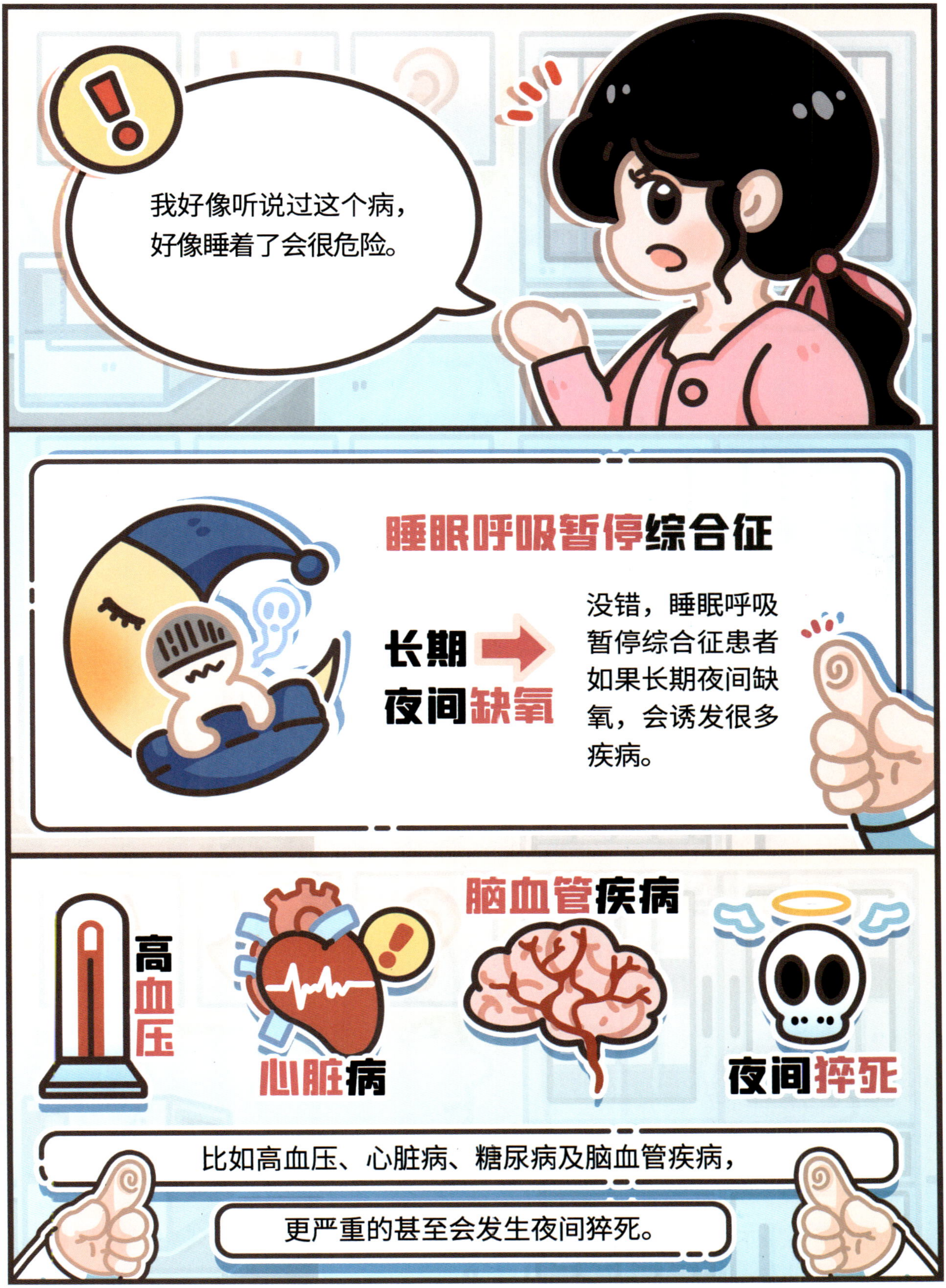
我好像听说过这个病，
好像睡着了会很危险。
睡眠呼吸暂停综合征
长期
夜间缺氧
没错，睡眠呼吸暂停综合征患者如果长期夜间缺氧，会诱发很多疾病。
高血压
心脏病
脑血管疾病
夜间猝死
比如高血压、心脏病、糖尿病及脑血管疾病，
更严重的甚至会发生夜间猝死。

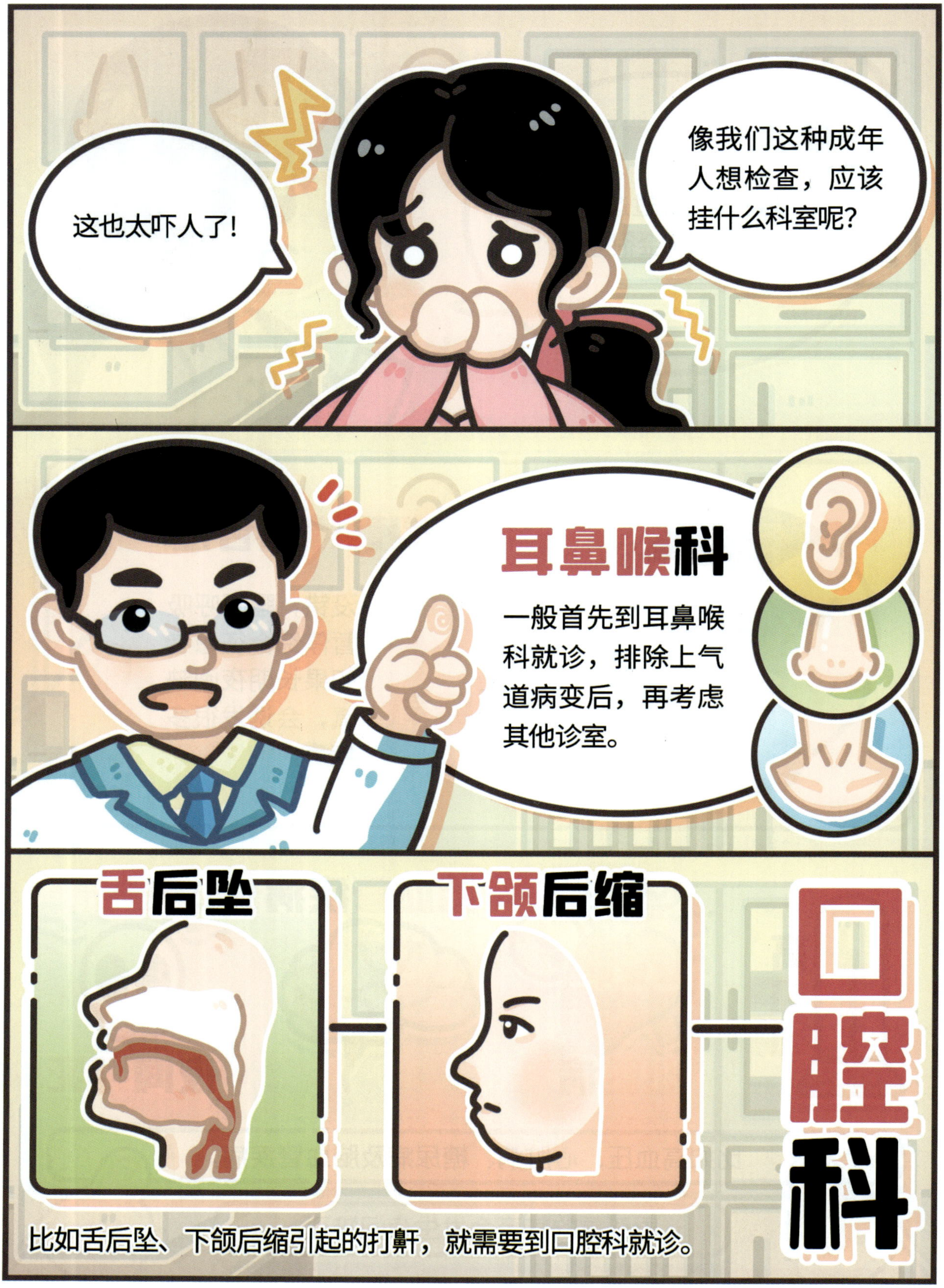

这也太吓人了！
像我们这种成年人想检查，应该挂什么科室呢？
耳鼻喉科
一般首先到耳鼻喉科就诊，排除上气道病变后，再考虑其他诊室。
舌后坠
下颌后缩
口腔科
比如舌后坠、下颌后缩引起的打鼾，就需要到口腔科就诊。

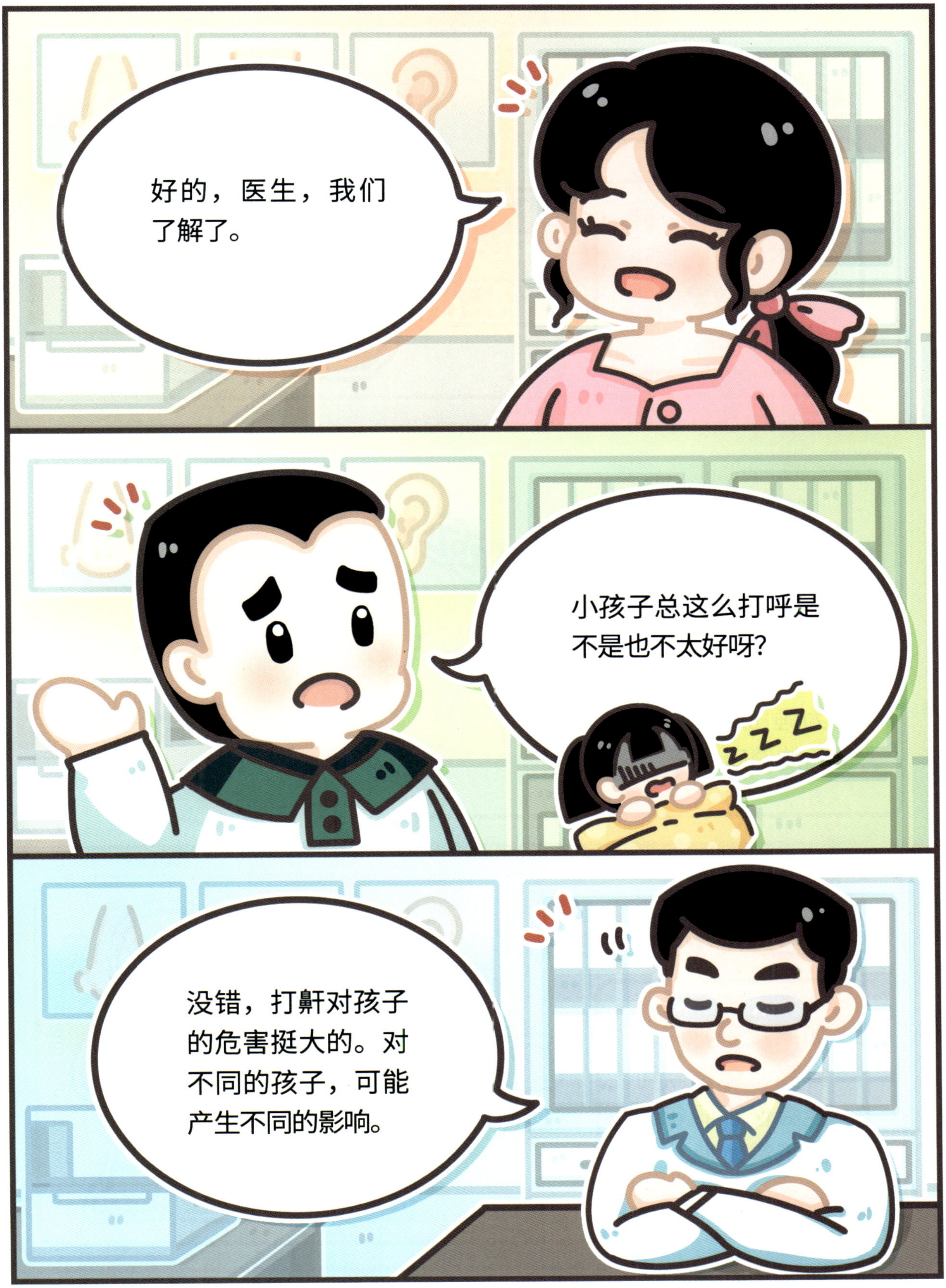
好的，医生，我们了解了。
小孩子总这么打呼是不是也不太好呀?
没错，打鼾对孩子的危害挺大的。对不同的孩子，可能产生不同的影响。

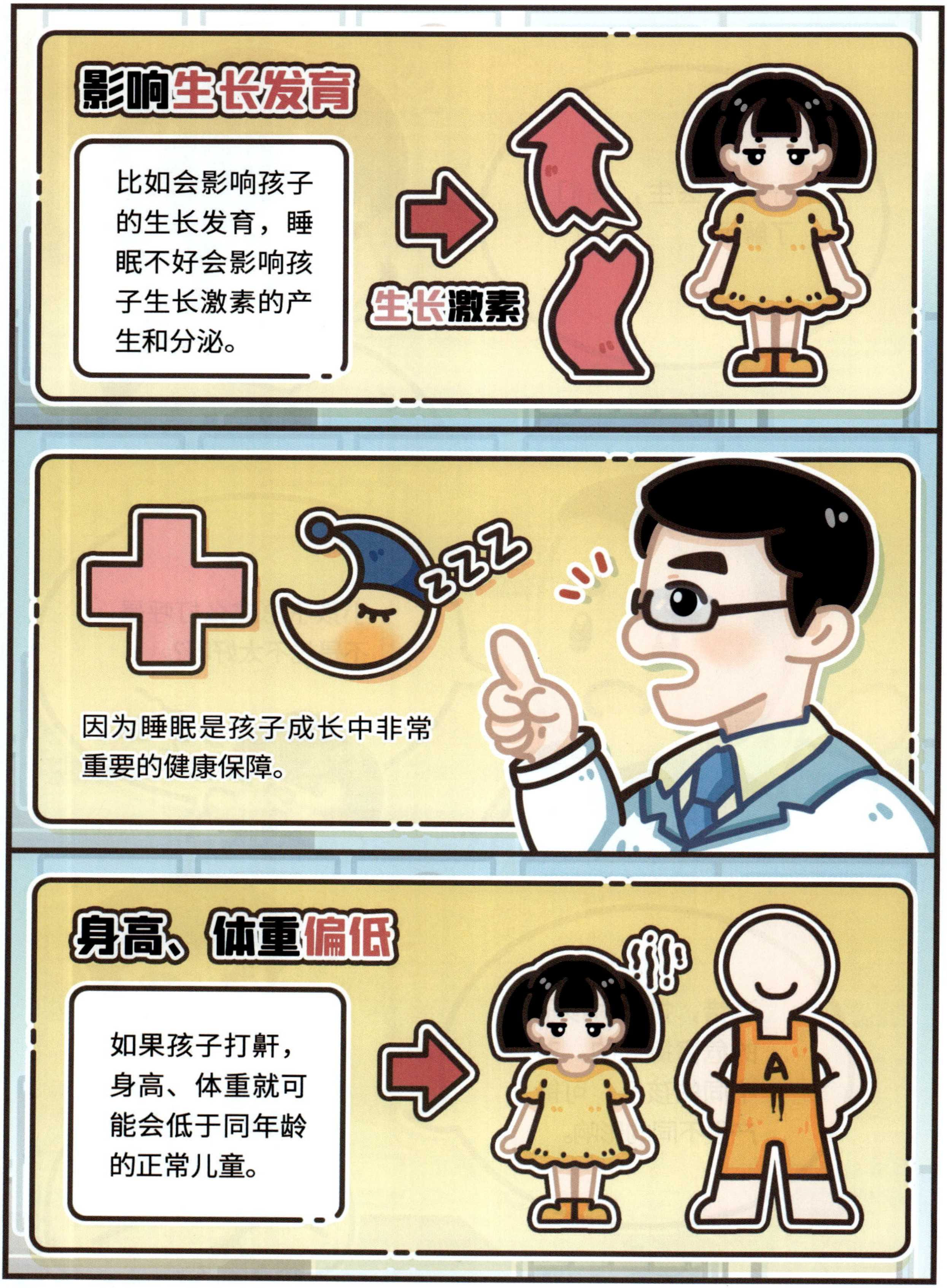
影响生长发育
比如会影响孩子的生长发育，睡眠不好会影响孩子生长激素的产生和分泌。
生长激素
因为睡眠是孩子成长中非常重要的健康保障。
身高、体重偏低
如果孩子打鼾，身高、体重就可能会低于同年龄的正常儿童。
A

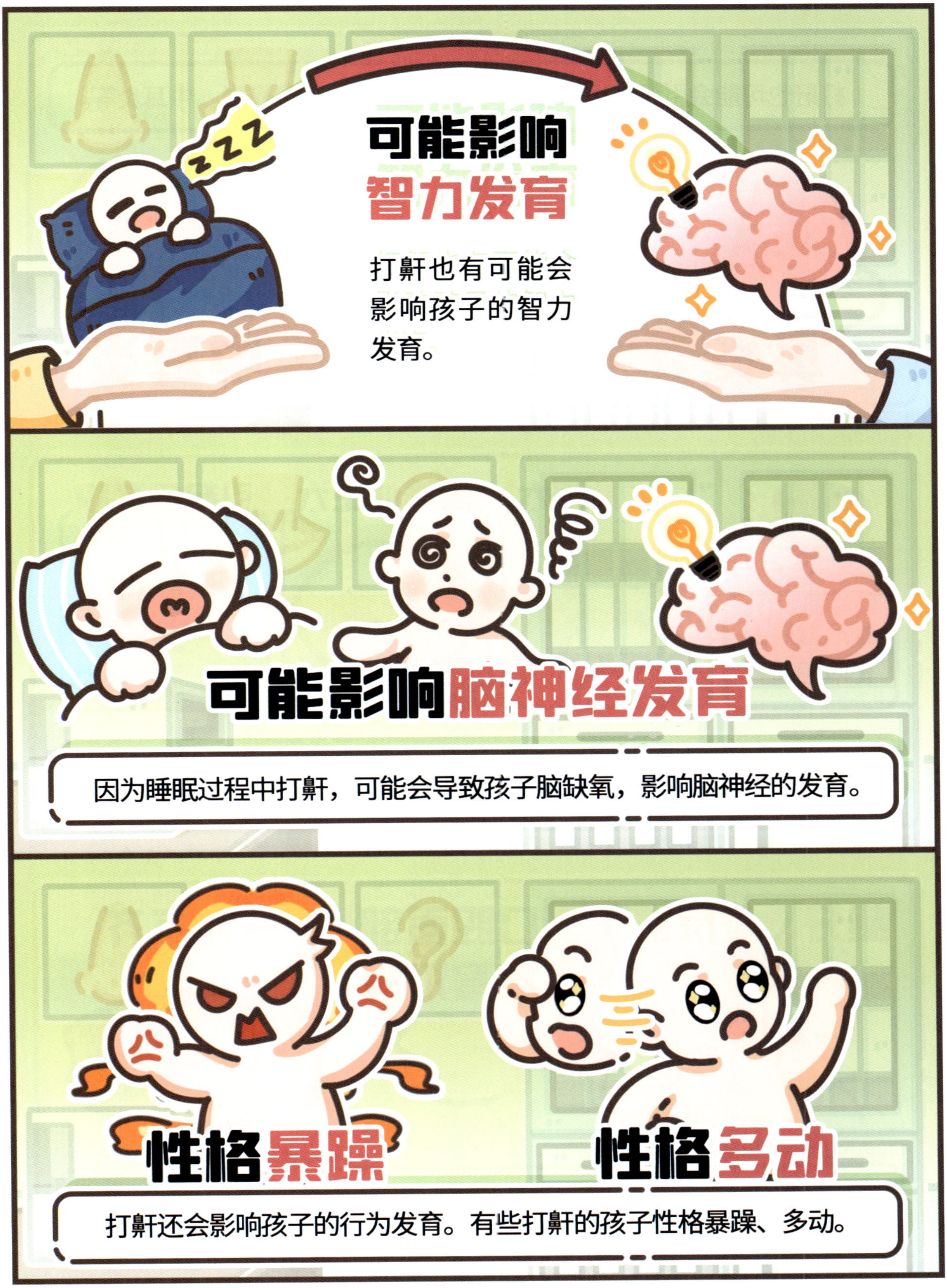
z z z
可能影响
智力发育
打鼾也有可能会
影响孩子的智力
发育。
可能影响脑神经发育
因为睡眠过程中打鼾，可能会导致孩子脑缺氧，影响脑神经的发育。
性格暴躁
性格多动
打鼾还会影响孩子的行为发育。有些打鼾的孩子性格暴躁、多动。

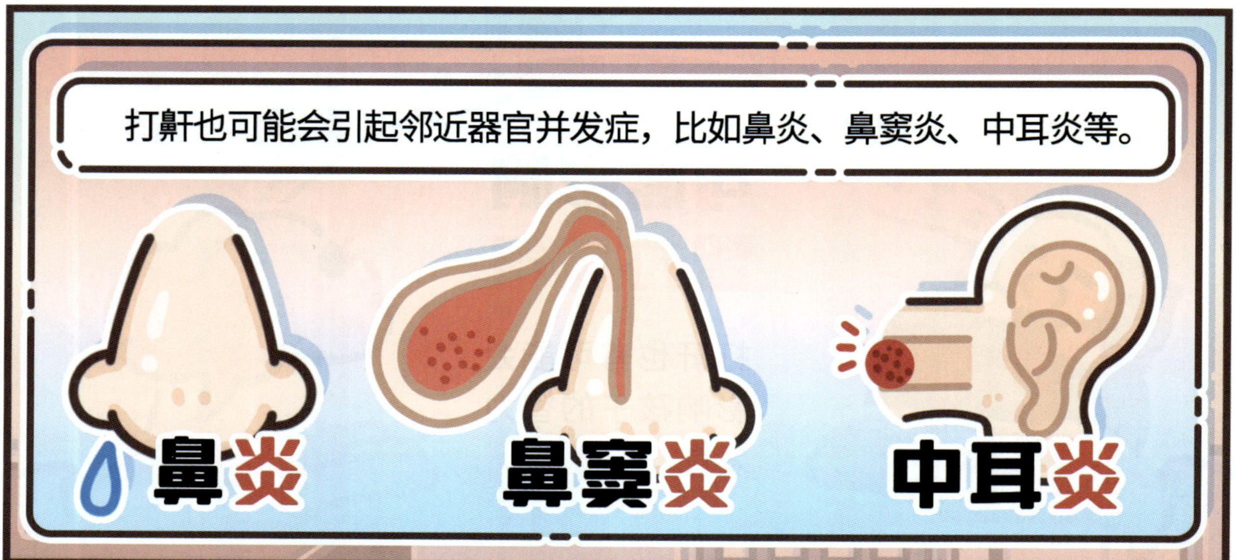
打鼾也可能会引起邻近器官并发症，比如鼻炎、鼻窦炎、中耳炎等。
鼻炎
鼻窦炎
中耳炎

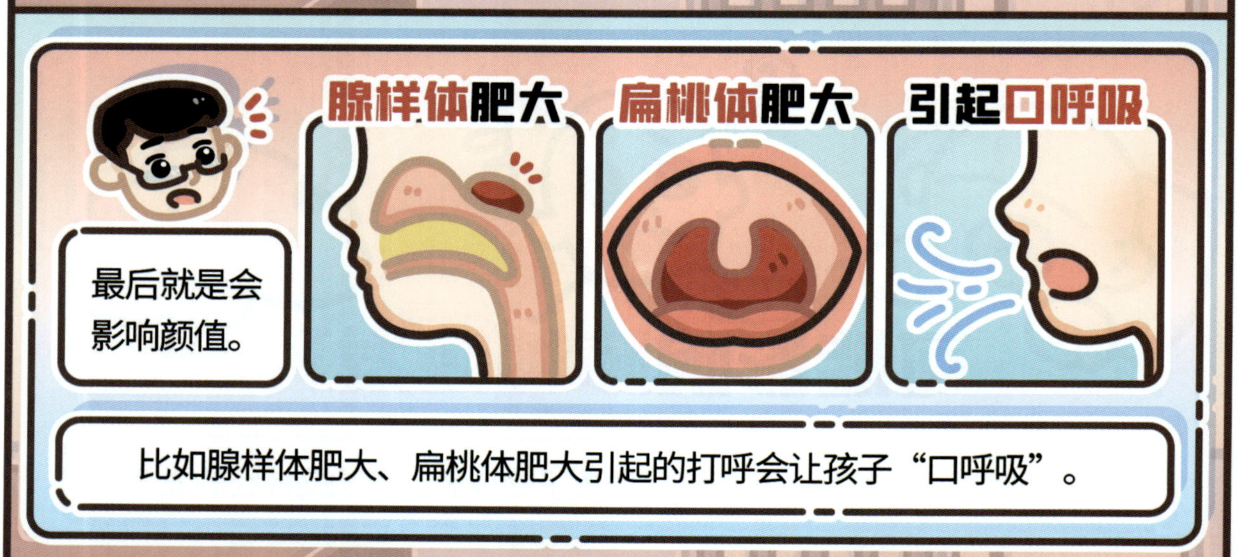
最后就是会影响颜值。
腺样体肥大
扁桃体肥大
引起口呼吸
比如腺样体肥大、扁桃体肥大引起的打呼会让孩子“口呼吸”。

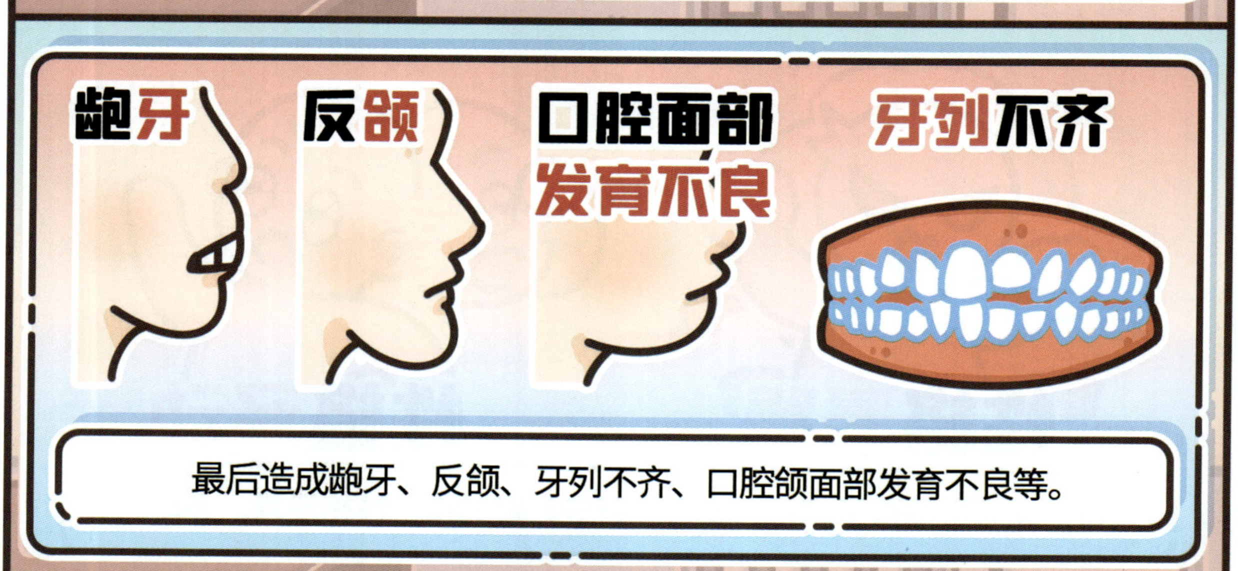
龅牙
反颌
口腔面部发育不良
牙列不齐
最后造成龅牙、反颌、牙列不齐、口腔颌面部发育不良等。

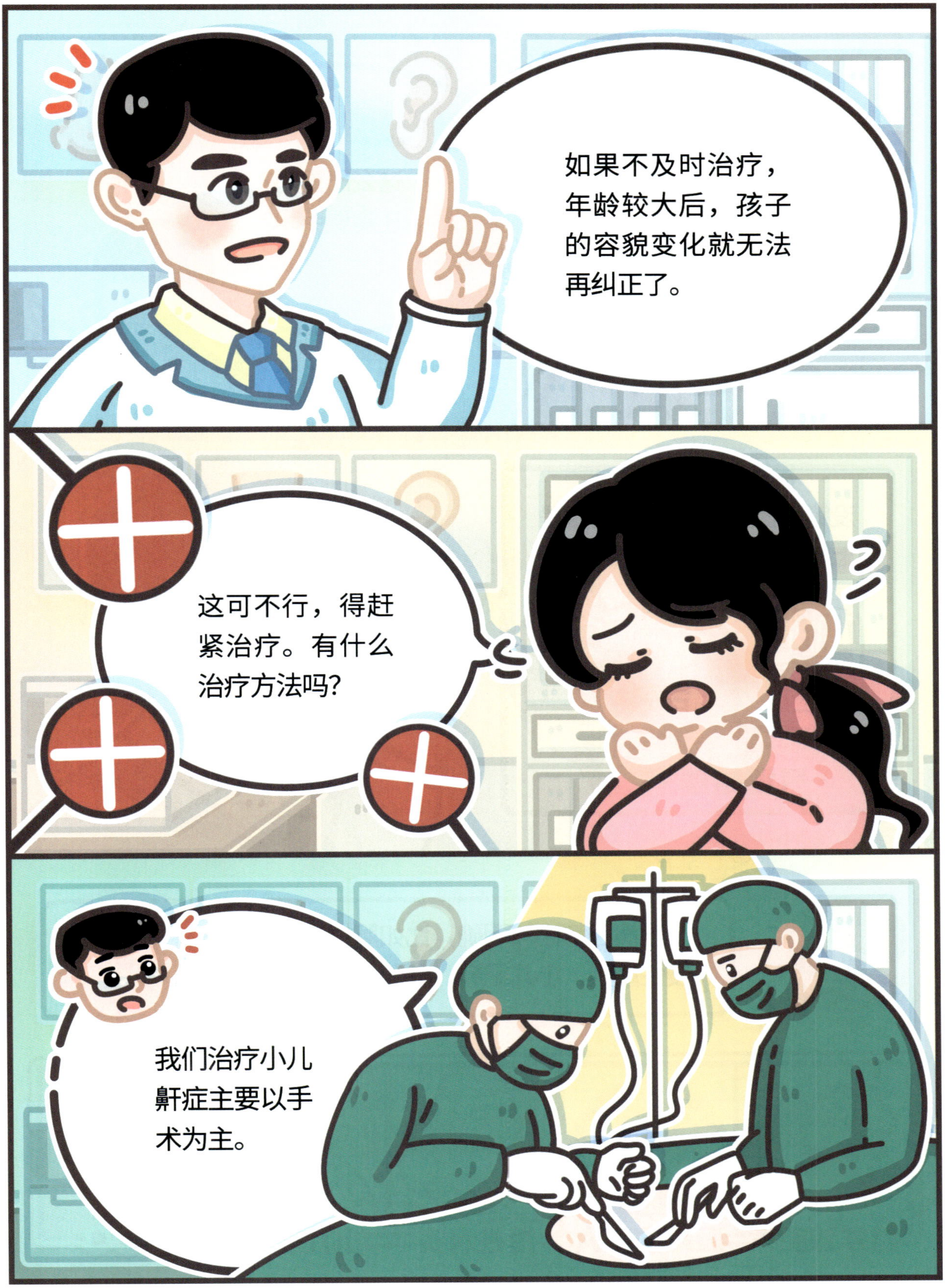
如果不及时治疗，年龄较大后，孩子的容貌变化就无法再纠正了。
这可不行，得赶紧治疗。有什么治疗方法吗?
我们治疗小儿斜颈主要以手术为主。

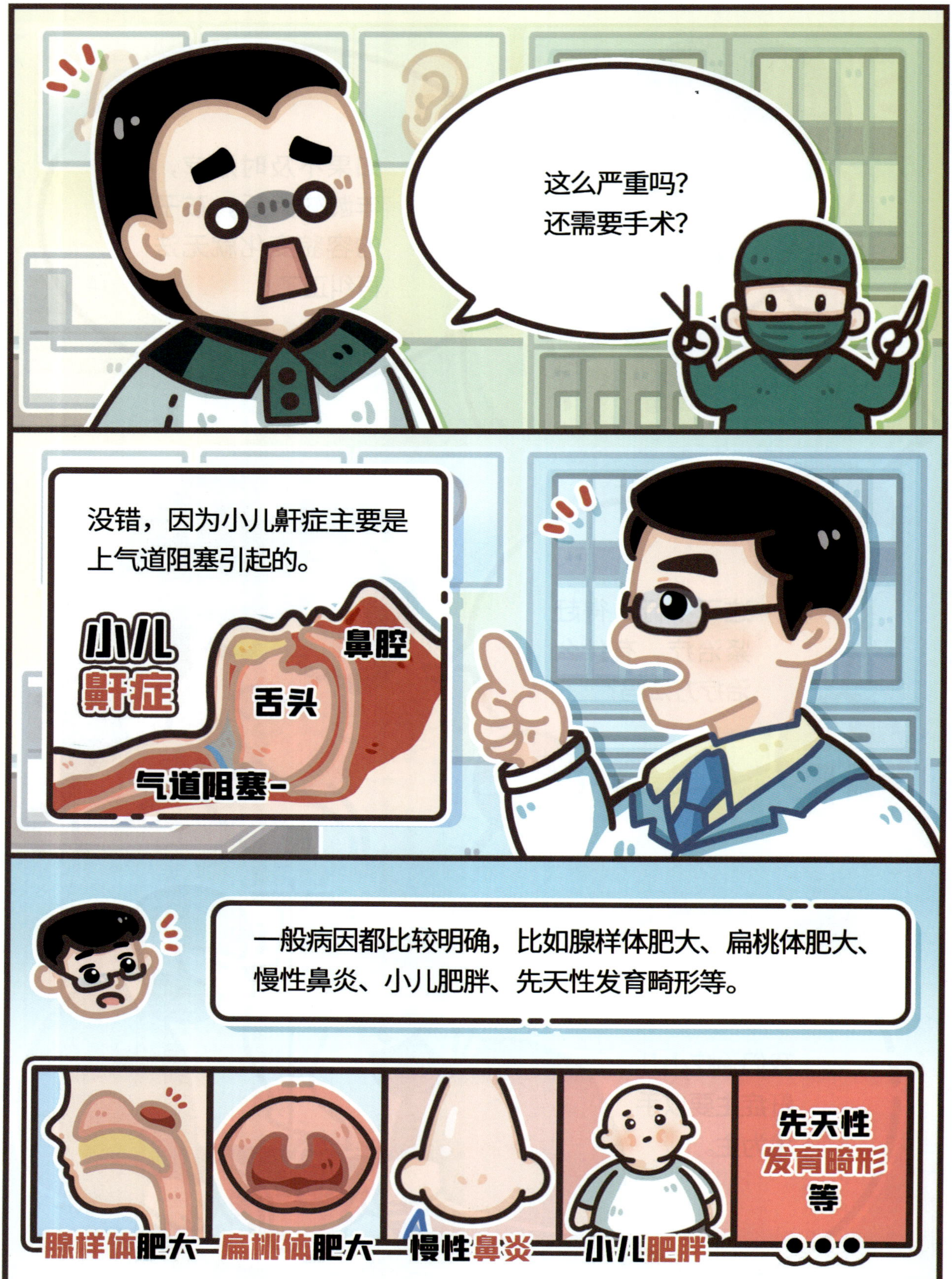
这么严重吗？
还需要手术？
没错，因为小儿鼾症主要是上气道阻塞引起的。
小儿鼾症
鼻腔
舌头
气道阻塞
一般病因都比较明确，比如腺样体肥大、扁桃体肥大、慢性鼻炎、小儿肥胖、先天性发育畸形等。
腺样体肥大
扁桃体肥大
慢性鼻炎
小儿肥胖
先天性发育畸形等

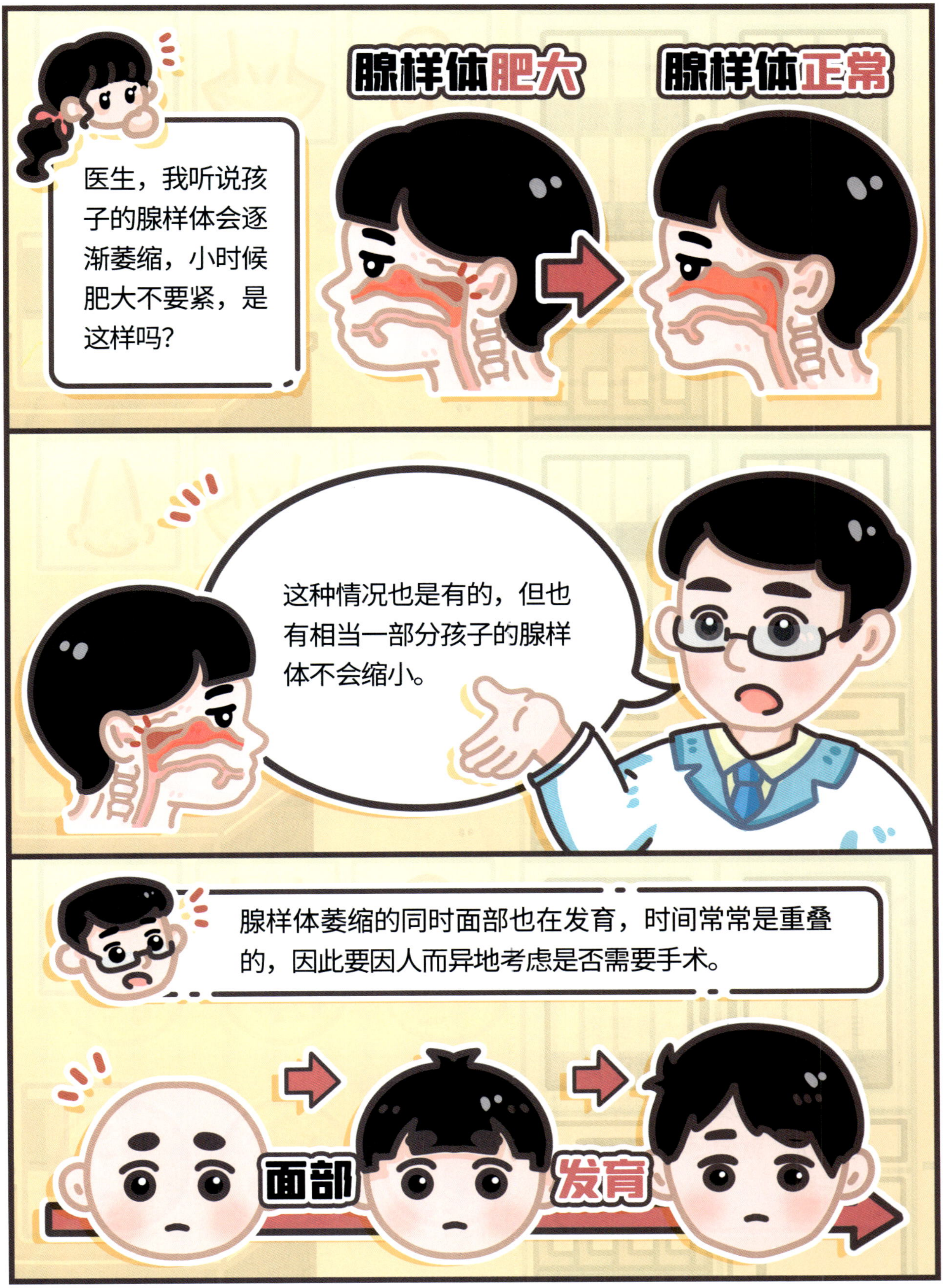

腺样体肥大
腺样体正常
医生，我听说孩子的腺样体会逐渐萎缩，小时候肥大不要紧，是这样吗？
这种情况也是有的，但也有相当一部分孩子的腺样体不会缩小。
腺样体萎缩的同时面部也在发育，时间常常是重叠的，因此要因人而异地考虑是否需要手术。
面部发育

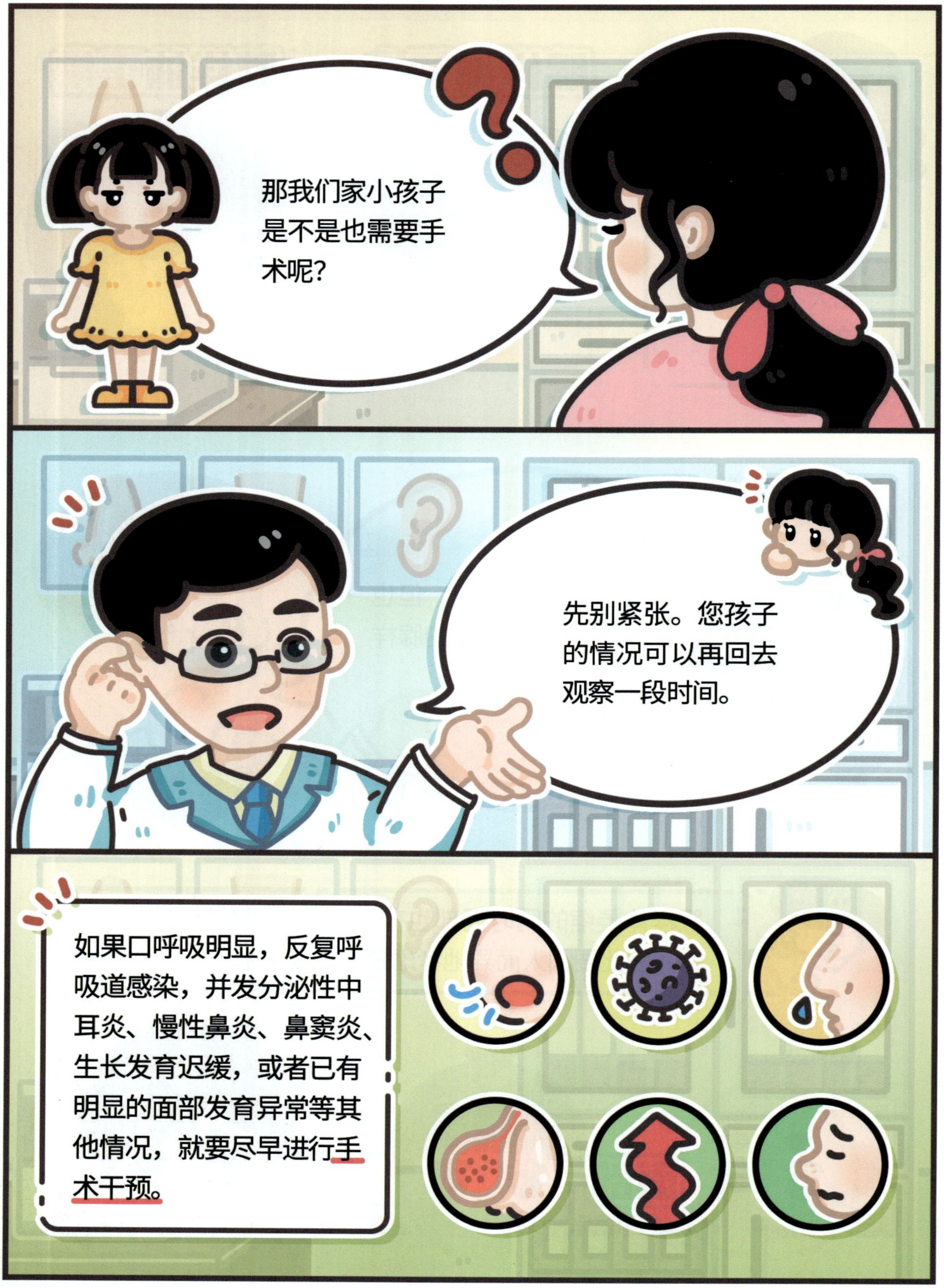
那我们家小孩子是不是也需要手术呢？
先别紧张。您孩子的情况可以再回去观察一段时间。
如果口呼吸明显，反复呼吸道感染，并发分泌性中耳炎、慢性鼻炎、鼻窦炎、生长发育迟缓，或者已有明显的面部发育异常等其他情况，就要尽早进行手术干预。

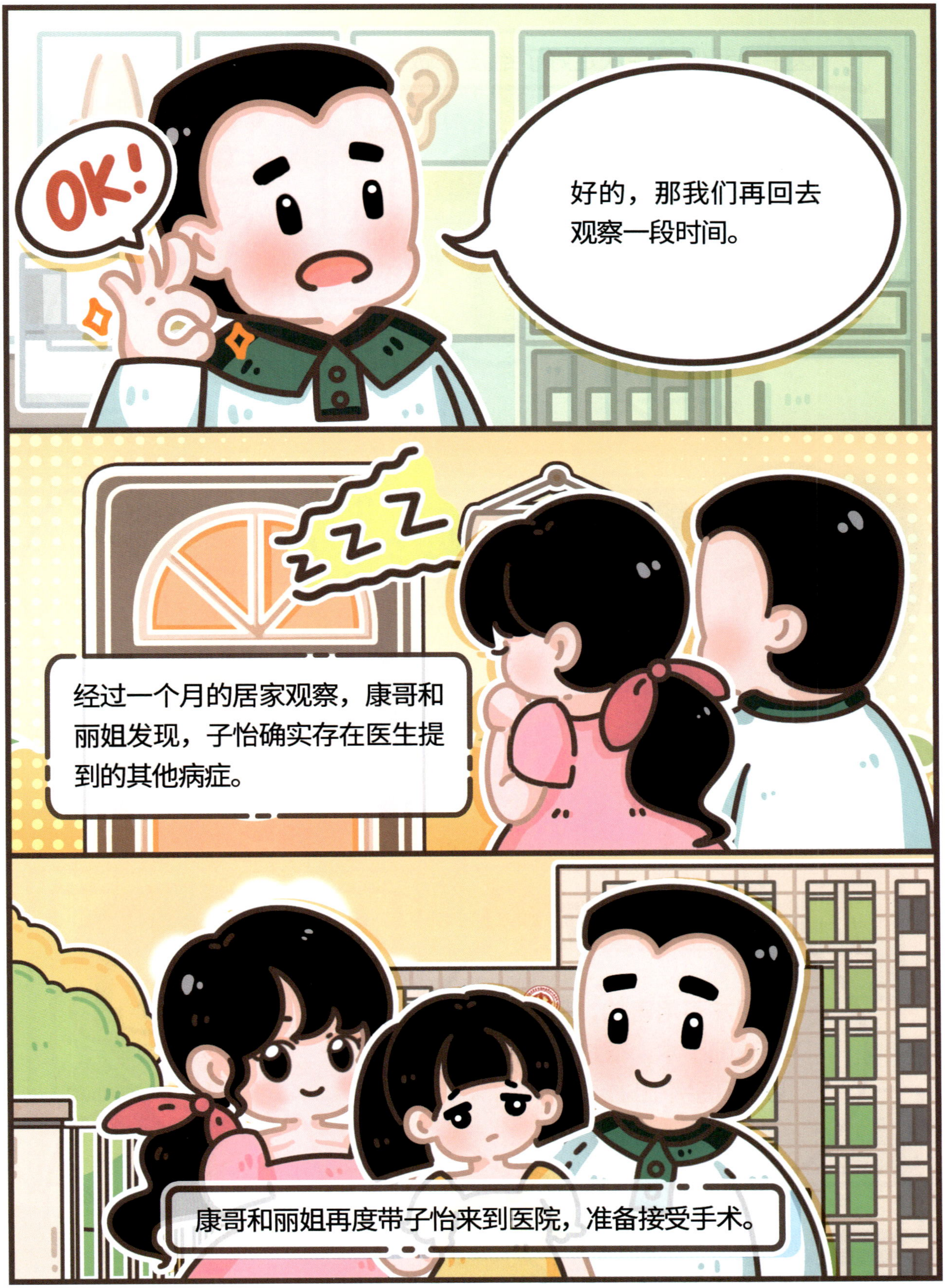
OK!
好的，那我们再回去观察一段时间。
经过一个月的居家观察，康哥和丽姐发现，子怡确实存在医生提到的其他病症。
康哥和丽姐再度带子怡来到医院，准备接受手术。

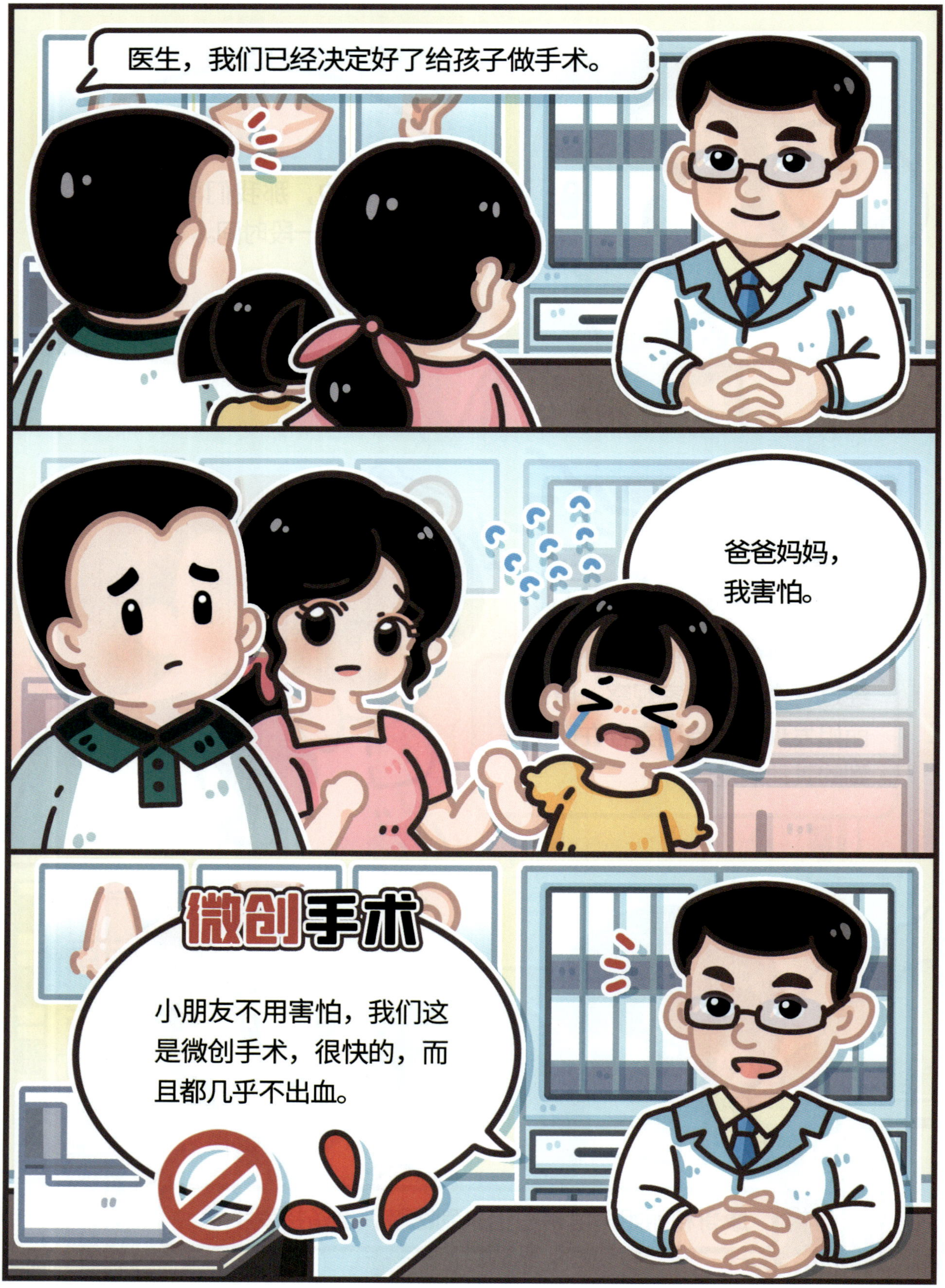
医生，我们已经决定好了给孩子做手术。
爸爸妈妈，我害怕。
微创手术
小朋友不用害怕，我们这是微创手术，很快的，而且都几乎不出血。

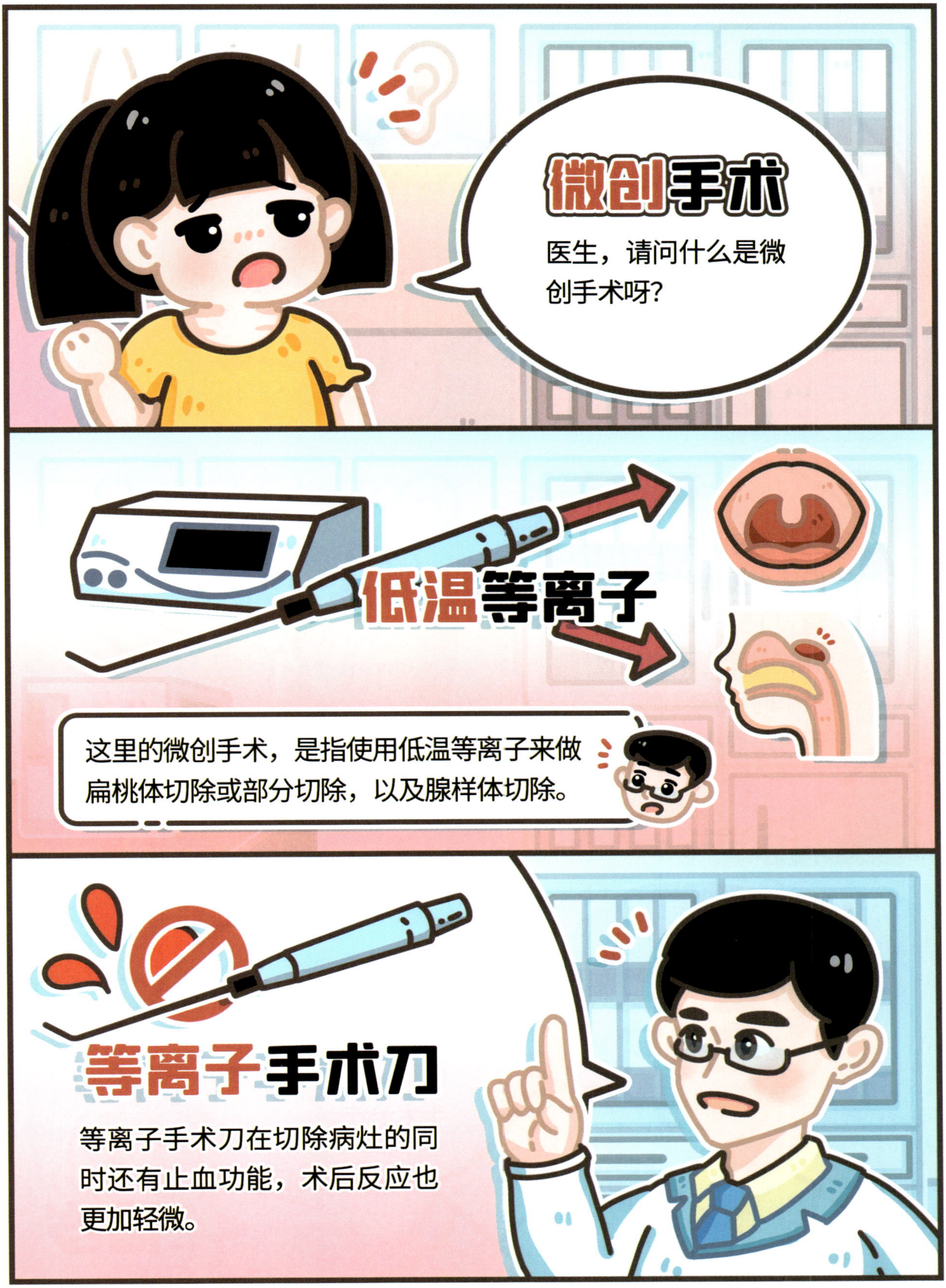
微创手术
医生，请问什么是微
创手术呀？
低温等离子
这里的微创手术，是指使用低温等离子来做
扁桃体切除或部分切除，以及腺样体切除。
等离子手术刀
等离子手术刀在切除病灶的同
时还有止血功能，术后反应也
更加轻微。

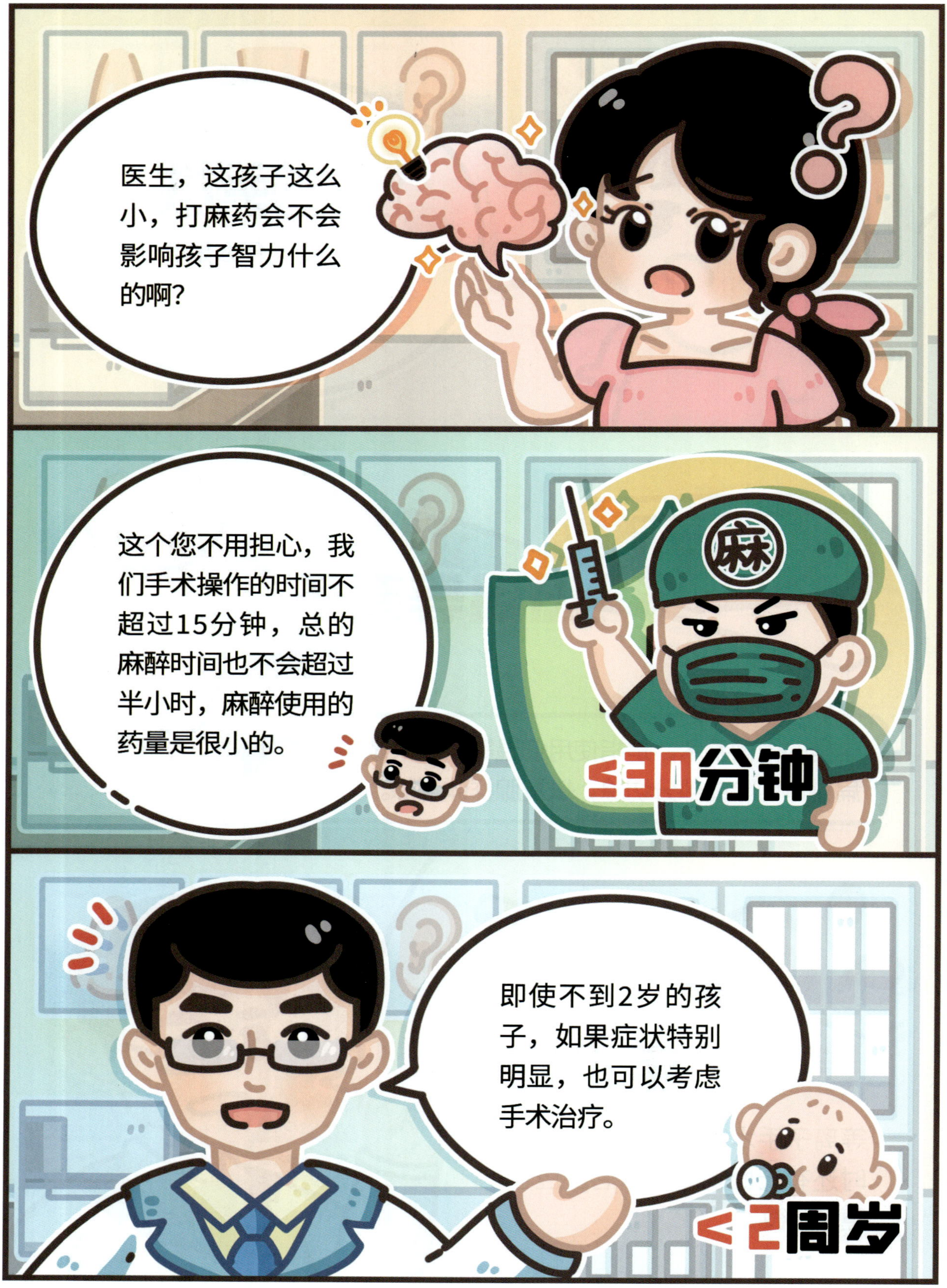

医生，这孩子这么小，打麻药会不会影响孩子智力什么的啊？
这个您不用担心，我们手术操作的时间不超过15分钟，总的麻醉时间也不会超过半小时，麻醉使用的药量是很小的。
麻
≤30分钟
即使不到2岁的孩子，如果症状特别明显，也可以考虑手术治疗。
<2周岁

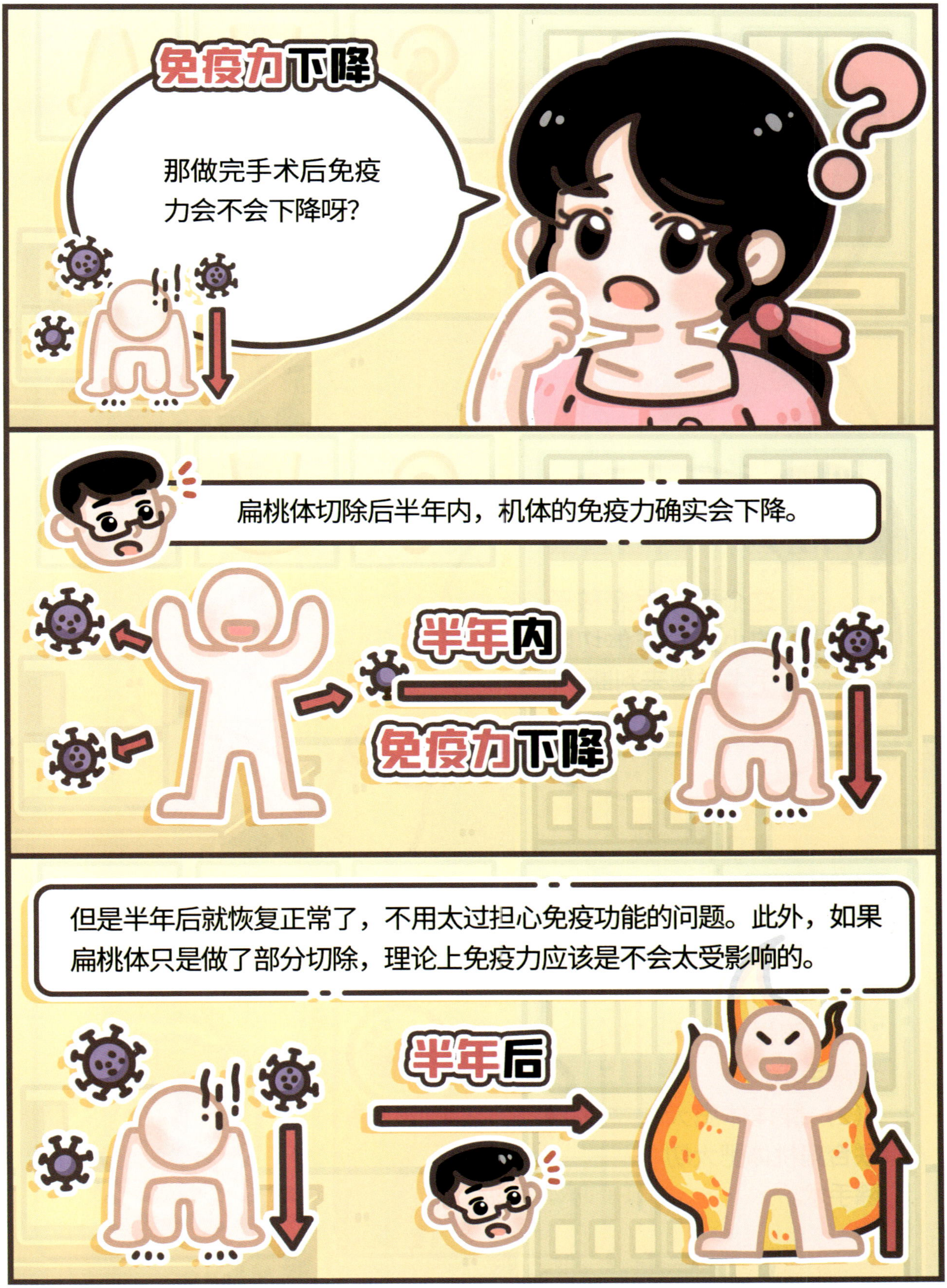
免疫力下降
那做完手术后免疫力会不会下降呀?
扁桃体切除后半年内，机体的免疫力确实会下降。
半年内
免疫力下降
但是半年后就恢复正常了，不用太过担心免疫功能的问题。此外，如果扁桃体只是做了部分切除，理论上免疫力应该是不会太受影响的。
半年后

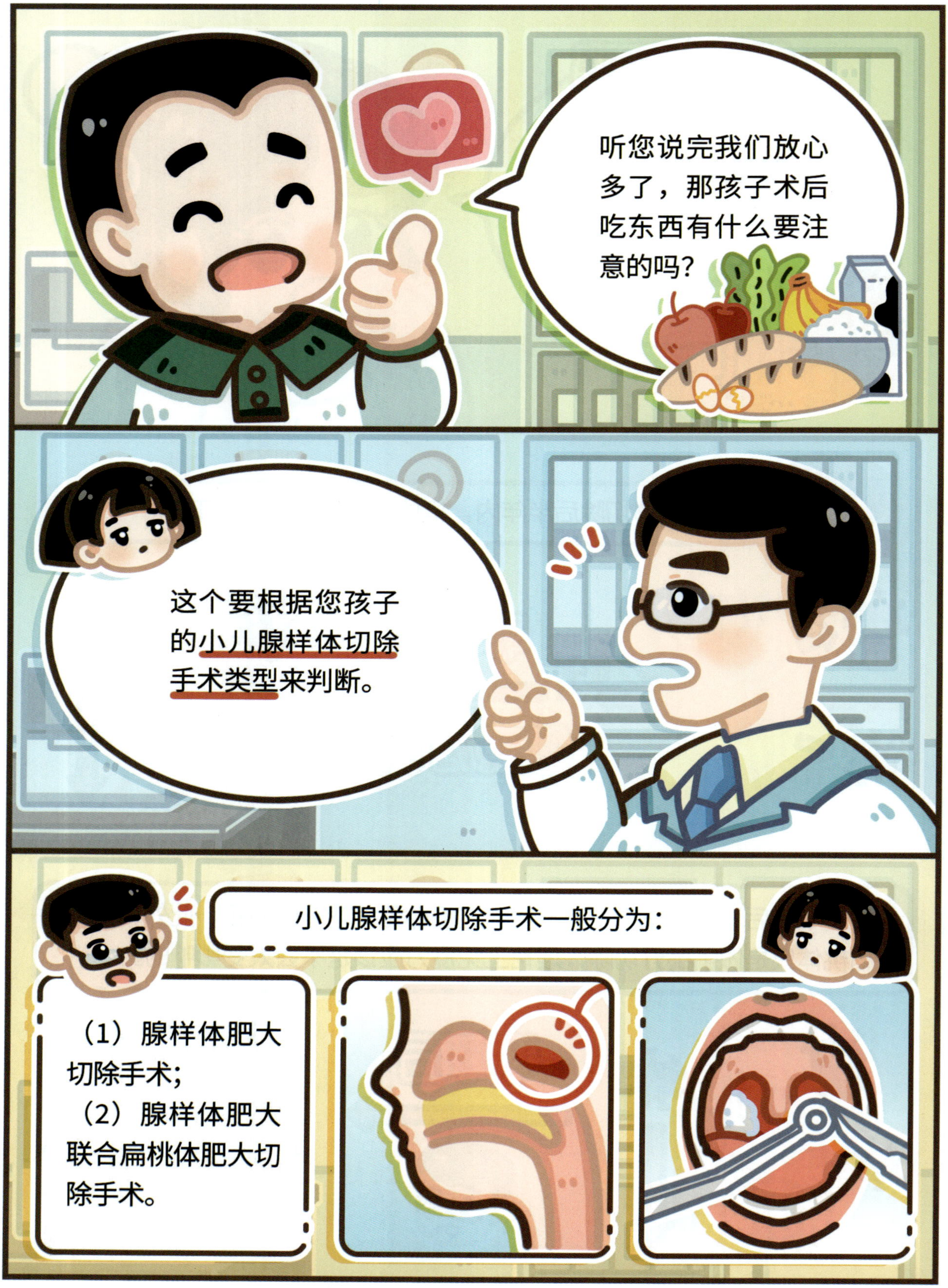
听您说完我们放心多了，那孩子术后吃东西有什么要注意的吗？
这个要根据您孩子的小儿腺样体切除手术类型来判断。
小儿腺样体切除手术一般分为：
（1）腺样体肥大切除手术；
（2）腺样体肥大联合扁桃体肥大切除手术。

腺样体肥大切除

像腺样体肥大切除手术，只要求手术后当天半流质饮食。

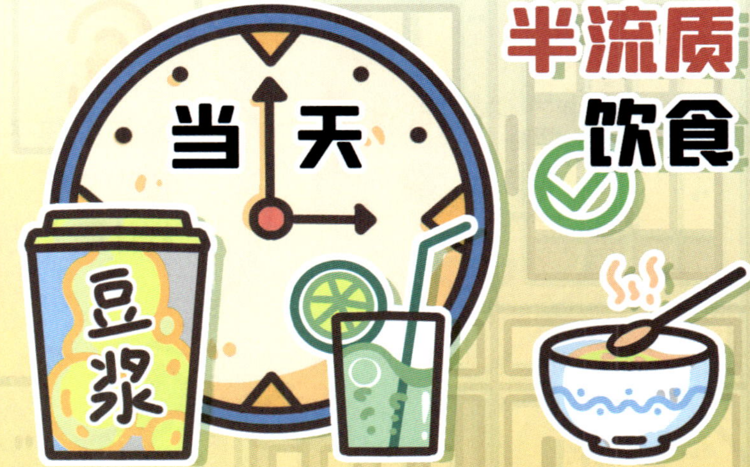

腺样体肥大切除

术后第二天就可以正常饮食，不要吃热烫的食物就行。

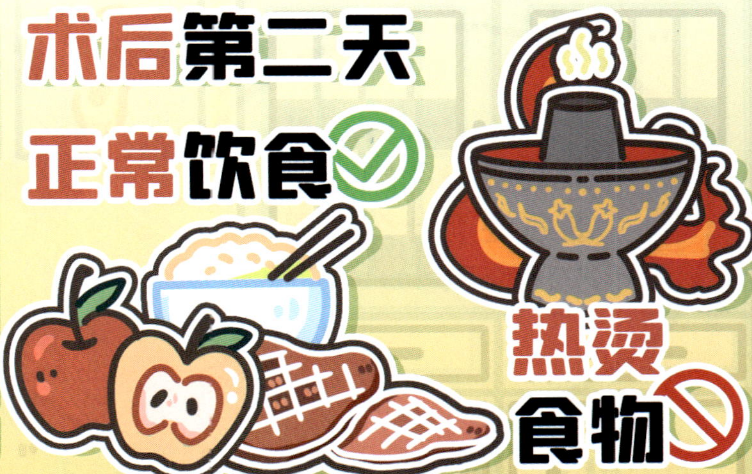

腺样体肥大联合扁桃体肥大切除手术，就要求术后前3天流质饮食，第4~5天半流质饮食，1周后温软饮食，2周后可恢复正常饮食。

- 术后前3天流质饮食
- 术后第4~5天半流质饮食
- 术后1周后温软饮食
- 术后2周后正常饮食

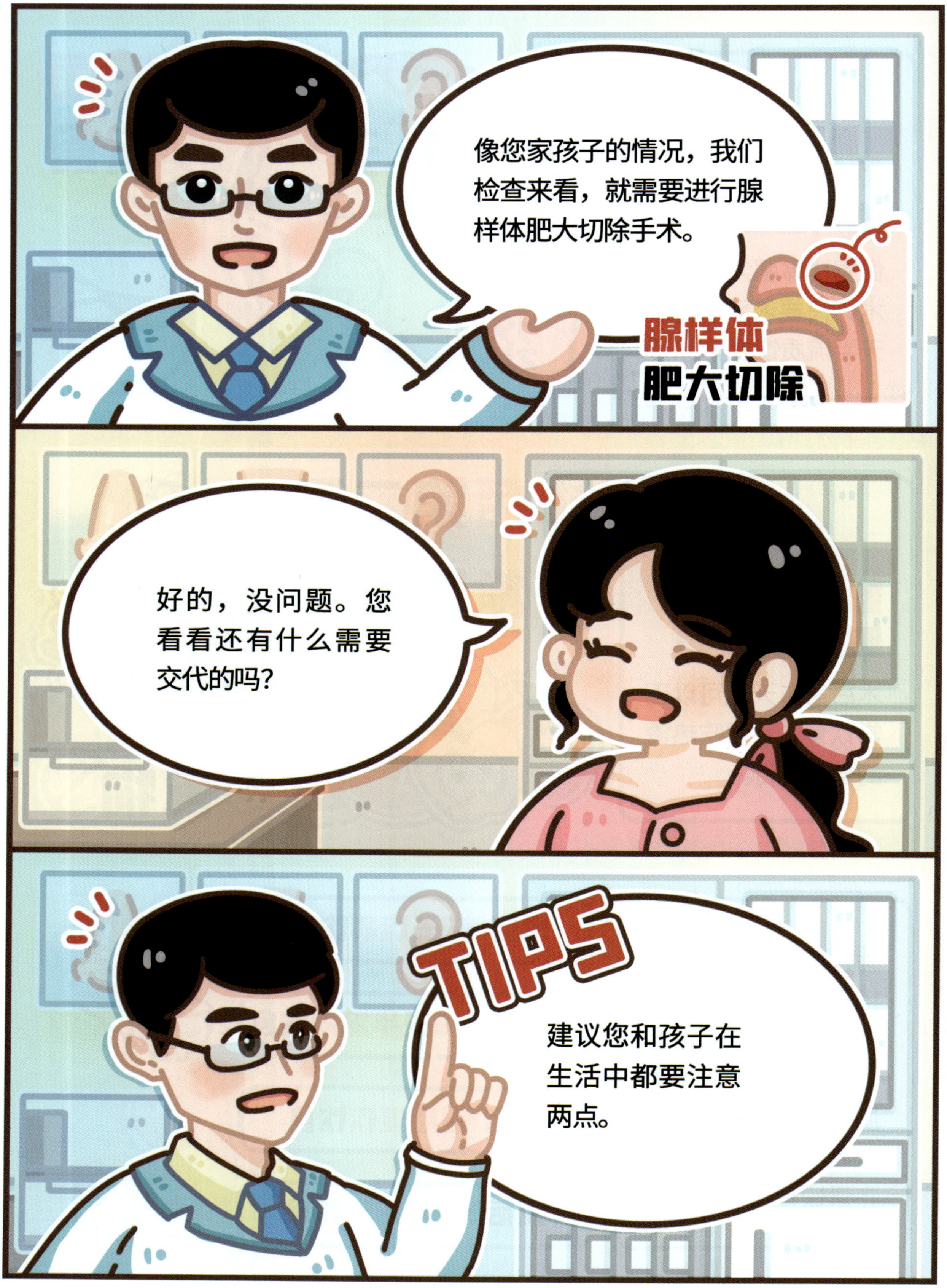
像您家孩子的情况，我们检查来看，就需要进行腺样体肥大切除手术。
腺样体肥大切除
好的，没问题。您看看还有什么需要交代的吗？
TIPS
建议您和孩子在生活中都要注意两点。

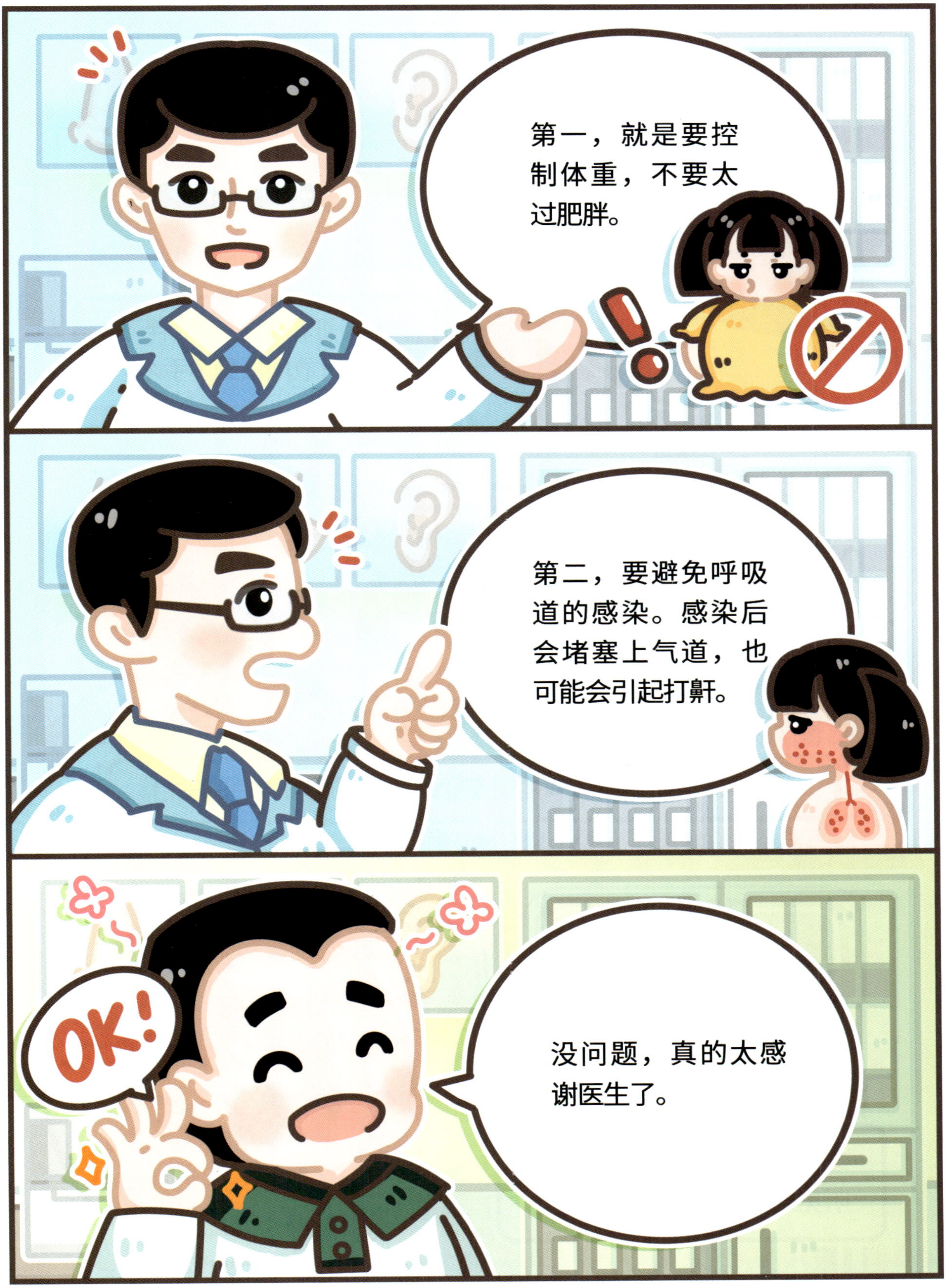
第一，就是要控
制体重，不要太
过肥胖。
第二，要避免呼吸
道的感染。感染后
会堵塞上气道，也
可能会引起打鼾。
OK!
没问题，真的太感
谢医生了。

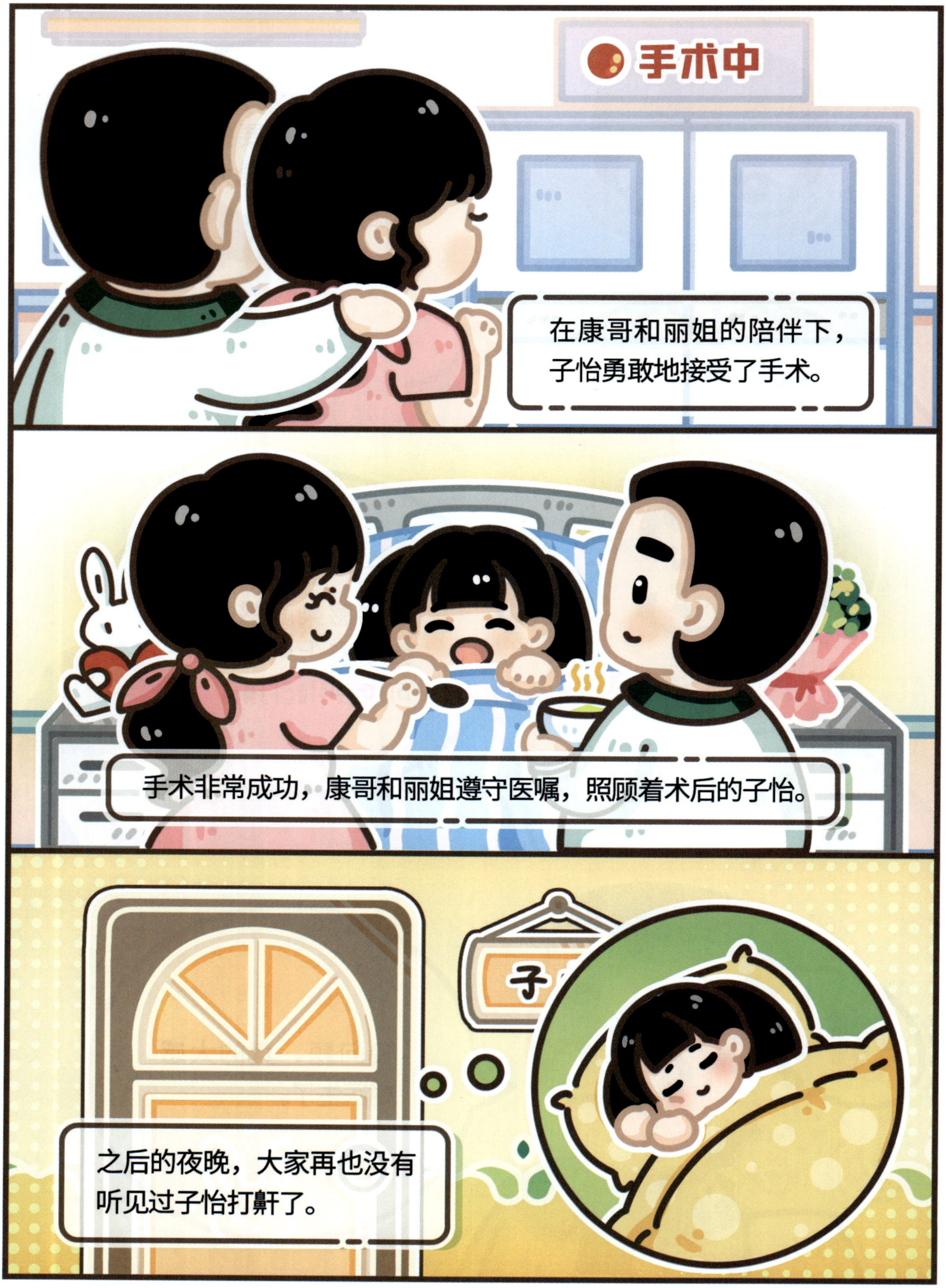
手术中
在康哥和丽姐的陪伴下，
子怡勇敢地接受了手术。
手术非常成功，康哥和丽姐遵守医嘱，照顾着术后的子怡。
之后的夜晚，大家再也没有
听见过子怡打鼾了。

中青年：

甲亢和突眼症的恩怨纠葛

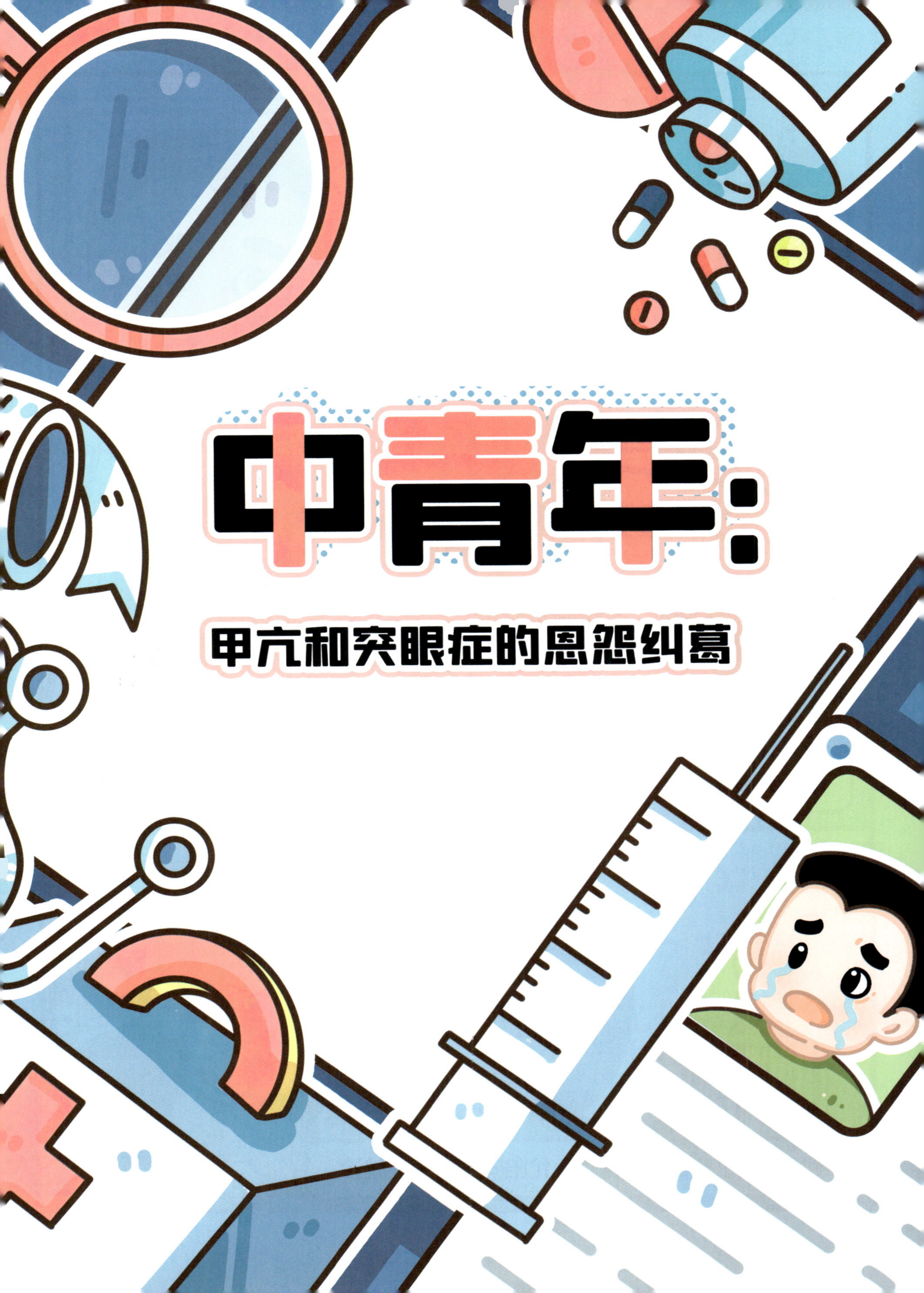

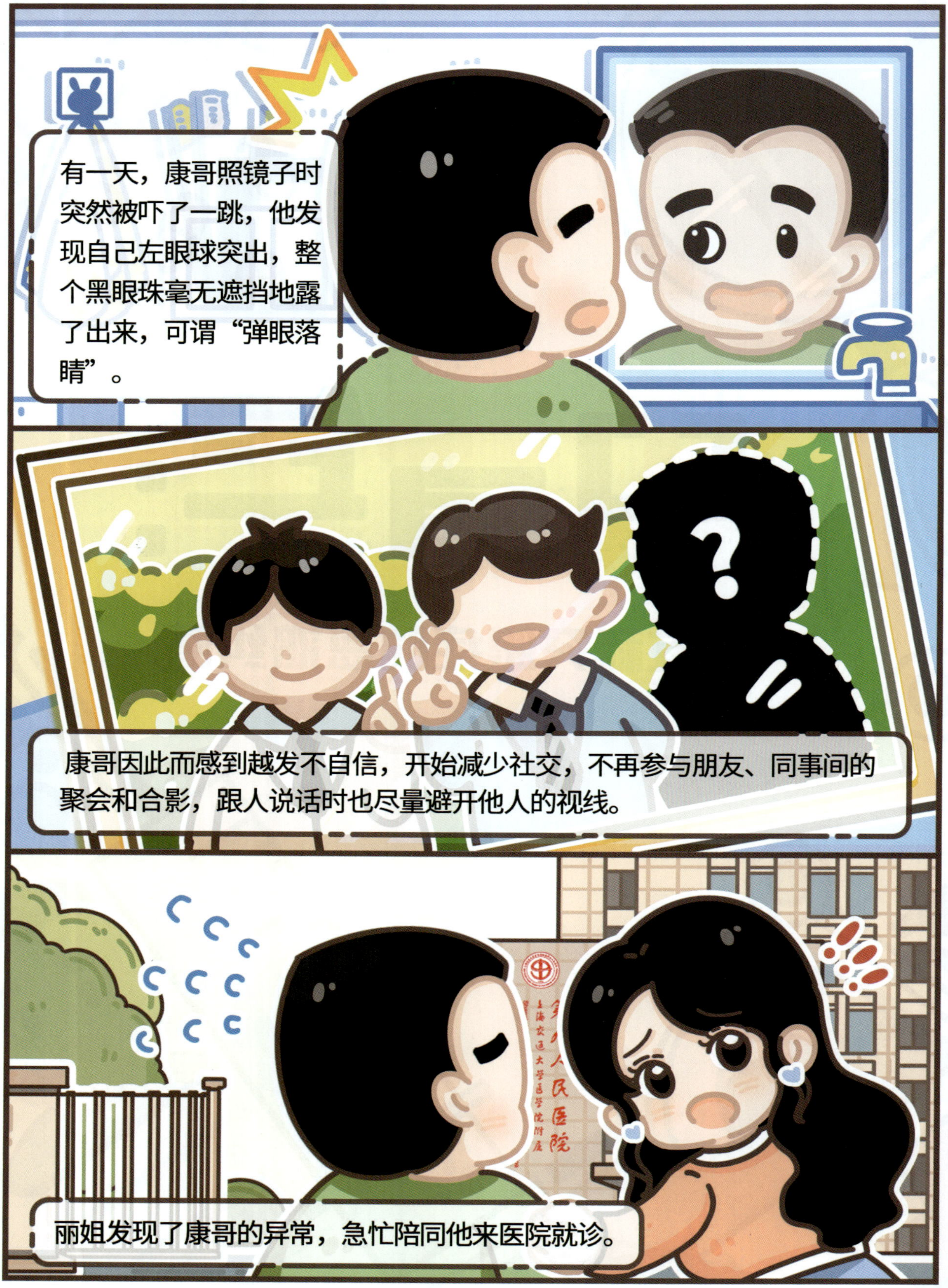
有一天，康哥照镜子时突然被吓了一跳，他发现自己左眼球突出，整个黑眼珠毫无遮挡地露了出来，可谓“弹眼落睛”。
康哥因此而感到越发不自信，开始减少社交，不再参与朋友、同事间的聚会和合影，跟人说话时也尽量避开他人的视线。
丽姐发现了康哥的异常，急忙陪同他来医院就诊。

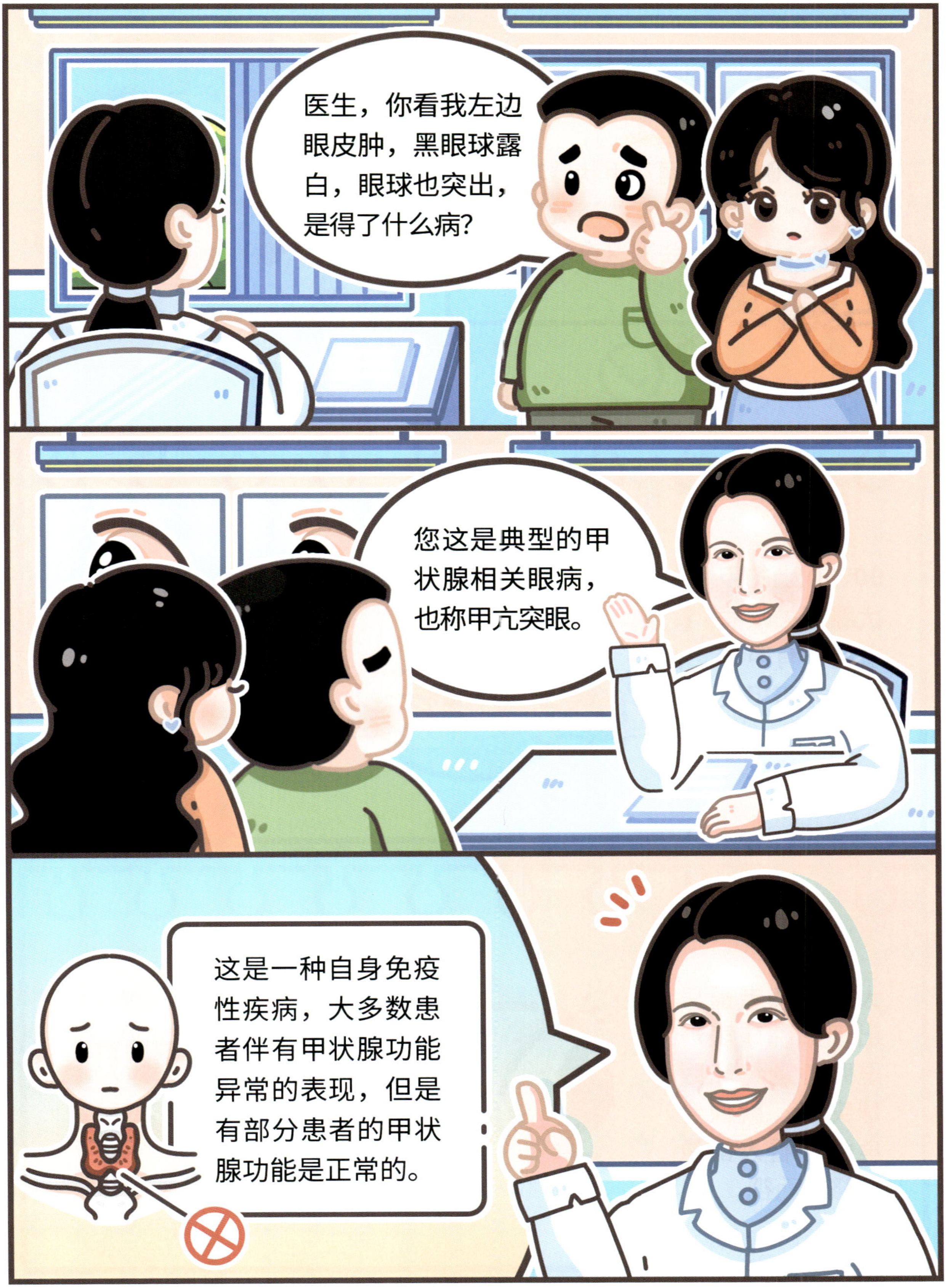
医生，你看我左边眼皮肿，黑眼球露白，眼球也突出，是得了什么病?
您这是典型的甲状腺相关眼病，也称甲亢突眼。
这是一种自身免疫性疾病，大多数患者伴有甲状腺功能异常的表现，但是有部分患者的甲状腺功能是正常的。

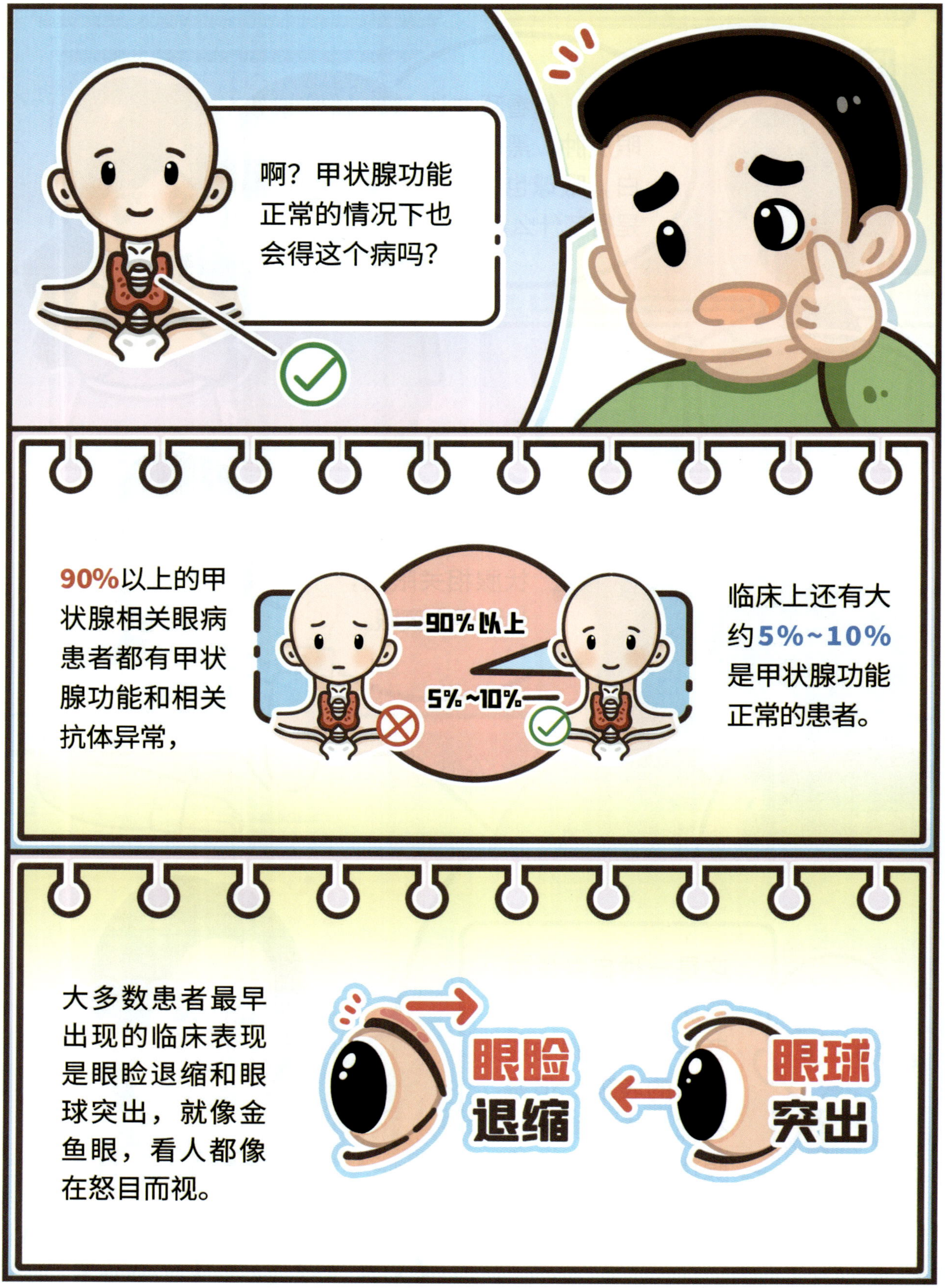
啊？甲状腺功能正常的情况下也会得这个病吗？
90%以上的甲状腺相关眼病患者都有甲状腺功能和相关抗体异常，
90%以上
5%~10%
临床上还有大约5%~10%是甲状腺功能正常的患者。
大多数患者最早出现的临床表现是眼睑退缩和眼球突出，就像金鱼眼，看人都像在怒目而视。
眼睑退缩
眼球突出

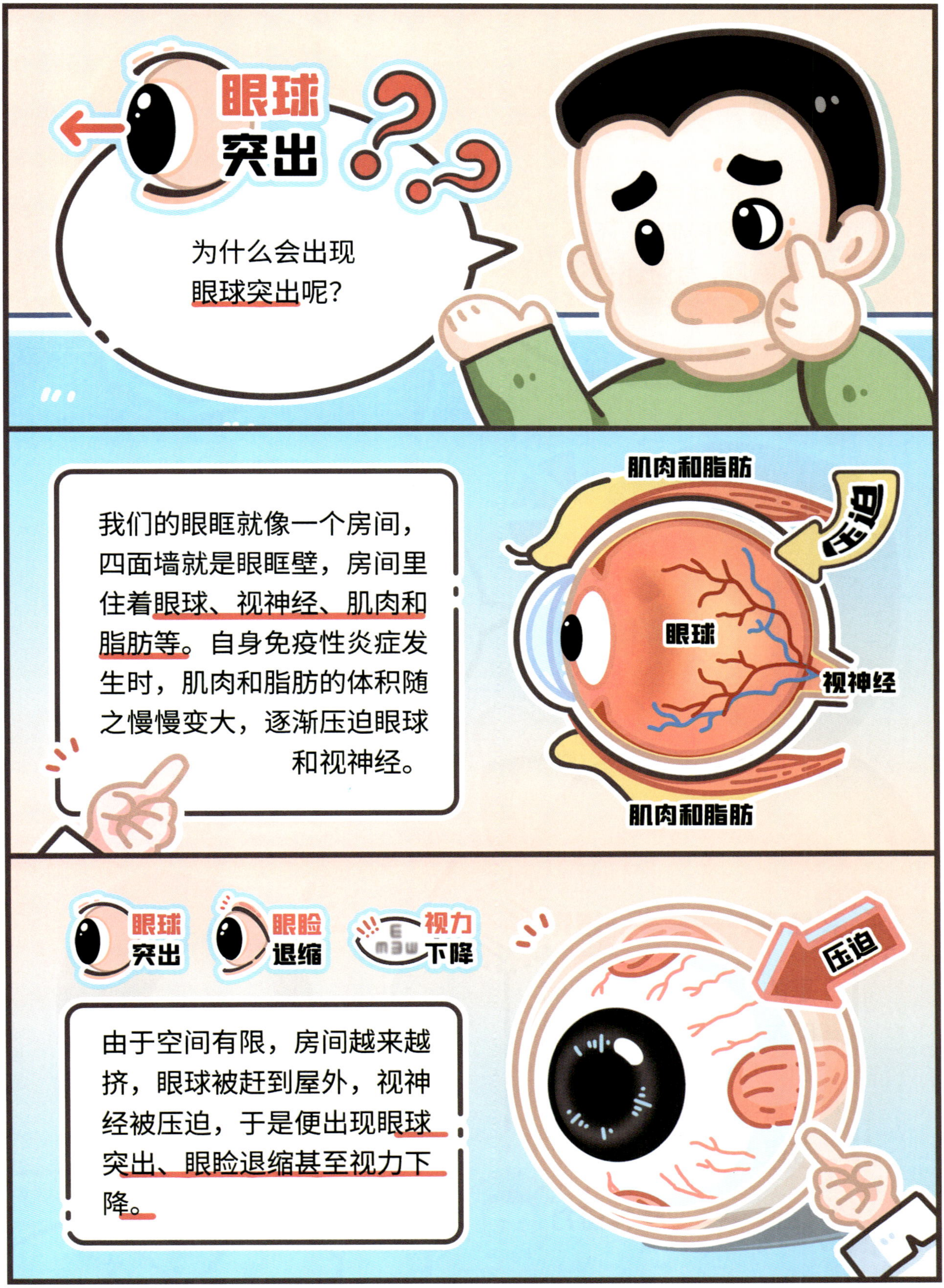

眼球
突出
为什么会出现
眼球突出呢？
肌肉和脂肪
压迫
眼球
视神经
肌肉和脂肪
我们的眼眶就像一个房间，四面墙就是眼眶壁，房间里住着眼球、视神经、肌肉和脂肪等。自身免疫性炎症发生时，肌肉和脂肪的体积随之慢慢变大，逐渐压迫眼球和视神经。
眼球突出
眼睑退缩
视力下降
压迫
由于空间有限，房间越来越挤，眼球被赶到屋外，视神经被压迫，于是便出现眼球突出、眼睑退缩甚至视力下降。

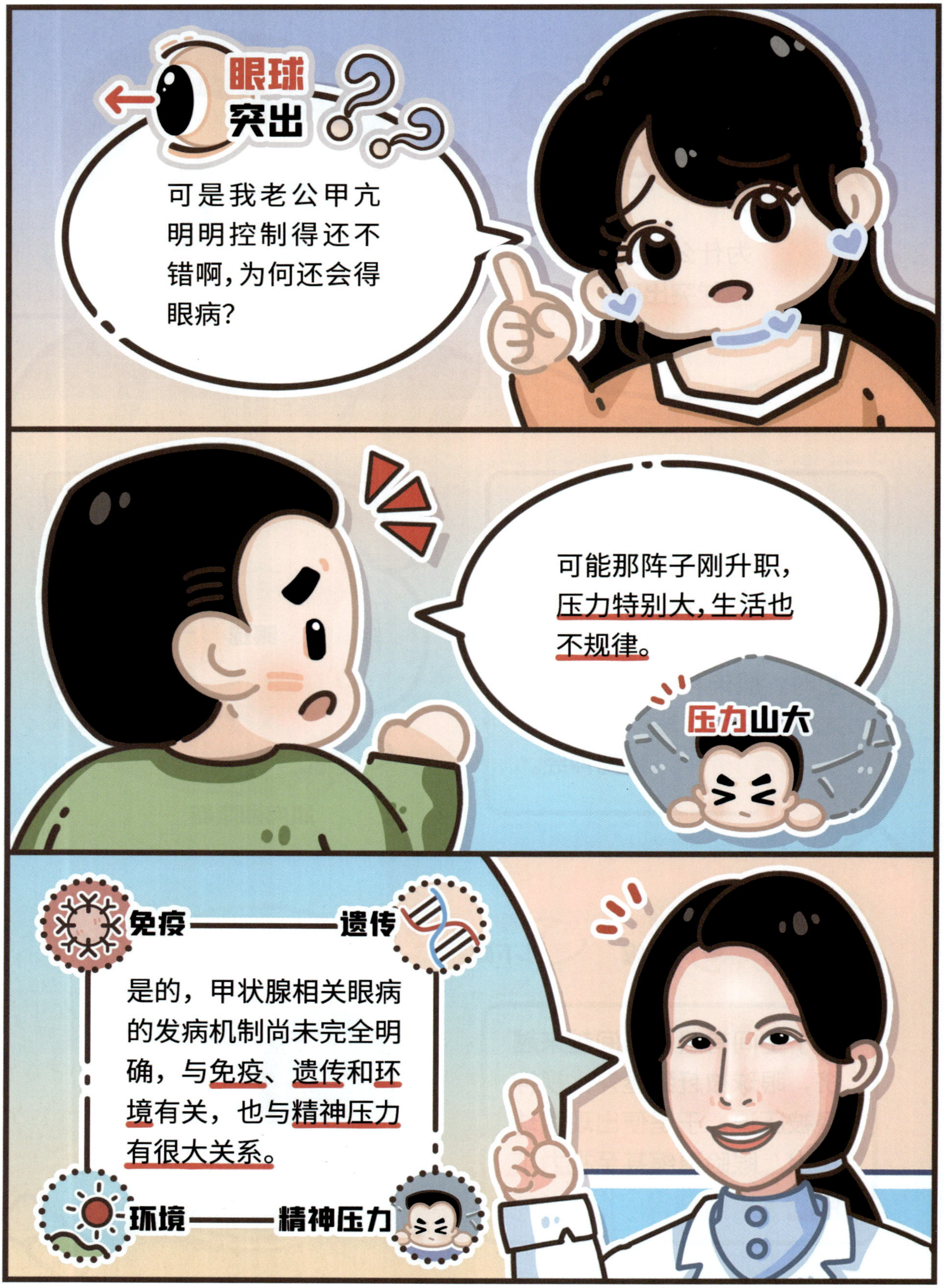
眼球
突出
可是我老公甲亢明明控制得还不错啊，为何还会得眼病？
可能那阵子刚升职，压力特别大，生活也不规律。
压力山大
免疫
遗传
是的，甲状腺相关眼病的发病机制尚未完全明确，与免疫、遗传和环境有关，也与精神压力有很大关系。
环境
精神压力

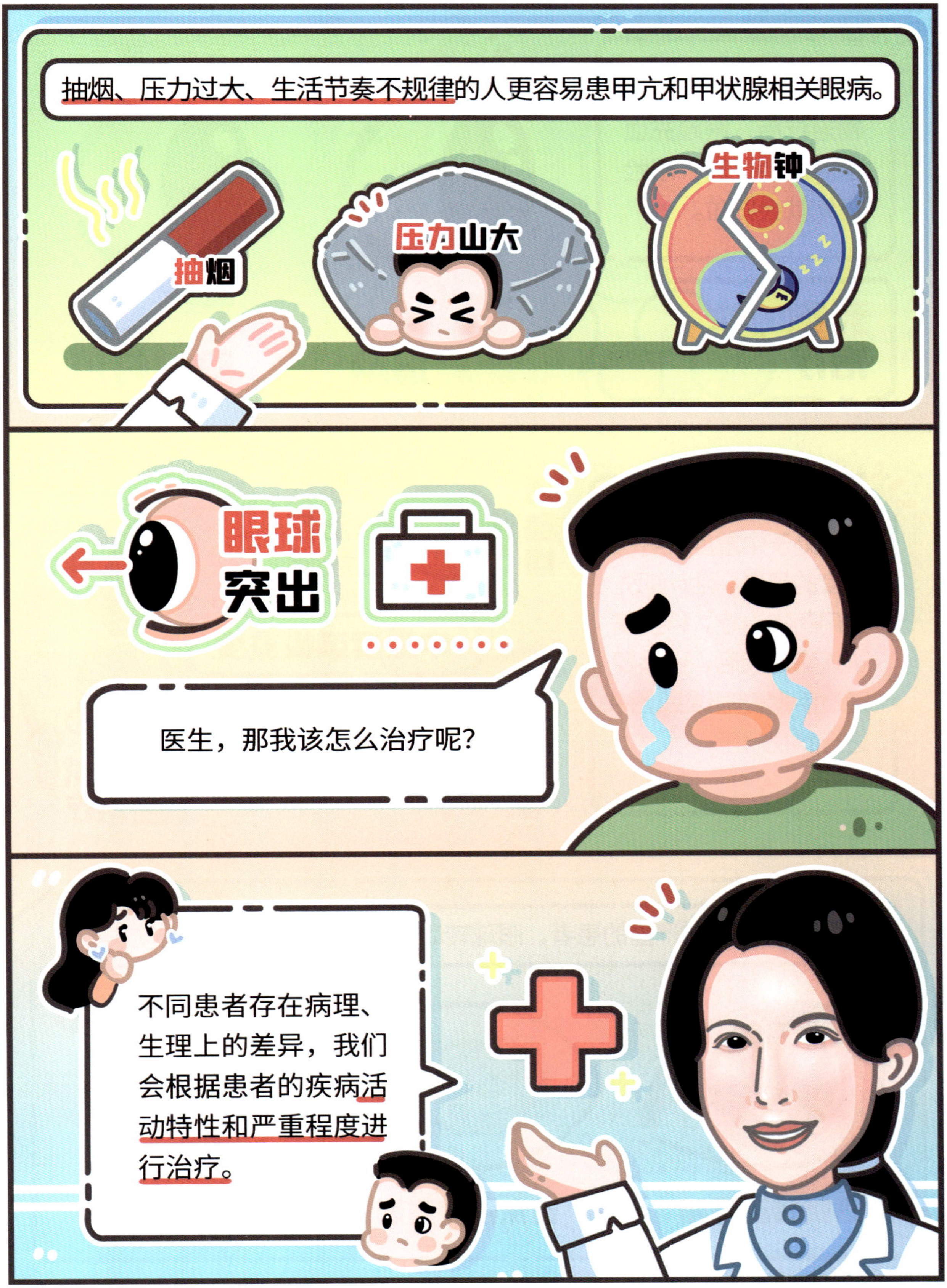
抽烟、压力过大、生活节奏不规律的人更容易患甲亢和甲状腺相关眼病。
抽烟
压力山大
生物钟
眼球突出
医生，那我该怎么治疗呢？
不同患者存在病理、生理上的差异，我们会根据患者的疾病活动特性和严重程度进行治疗。

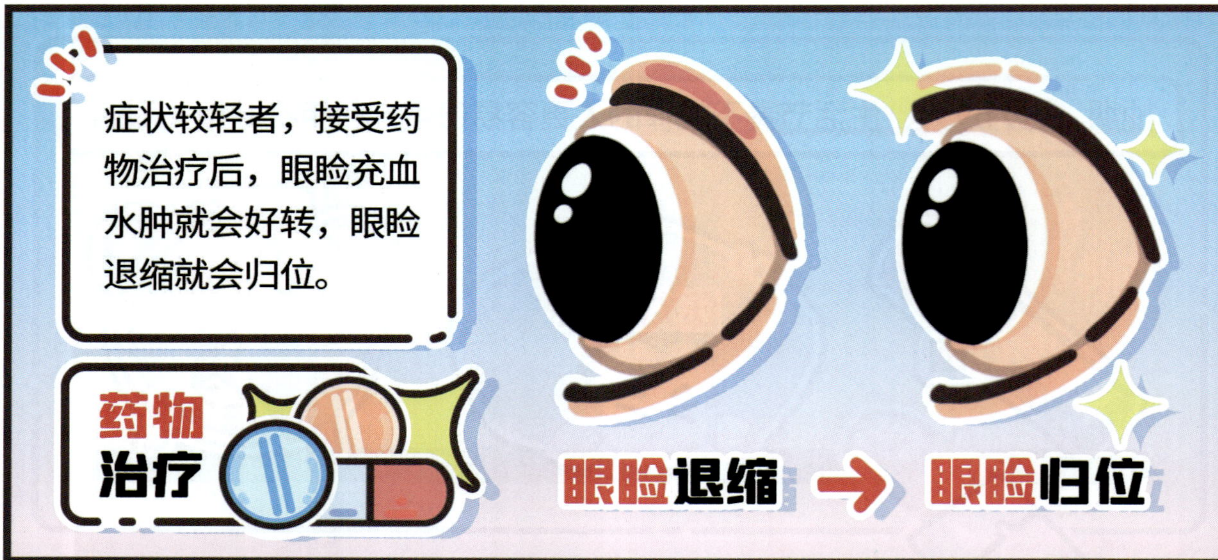
症状较轻者，接受药物治疗后，眼睑充血水肿就会好转，眼睑退缩就会归位。
药物治疗
眼睑退缩
眼睑归位

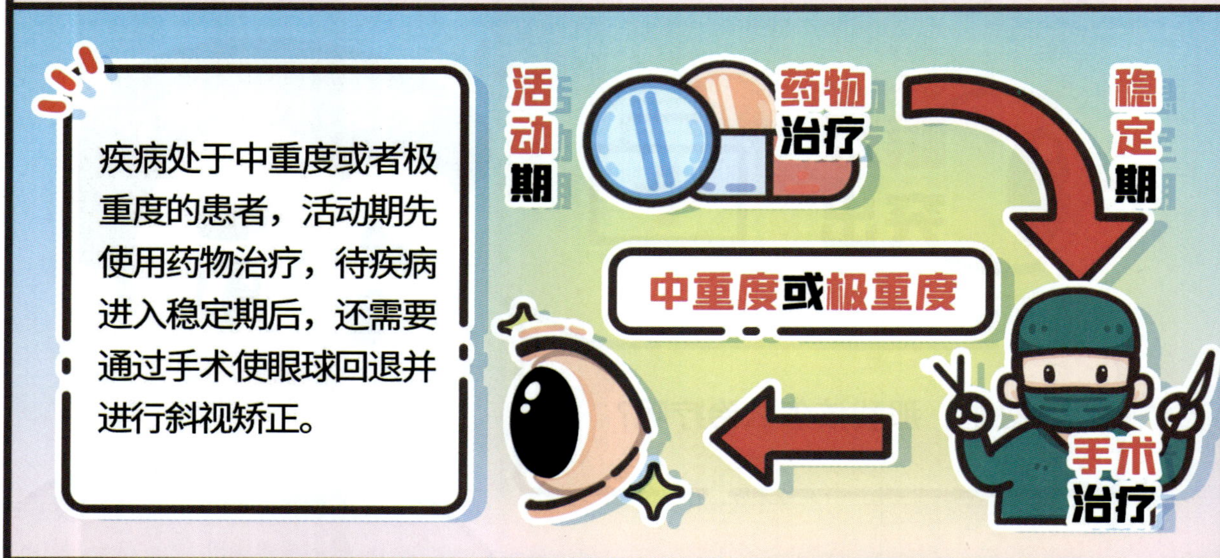
疾病处于中重度或者极重度的患者，活动期先使用药物治疗，待疾病进入稳定期后，还需要通过手术使眼球回退并进行斜视矫正。
活动期
药物治疗
稳定期
中重度或极重度
手术治疗

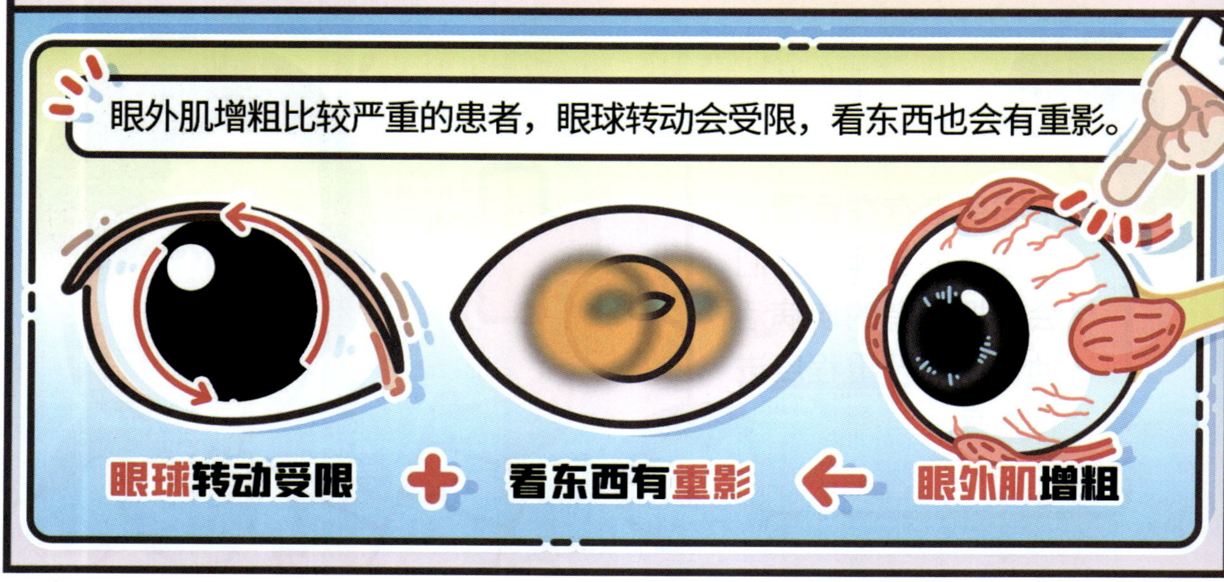
眼外肌增粗比较严重的患者，眼球转动会受限，看东西也会有重影。
眼球转动受限
看东西有重影
眼外肌增粗

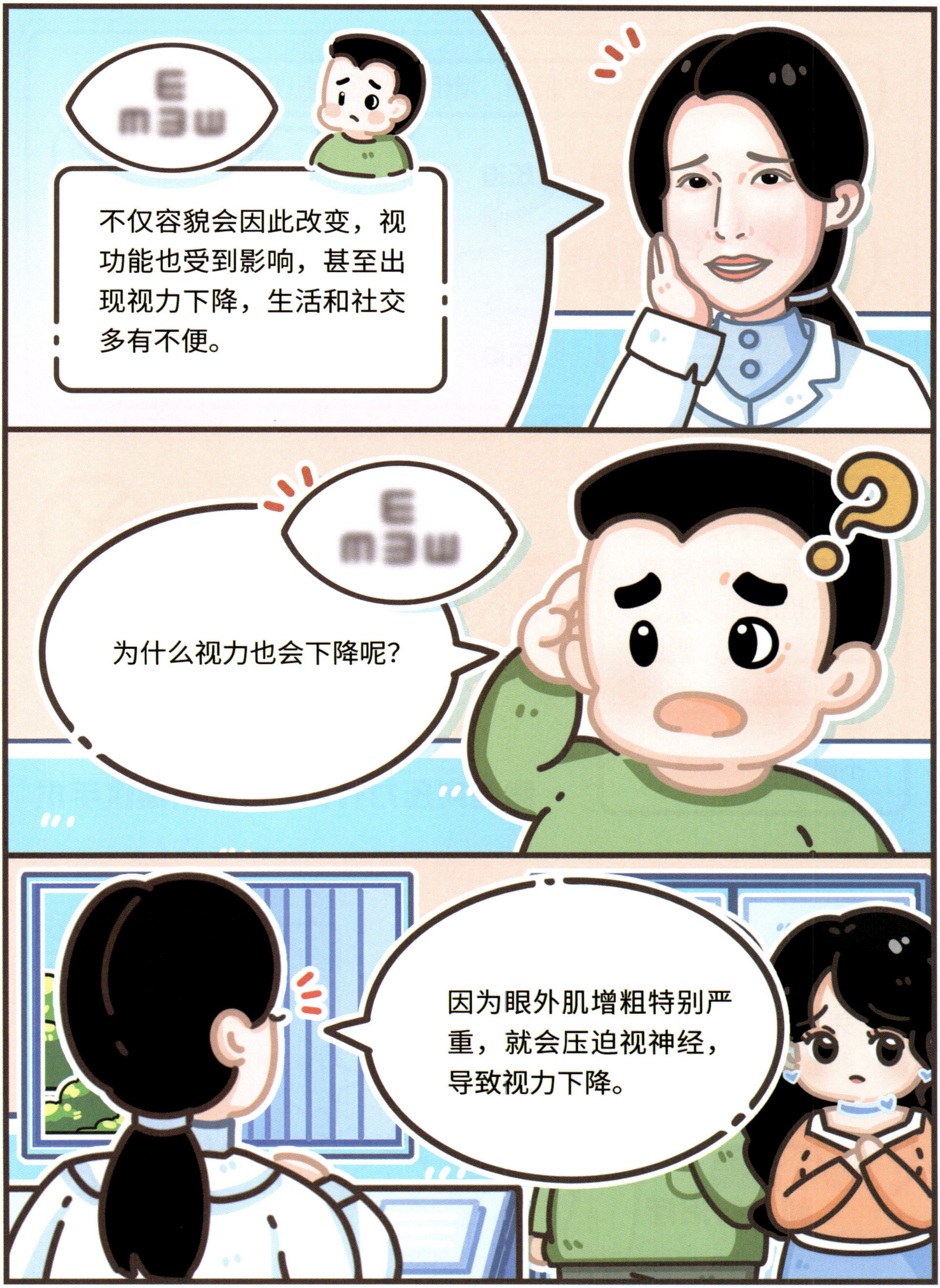
不仅容貌会因此改变，视功能也受到影响，甚至出现视力下降，生活和社交多有不便。
为什么视力也会下降呢?
因为眼外肌增粗特别严重，就会压迫视神经，导致视力下降。

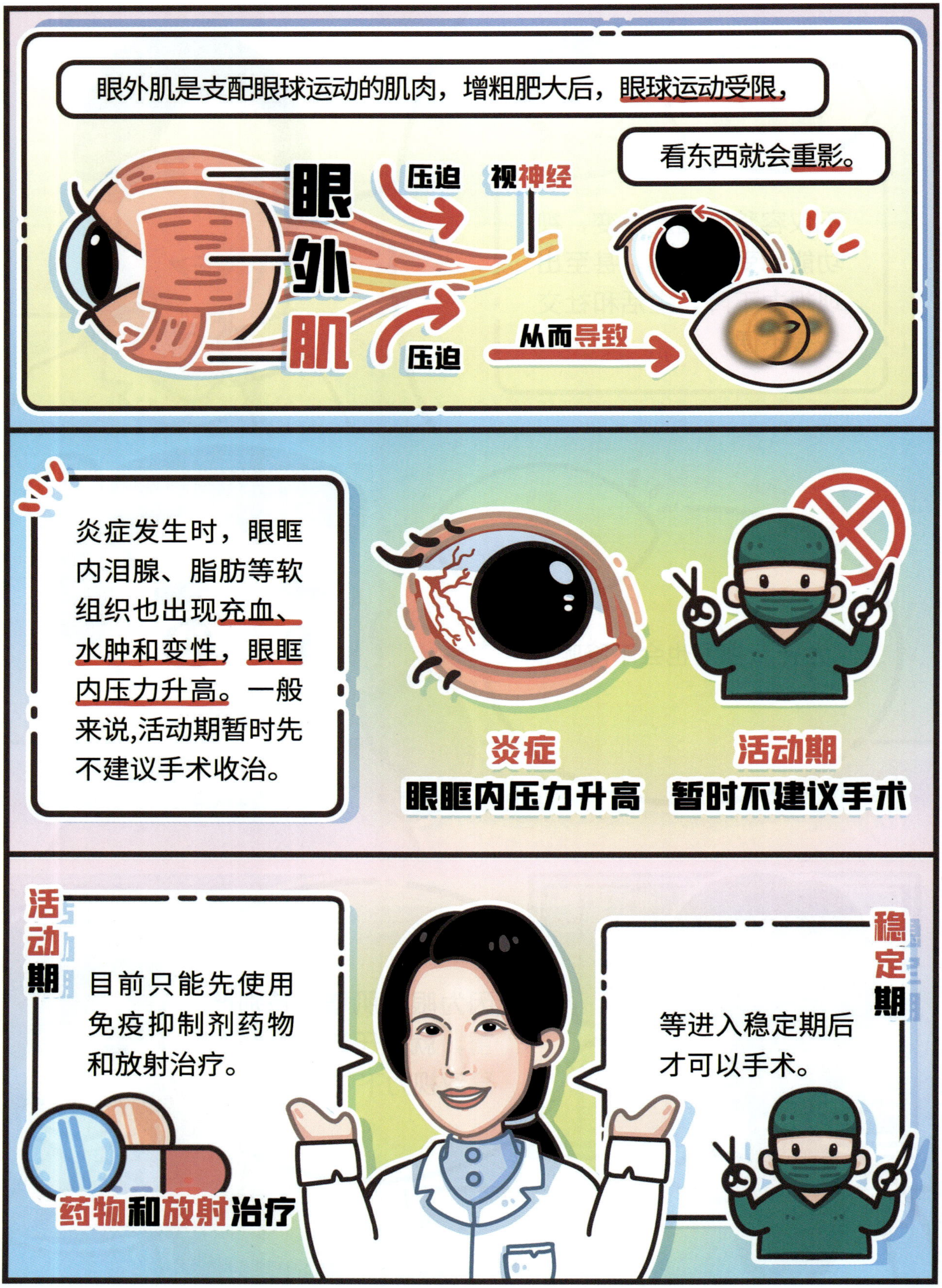

眼外肌是支配眼球运动的肌肉，增粗肥大后，眼球运动受限，
看东西就会重影。
眼外肌
压迫
视神经
压迫
从而导致
炎症发生时，眼眶内泪腺、脂肪等软组织也出现充血、水肿和变性，眼眶内压力升高。一般来说,活动期暂时先不建议手术收治。
炎症
眼眶内压力升高
活动期
暂时不建议手术
活动期
目前只能先使用免疫抑制剂药物和放射治疗。
药物和放射治疗
稳定期
等进入稳定期后才可以手术。

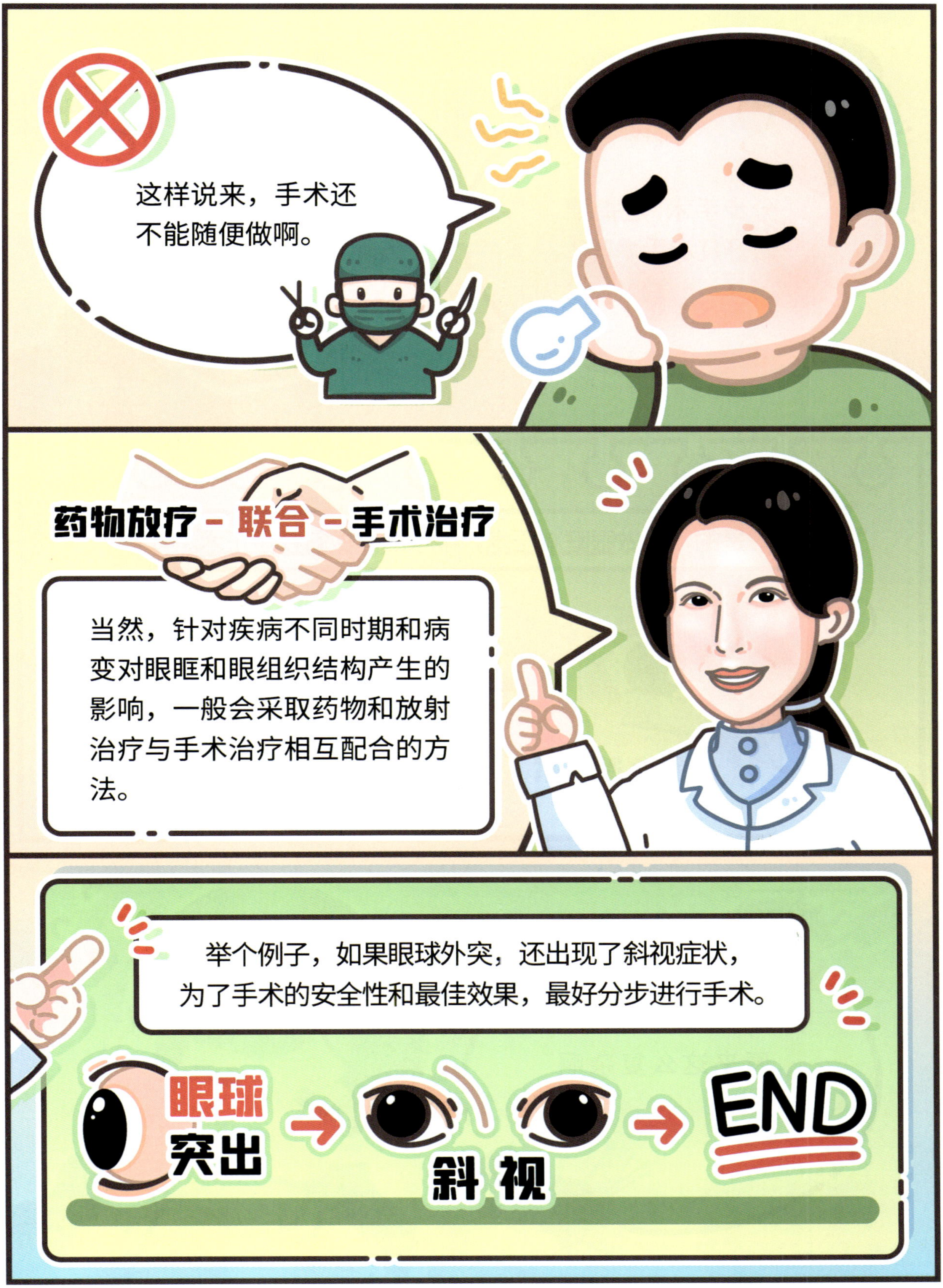
这样说来，手术还
不能随便做啊。
药物放疗 - 联合 - 手术治疗
当然，针对疾病不同时期和病
变对眼眶和眼组织结构产生的
影响，一般会采取药物和放射
治疗与手术治疗相互配合的方
法。
举个例子，如果眼球外突，还出现了斜视症状，
为了手术的安全性和最佳效果，最好分步进行手术。
眼球
突出
斜视
END

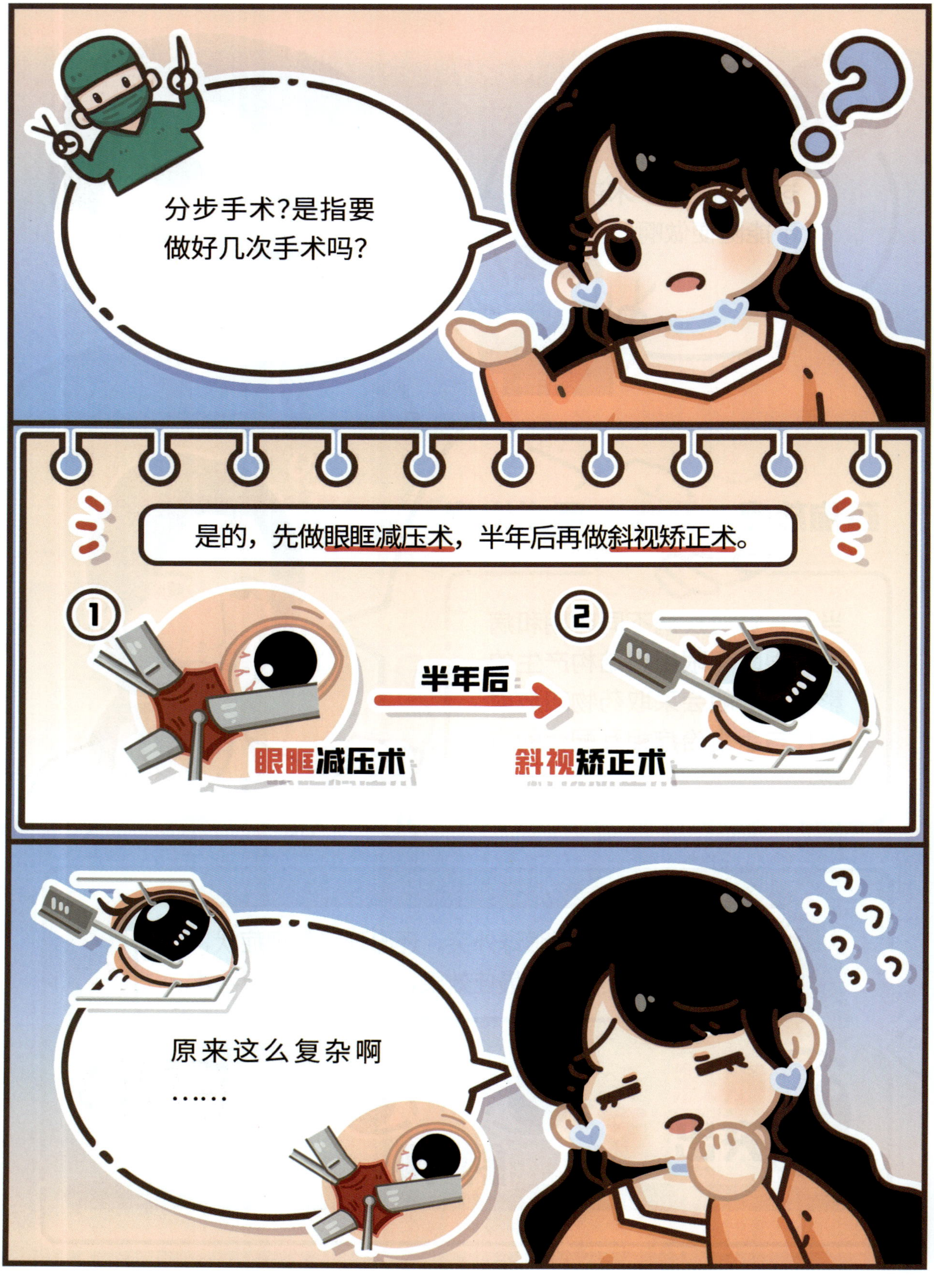
分步手术？是指要
做好几次手术吗？
是的，先做眼眶减压术，半年后再做斜视矫正术。
①
眼眶减压术
半年后
②
斜视矫正术
原来这么复杂啊
……

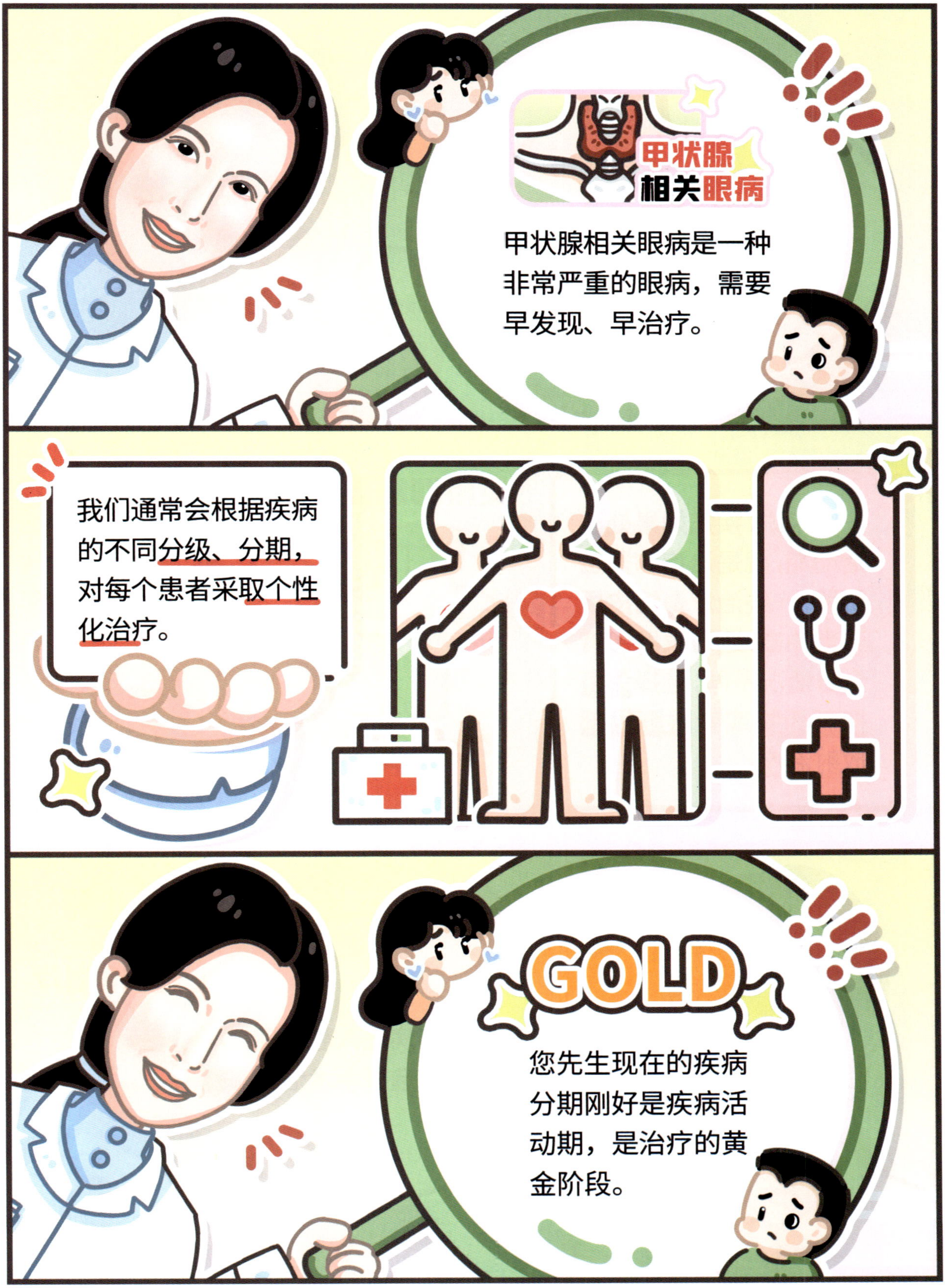
甲状腺
相关眼病
甲状腺相关眼病是一种非常严重的眼病，需要早发现、早治疗。
我们通常会根据疾病的不同分级、分期，对每个患者采取个性化治疗。
GOLD
您先生现在的疾病分期刚好是疾病活动期，是治疗的黄金阶段。

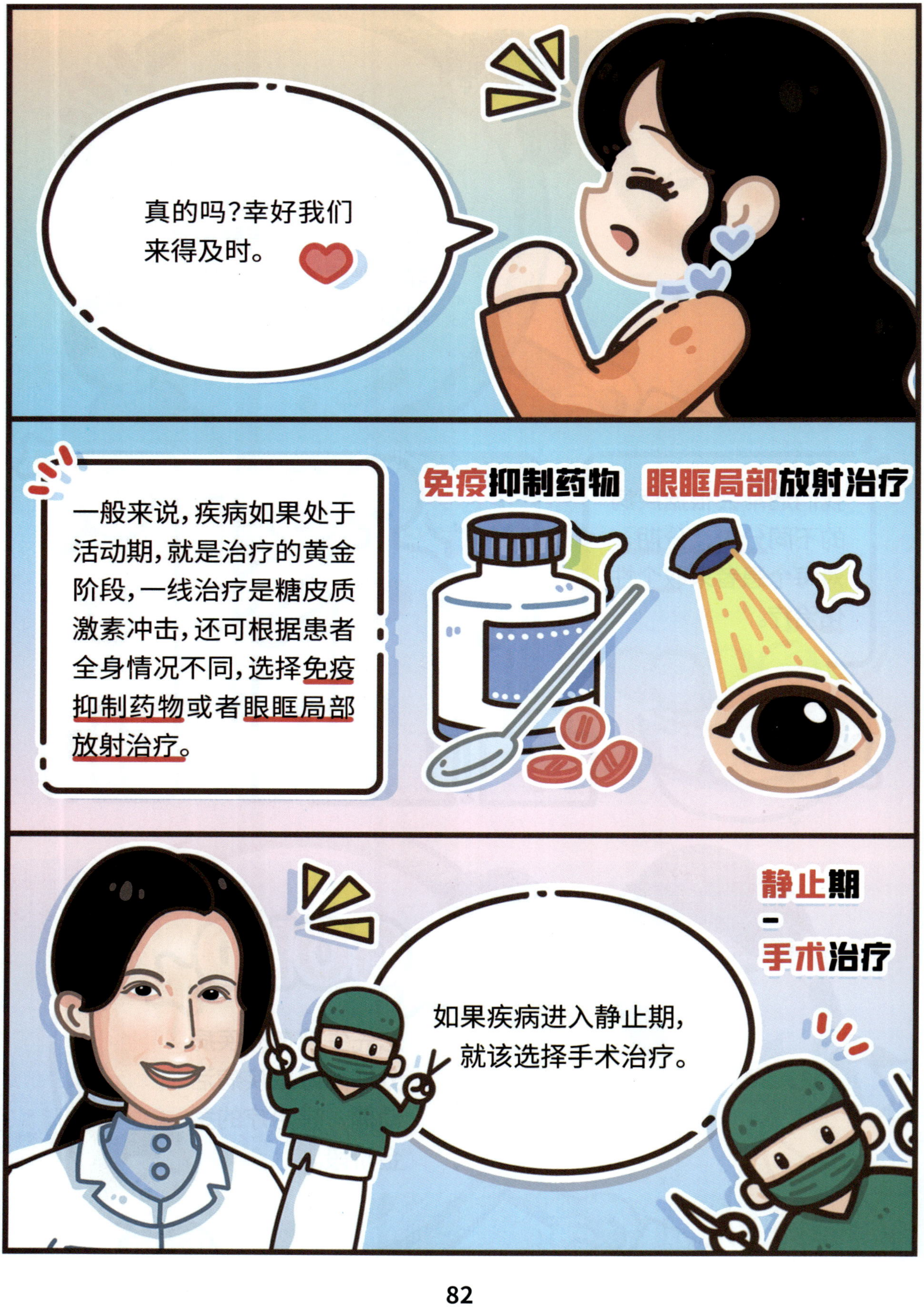
真的吗？幸好我们来得及时。
一般来说，疾病如果处于活动期，就是治疗的黄金阶段，一线治疗是糖皮质激素冲击，还可根据患者全身情况不同，选择免疫抑制药物或者眼眶局部放射治疗。
免疫抑制药物
眼眶局部放射治疗
静止期
-
手术治疗
如果疾病进入静止期，就该选择手术治疗。

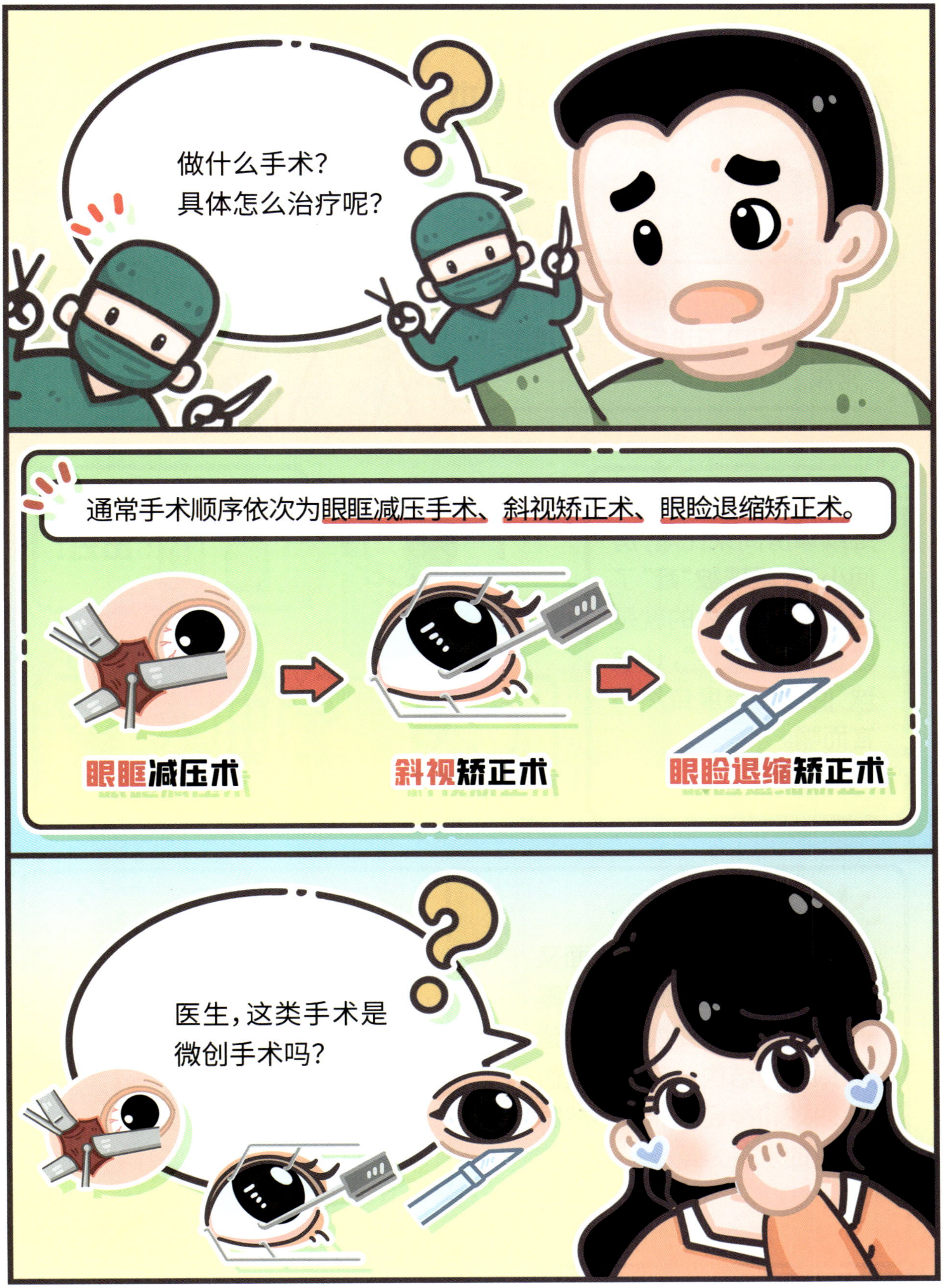
做什么手术？
具体怎么治疗呢？
通常手术顺序依次为眼眶减压手术、斜视矫正术、眼睑退缩矫正术。
眼眶减压术
斜视矫正术
眼睑退缩矫正术
医生，这类手术是
微创手术吗？

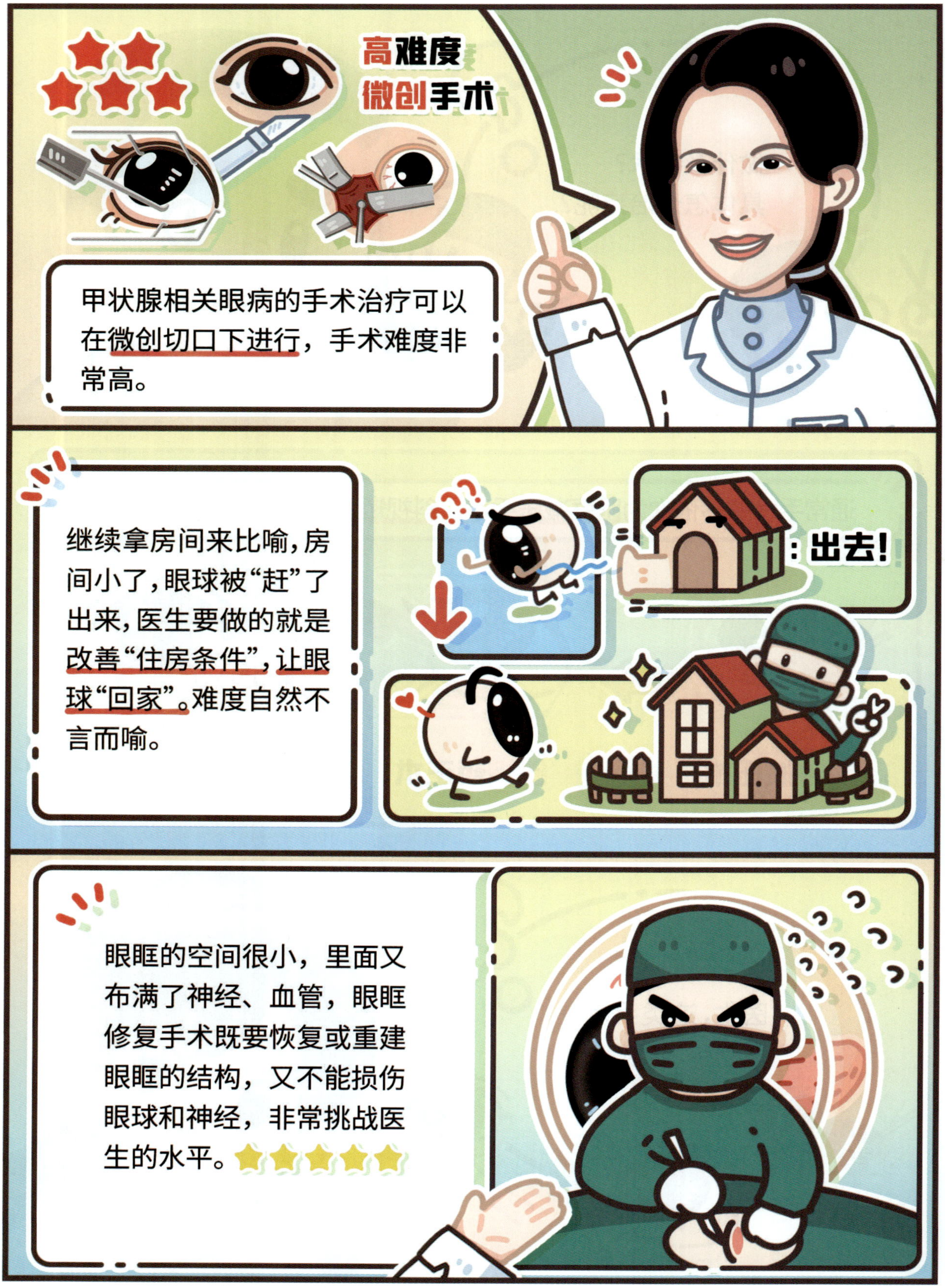
高难度
微创手术
甲状腺相关眼病的手术治疗可以在微创切口下进行，手术难度非常高。
继续拿房间来比喻，房间小了，眼球被“赶”了出来，医生要做的就是改善“住房条件”，让眼球“回家”。难度自然不言而喻。
：出去！
眼眶的空间很小，里面又布满了神经、血管，眼眶修复手术既要恢复或重建眼眶的结构，又不能损伤眼球和神经，非常挑战医生的水平。

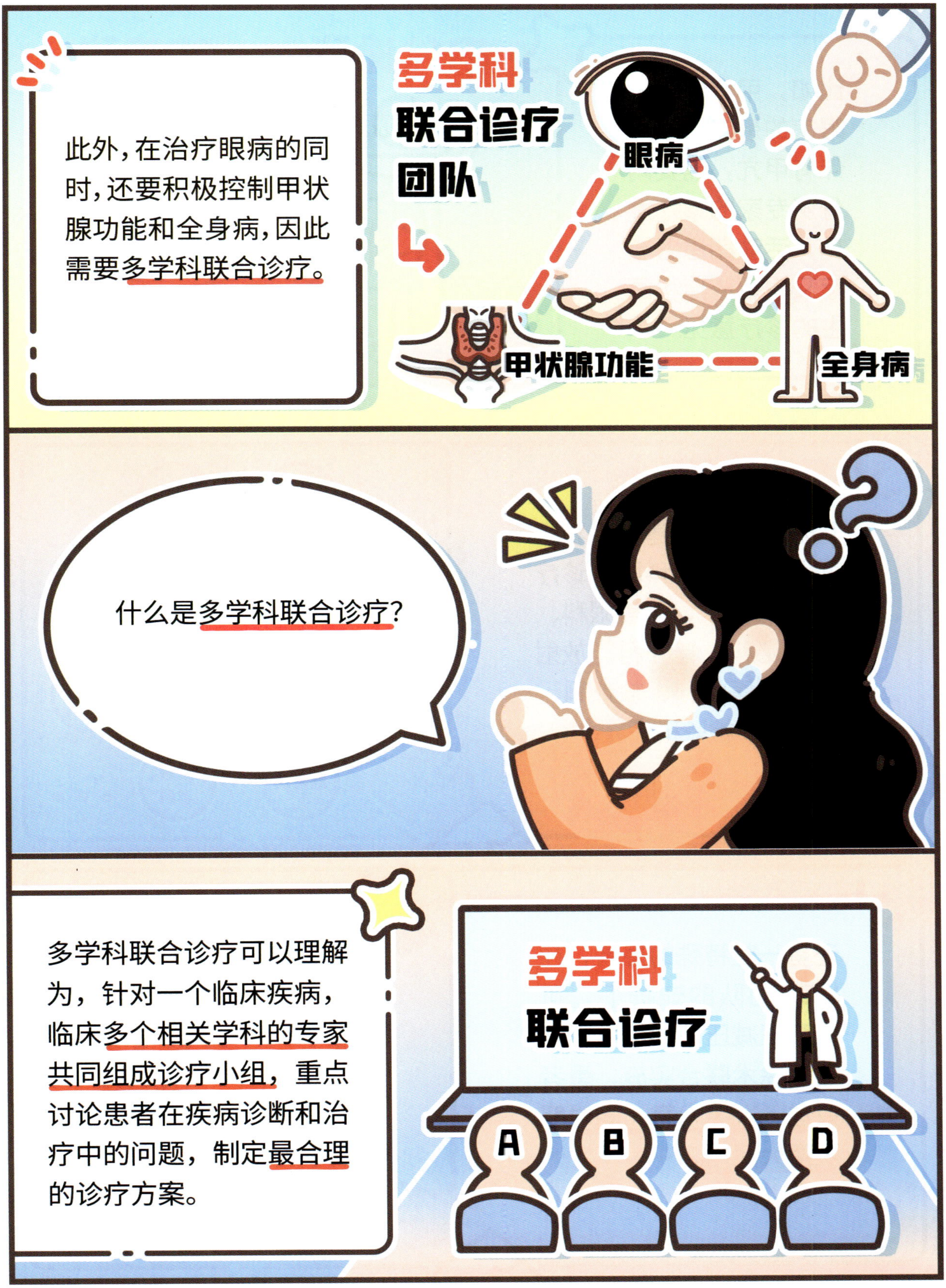
此外，在治疗眼病的同时，还要积极控制甲状腺功能和全身病，因此需要多学科联合诊疗。
多学科
联合诊疗
团队
眼病
甲状腺功能
全身病
什么是多学科联合诊疗？
多学科联合诊疗可以理解为，针对一个临床疾病，临床多个相关学科的专家共同组成诊疗小组，重点讨论患者在疾病诊断和治疗中的问题，制定最合理的诊疗方案。
多学科
联合诊疗
A
B
C
D

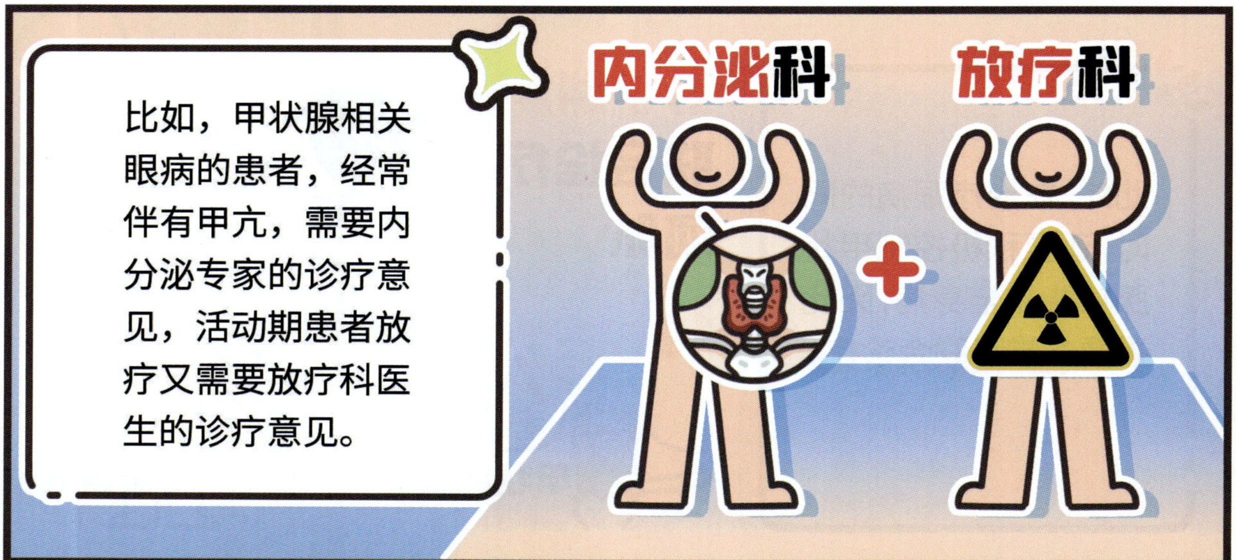
比如，甲状腺相关眼病的患者，经常伴有甲亢，需要内分泌专家的诊疗意见，活动期患者放疗又需要放疗科医生的诊疗意见。
内分泌科
放疗科

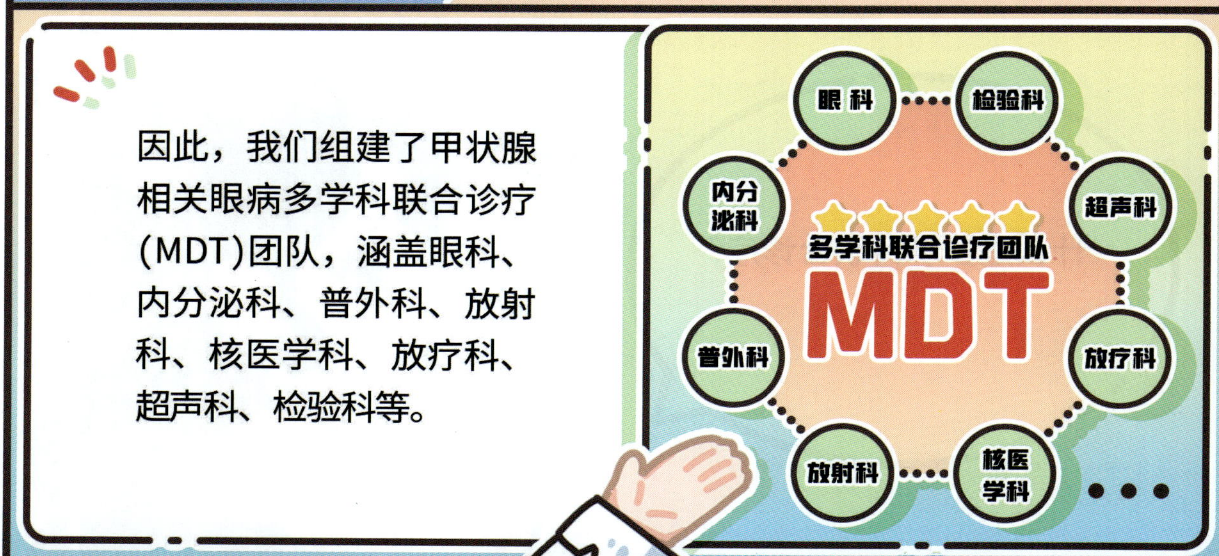
因此，我们组建了甲状腺相关眼病多学科联合诊疗(MDT)团队，涵盖眼科、内分泌科、普外科、放射科、核医学科、放疗科、超声科、检验科等。
眼科
检验科
内分泌科
超声科
多学科联合诊疗团队
MDT
普外科
放疗科
放射科
核医学科
…

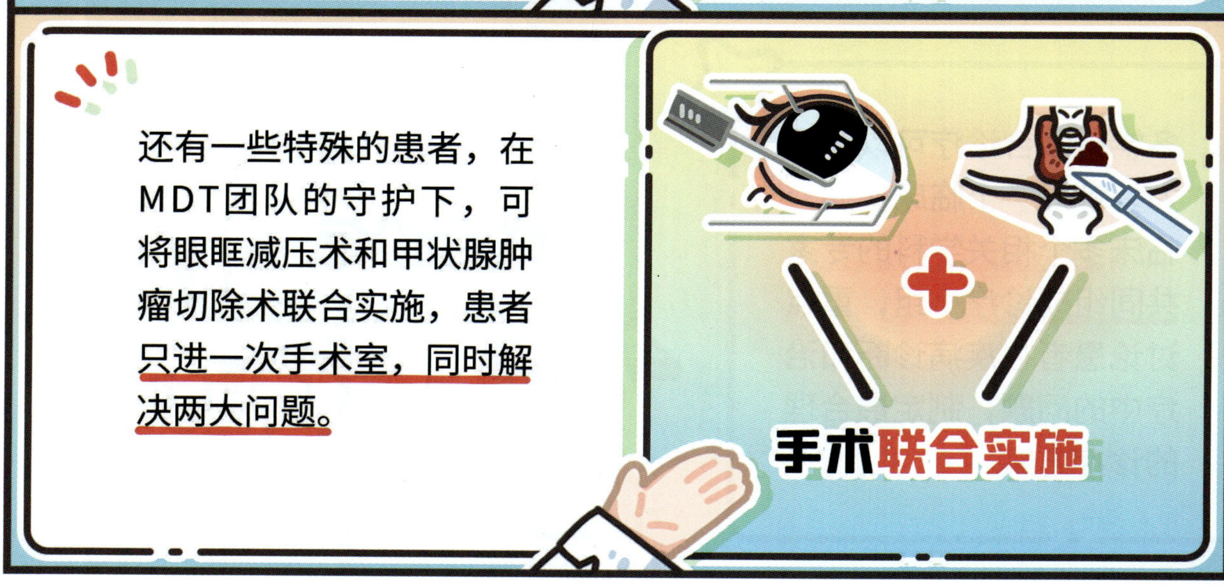
还有一些特殊的患者，在MDT团队的守护下，可将眼眶减压术和甲状腺肿瘤切除术联合实施，患者只进一次手术室，同时解决两大问题。
手术联合实施

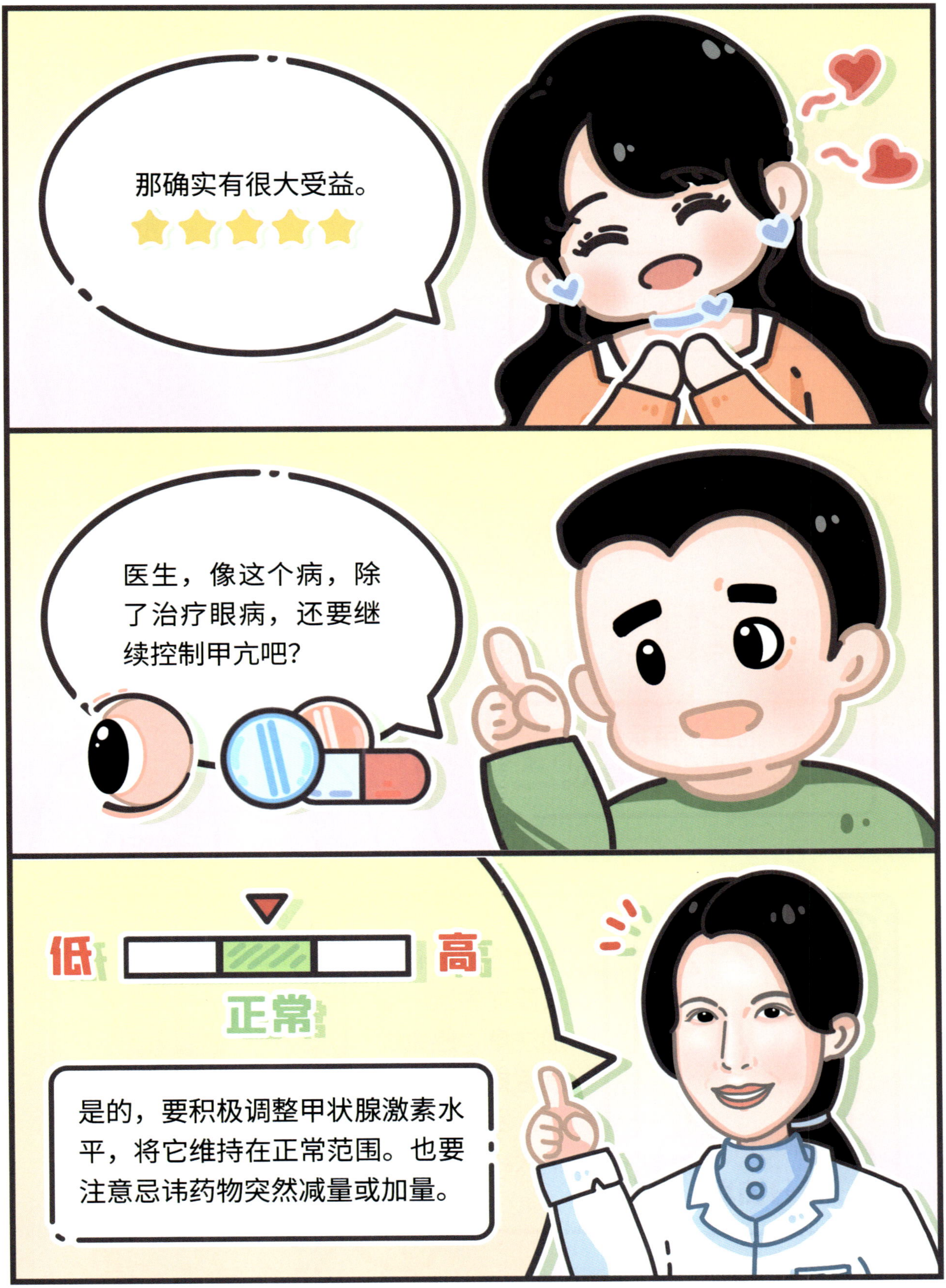
那确实有很大受益。
医生，像这个病，除了治疗眼病，还要继续控制甲亢吧？
低
高
正常
是的，要积极调整甲状腺激素水平，将它维持在正常范围。也要注意忌讳药物突然减量或加量。

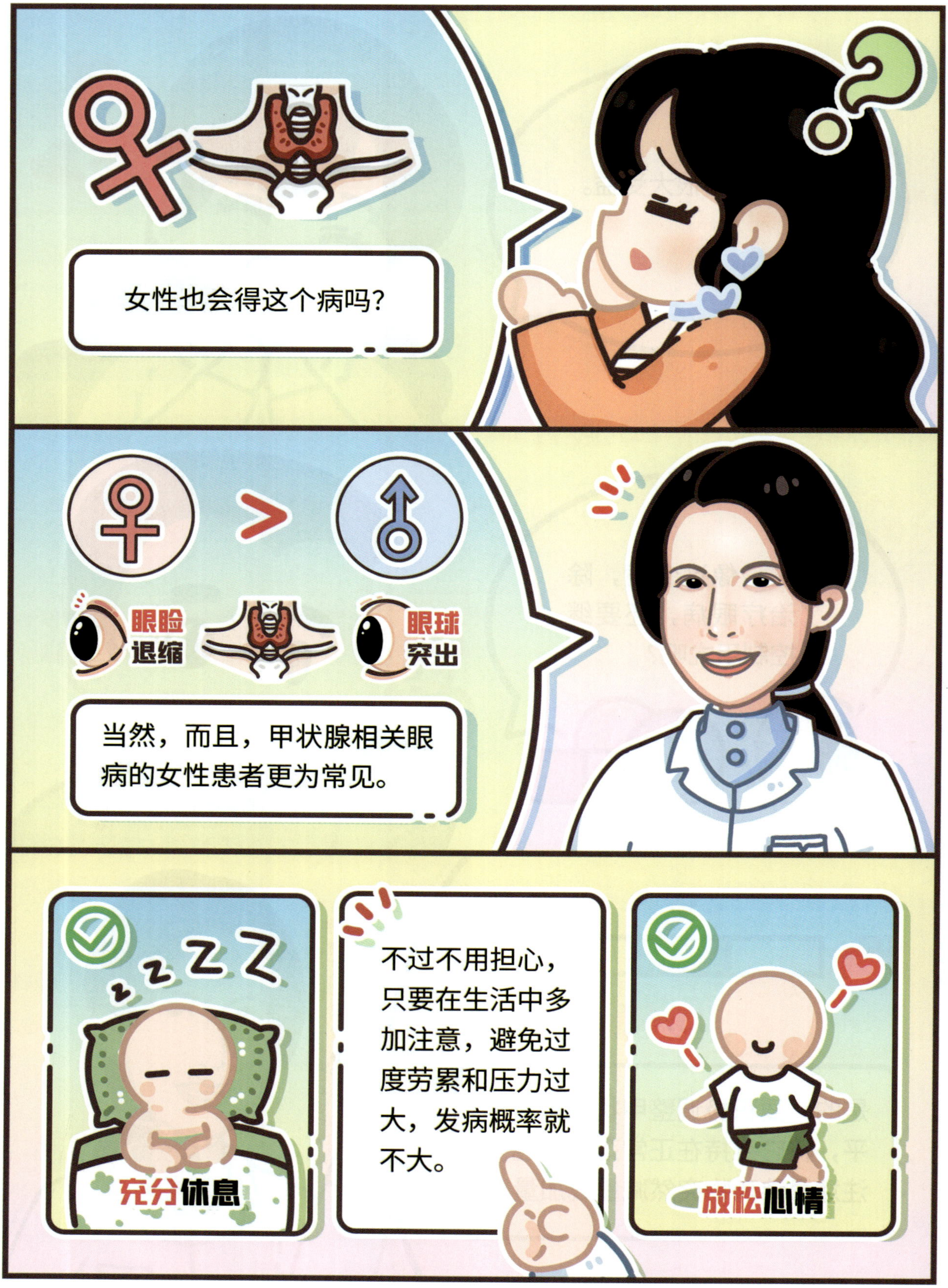
女性也会得这个病吗？
眼睑
退缩
眼球
突出
当然，而且，甲状腺相关眼病的女性患者更为常见。
充分休息
不过不用担心，只要在生活中多加注意，避免过度劳累和压力过大，发病概率就不大。
放松心情

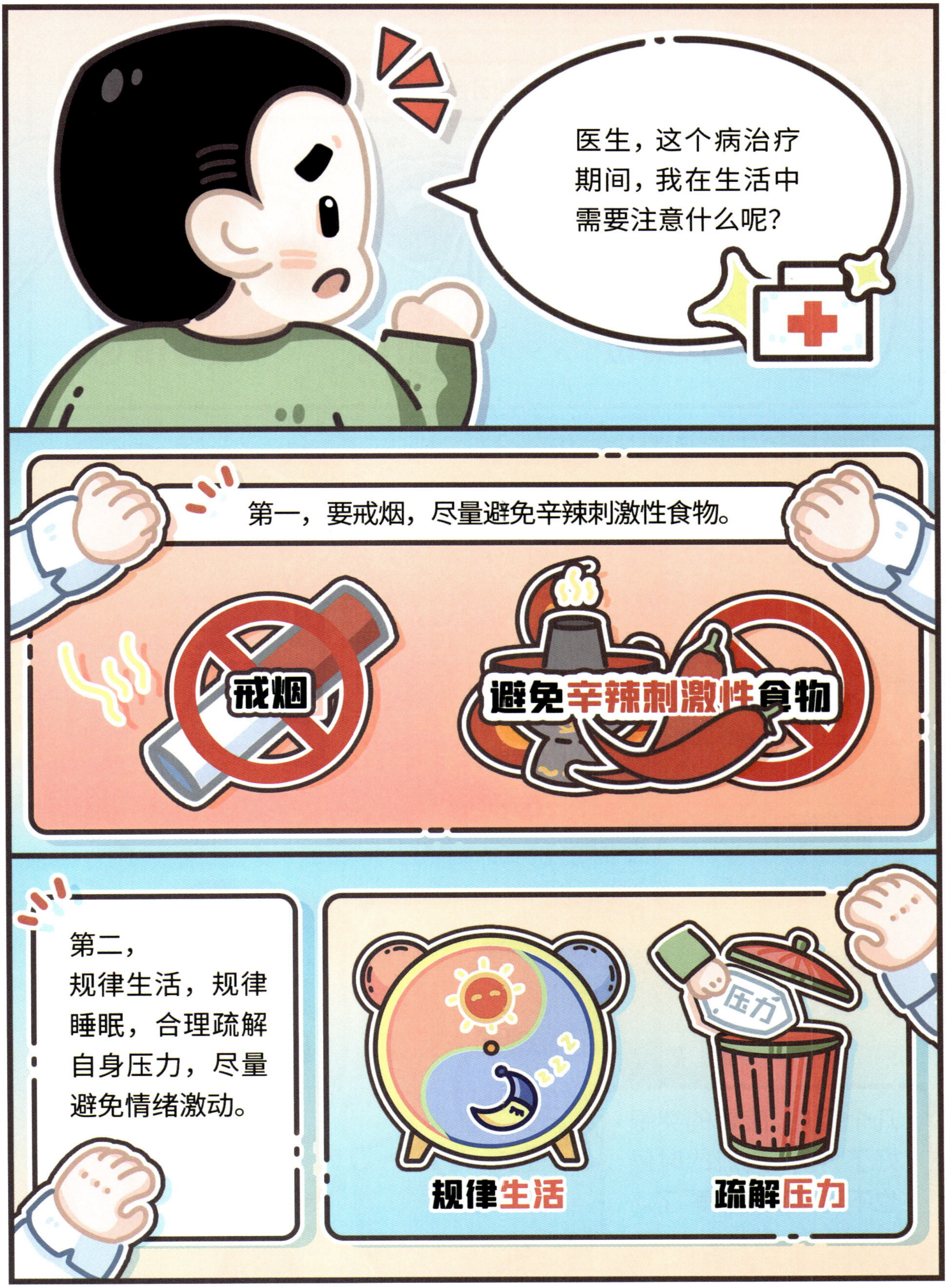

医生，这个病治疗期间，我在生活中需要注意什么呢？
第一，要戒烟，尽量避免辛辣刺激性食物。
戒烟
避免辛辣刺激性食物
第二，规律生活，规律睡眠，合理疏解自身压力，尽量避免情绪激动。
压力
规律生活
疏解压力

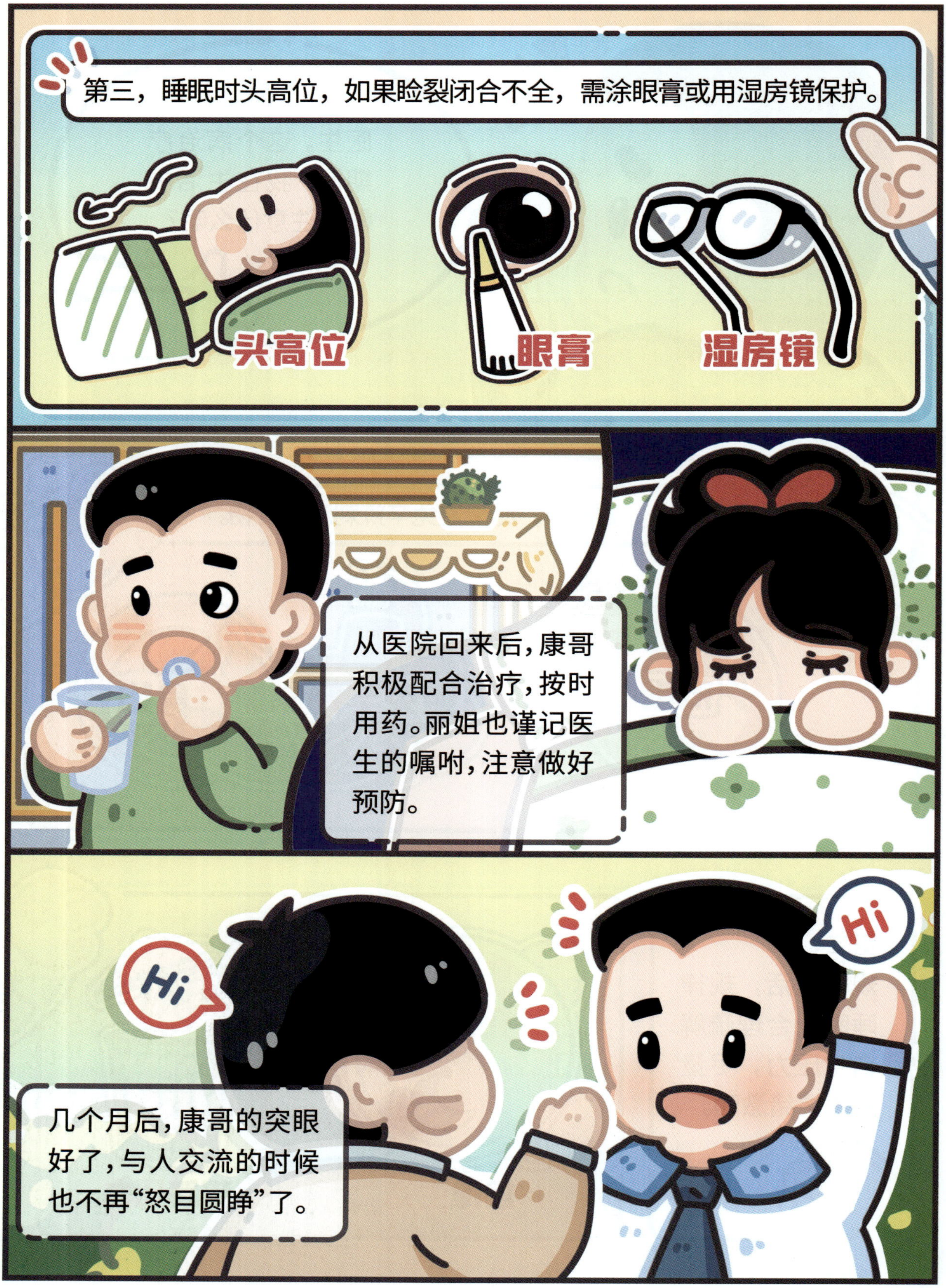
第三，睡眠时头高位，如果睑裂闭合不全，需涂眼膏或用湿房镜保护。
头高位
眼膏
湿房镜
从医院回来后，康哥积极配合治疗，按时用药。丽姐也谨记医生的嘱咐，注意做好预防。
Hi
Hi
几个月后，康哥的突眼好了，与人交流的时候也不再“怒目圆睁”了。

中老年：

抬手就痛，未必是肩周炎

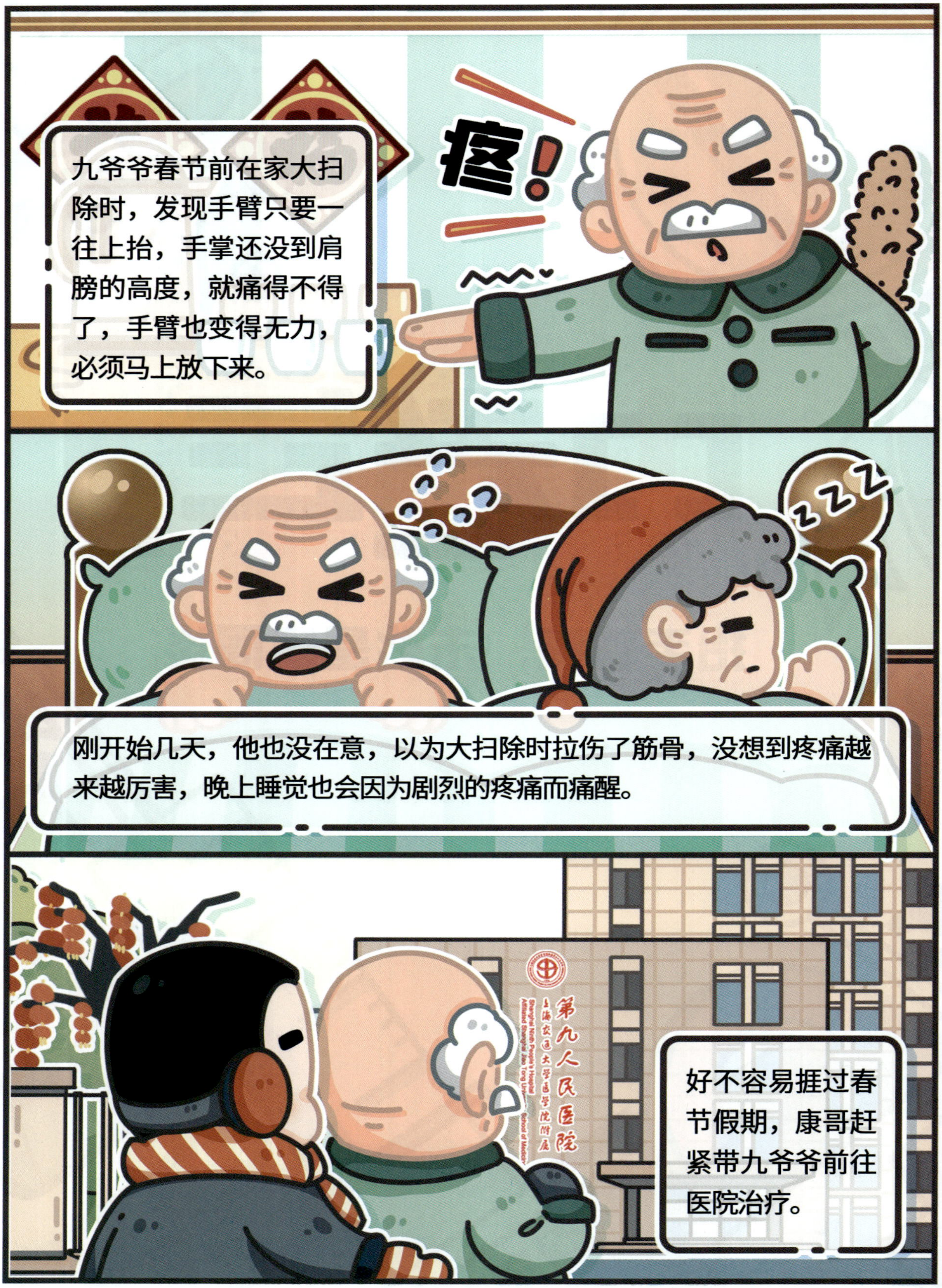
九爷爷春节前在家大扫除时，发现手臂只要一往上抬，手掌还没到肩膀的高度，就痛得不得了，手臂也变得无力，必须马上放下来。
疼！
刚开始几天，他也没在意，以为大扫除时拉伤了筋骨，没想到疼痛越来越厉害，晚上睡觉也会因为剧烈的疼痛而痛醒。
ZZZ
第九人民医院
上海交通大学医学院附属
好不容易捱过春节假期，康哥赶紧带九爷爷前往医院治疗。

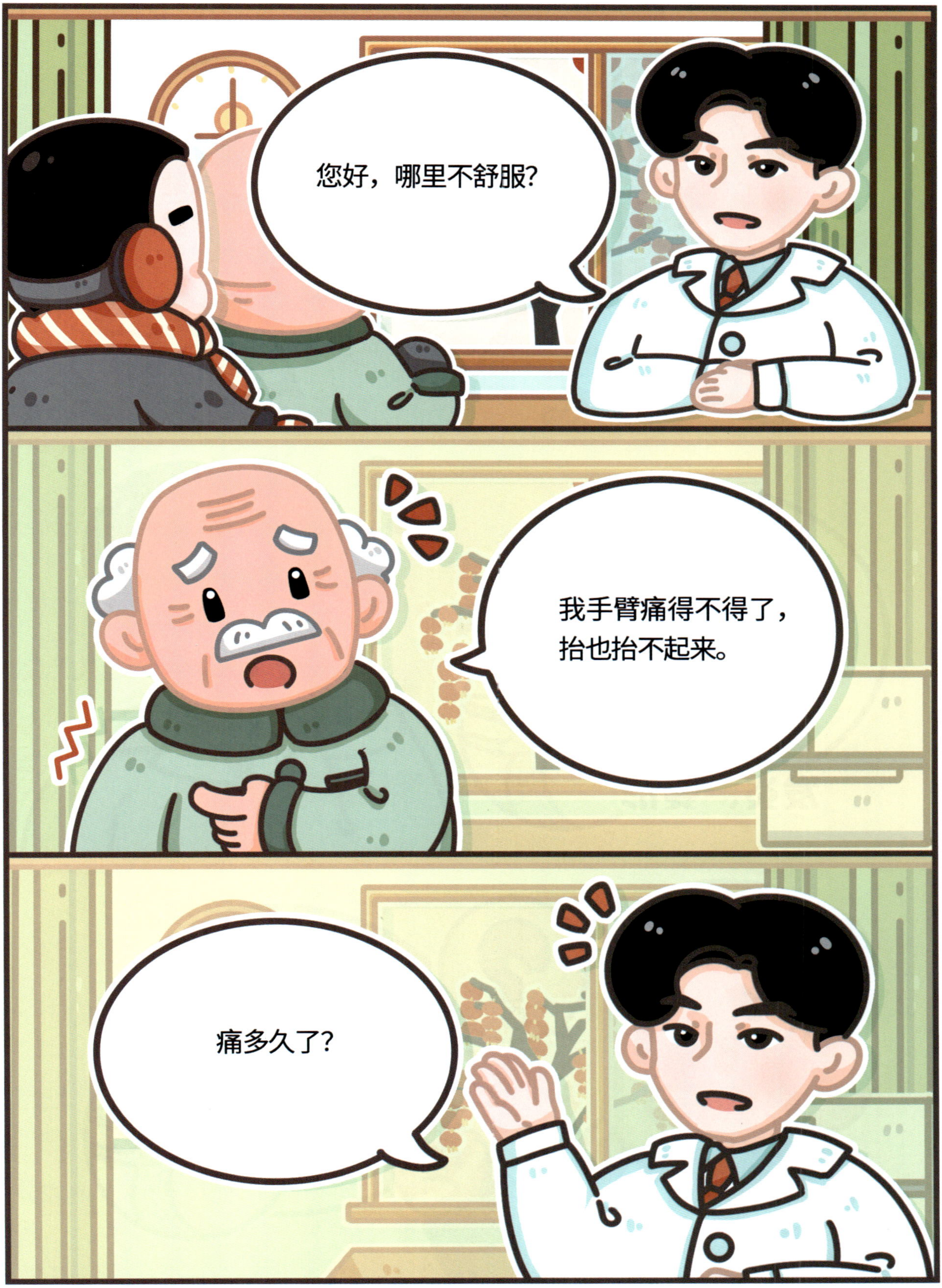
您好，哪里不舒服?
我手臂痛得不得了，
抬也抬不起来。
痛多久了?

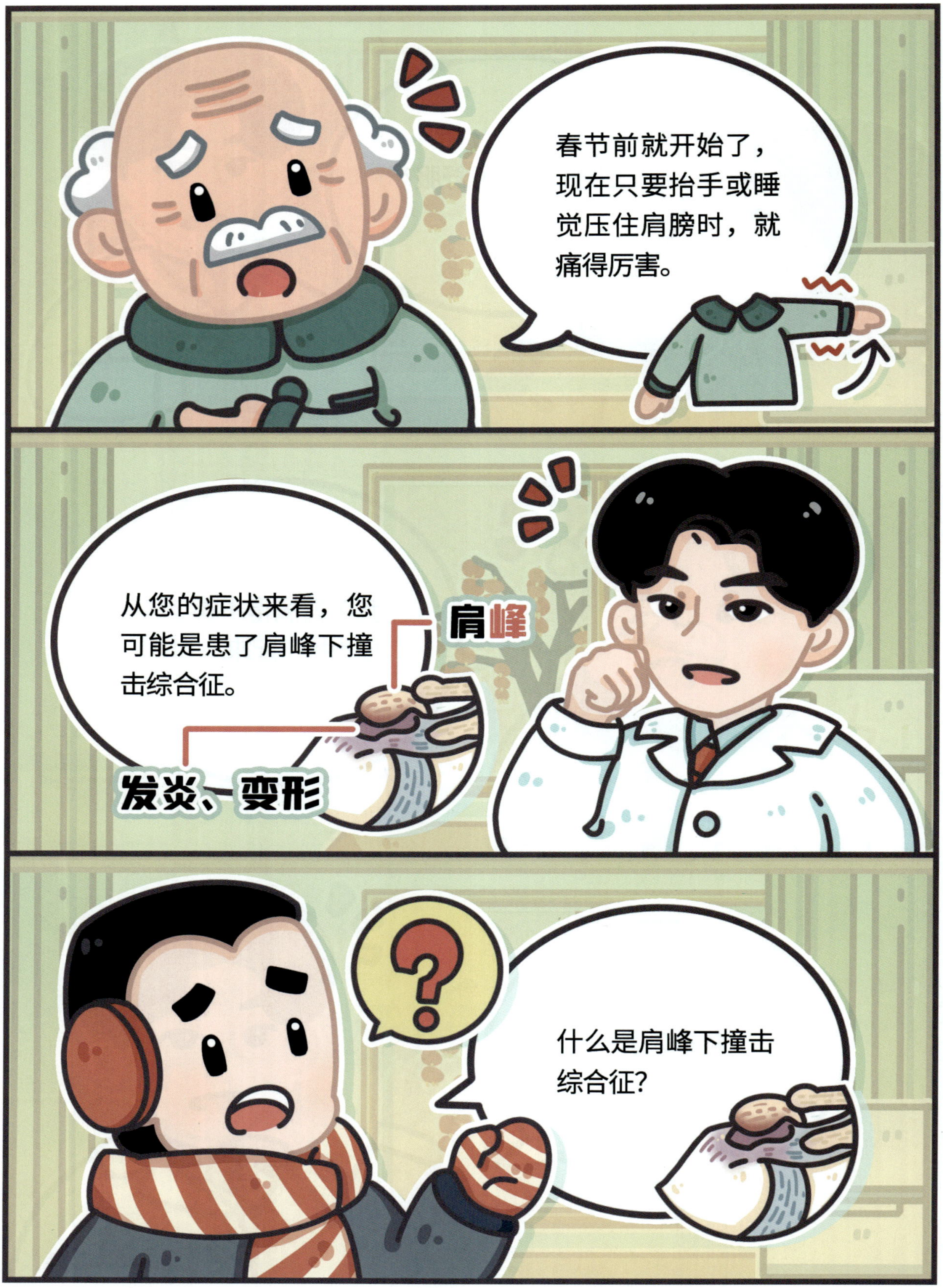
春节前就开始了，现在只要抬手或睡觉压住肩膀时，就痛得厉害。
从您的症状来看，您可能是患了肩峰下撞击综合征。
肩峰
发炎、变形
什么是肩峰下撞击综合征?

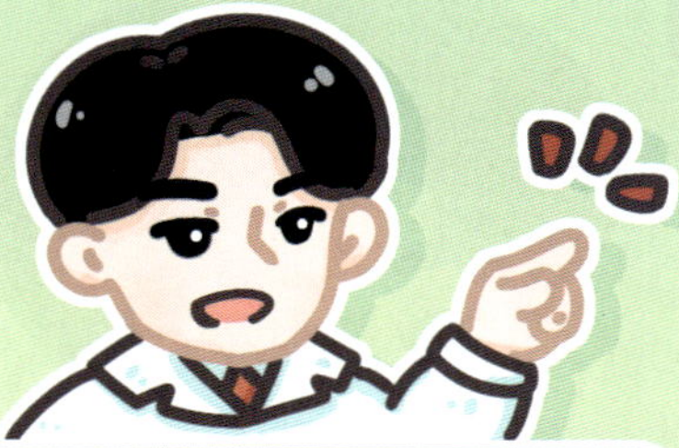

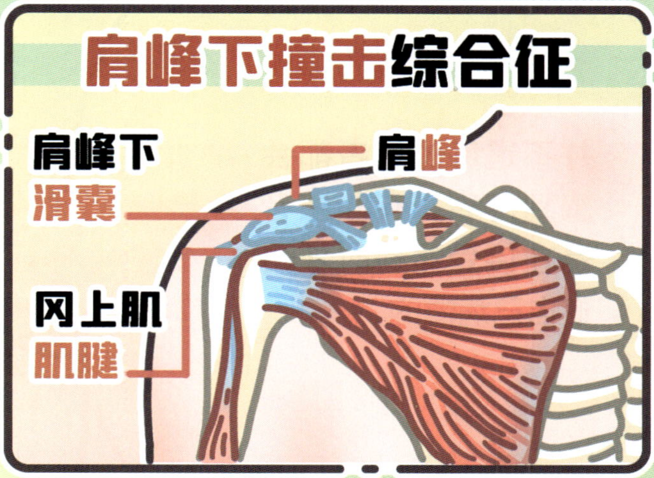

肩峰下撞击综合征是一种肩部高发疾病，也叫肩关节撞击综合征。

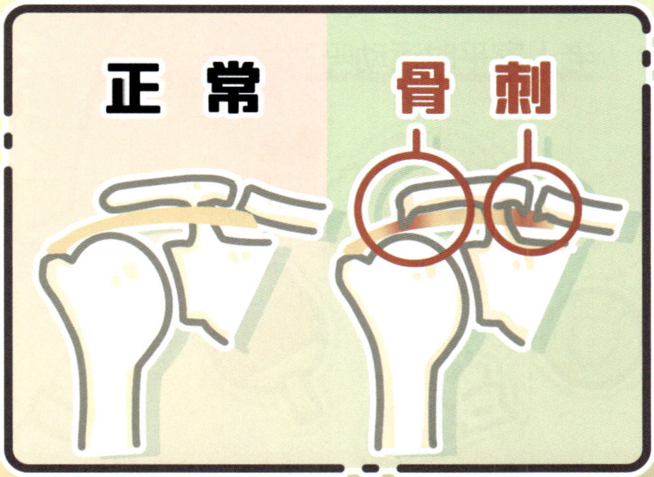

很多中老年人的肩峰前下方长出骨刺，或长期过度使用肩关节，都有可能导致肩峰下撞击综合征。

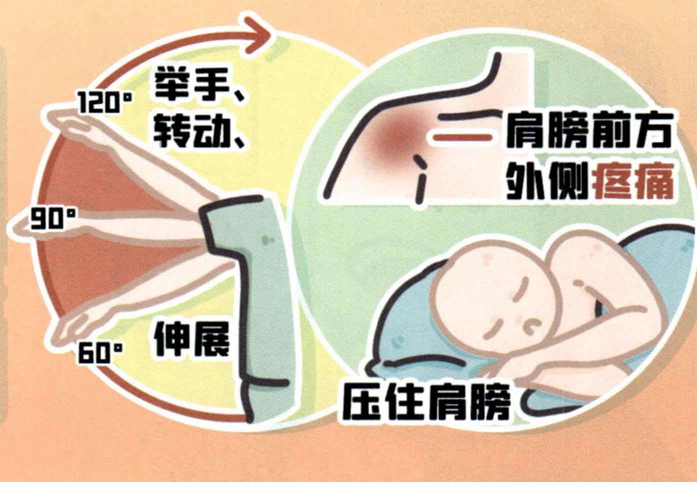

肩峰下撞击综合征在患病初期，每当举手、转动肩膀、把手向外伸展或睡觉压住肩膀时，就会感到肩膀前方外侧疼痛。

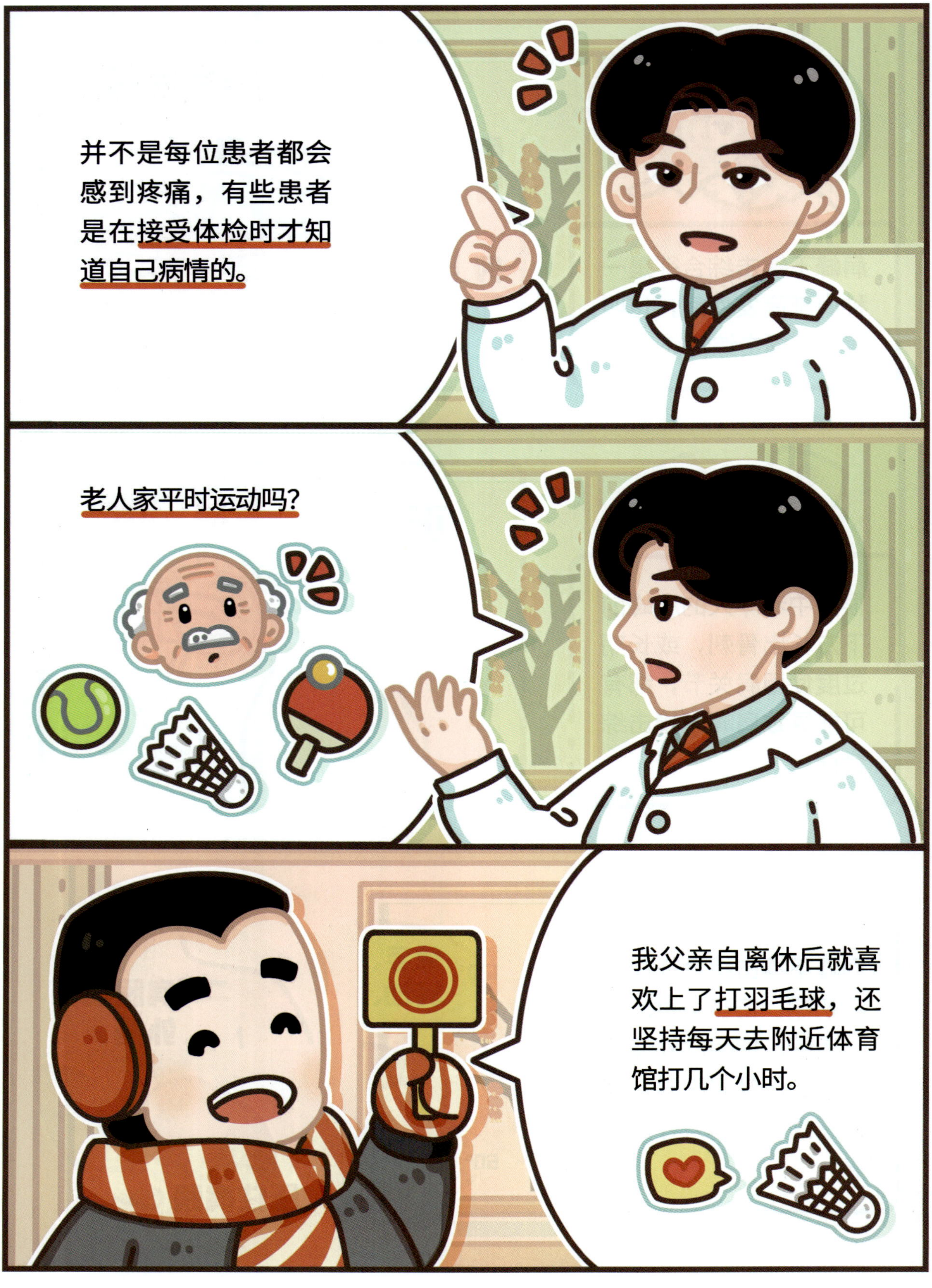
并不是每位患者都会感到疼痛，有些患者是在接受体检时才知道自己病情的。
老人家平时运动吗？
我父亲自离休后就喜欢上了打羽毛球，还坚持每天去附近体育馆打几个小时。

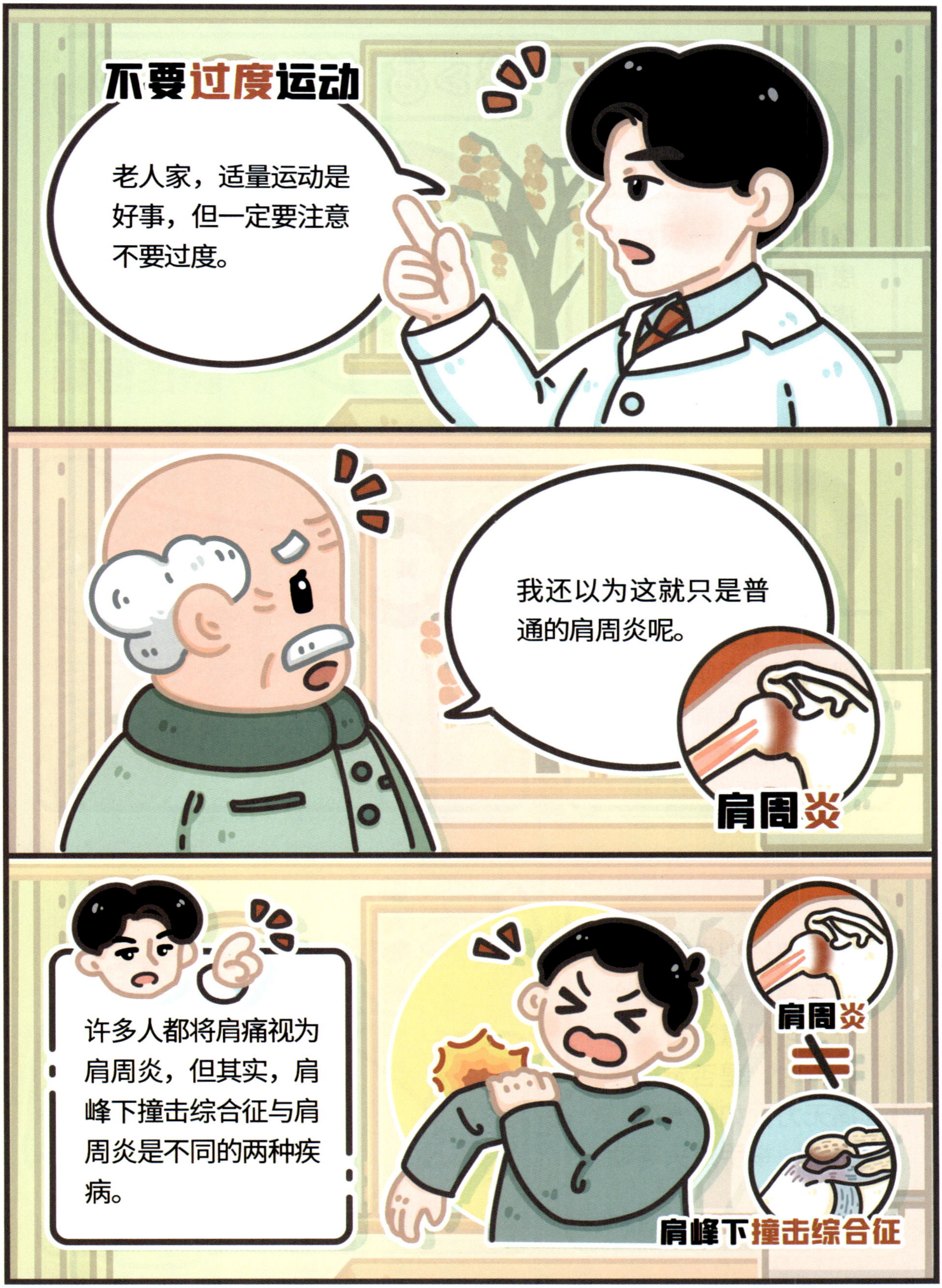

不要过度运动
老人家，适量运动是好事，但一定要注意不要过度。
我还以为这就只是普通的肩周炎呢。
肩周炎
许多人都将肩痛视为肩周炎，但其实，肩峰下撞击综合征与肩周炎是不同的两种疾病。
肩周炎
肩峰下撞击综合征

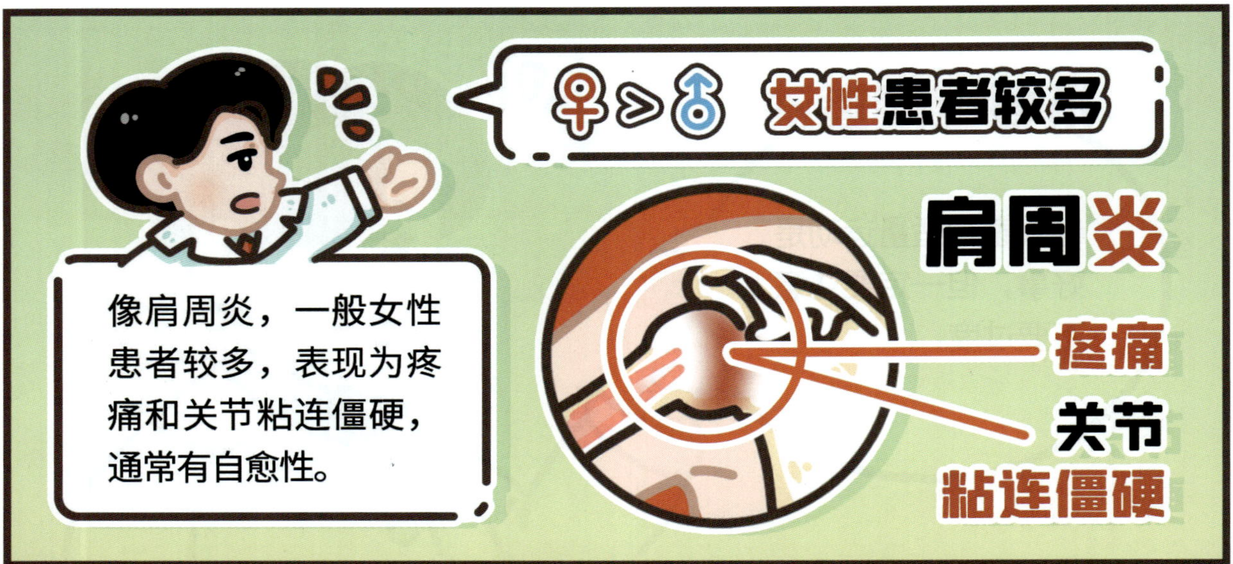
♀>♂ 女性患者较多
像肩周炎，一般女性患者较多，表现为疼痛和关节粘连僵硬，通常有自愈性。
肩周炎
疼痛
关节粘连僵硬

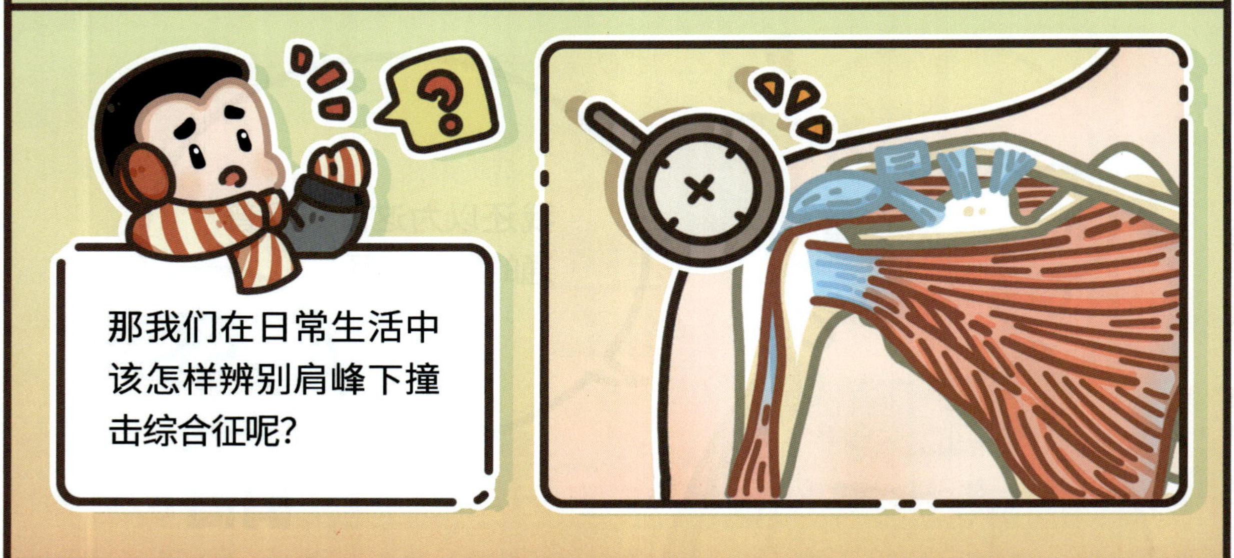
那我们在日常生活中该怎样辨别肩峰下撞击综合征呢？

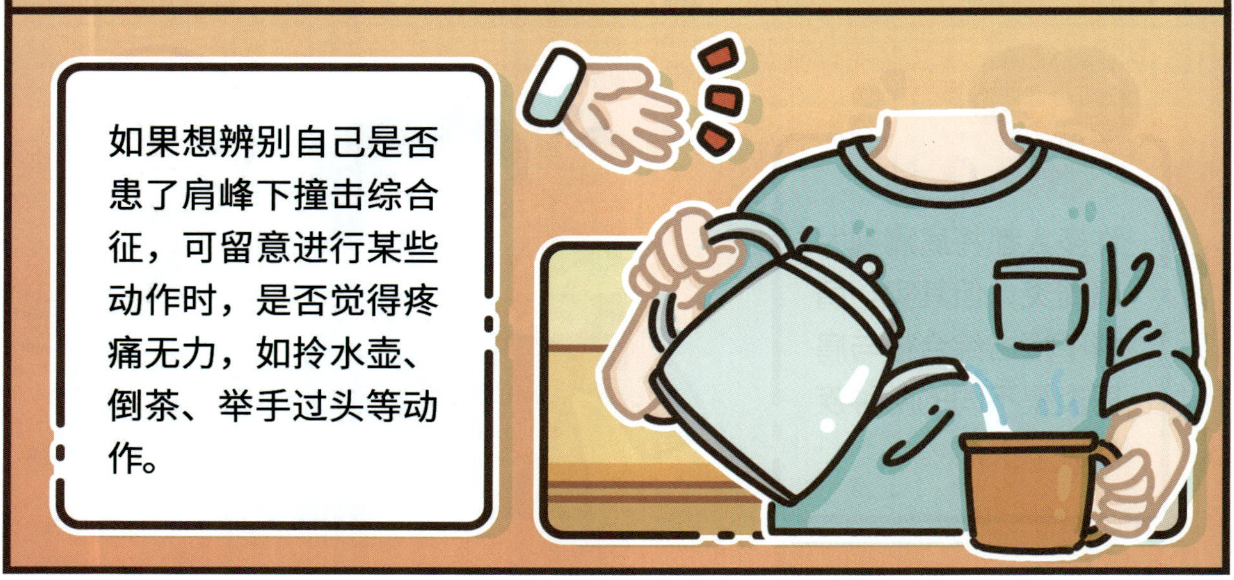
如果想辨别自己是否患了肩峰下撞击综合征，可留意进行某些动作时，是否觉得疼痛无力，如拎水壶、倒茶、举手过头等动作。

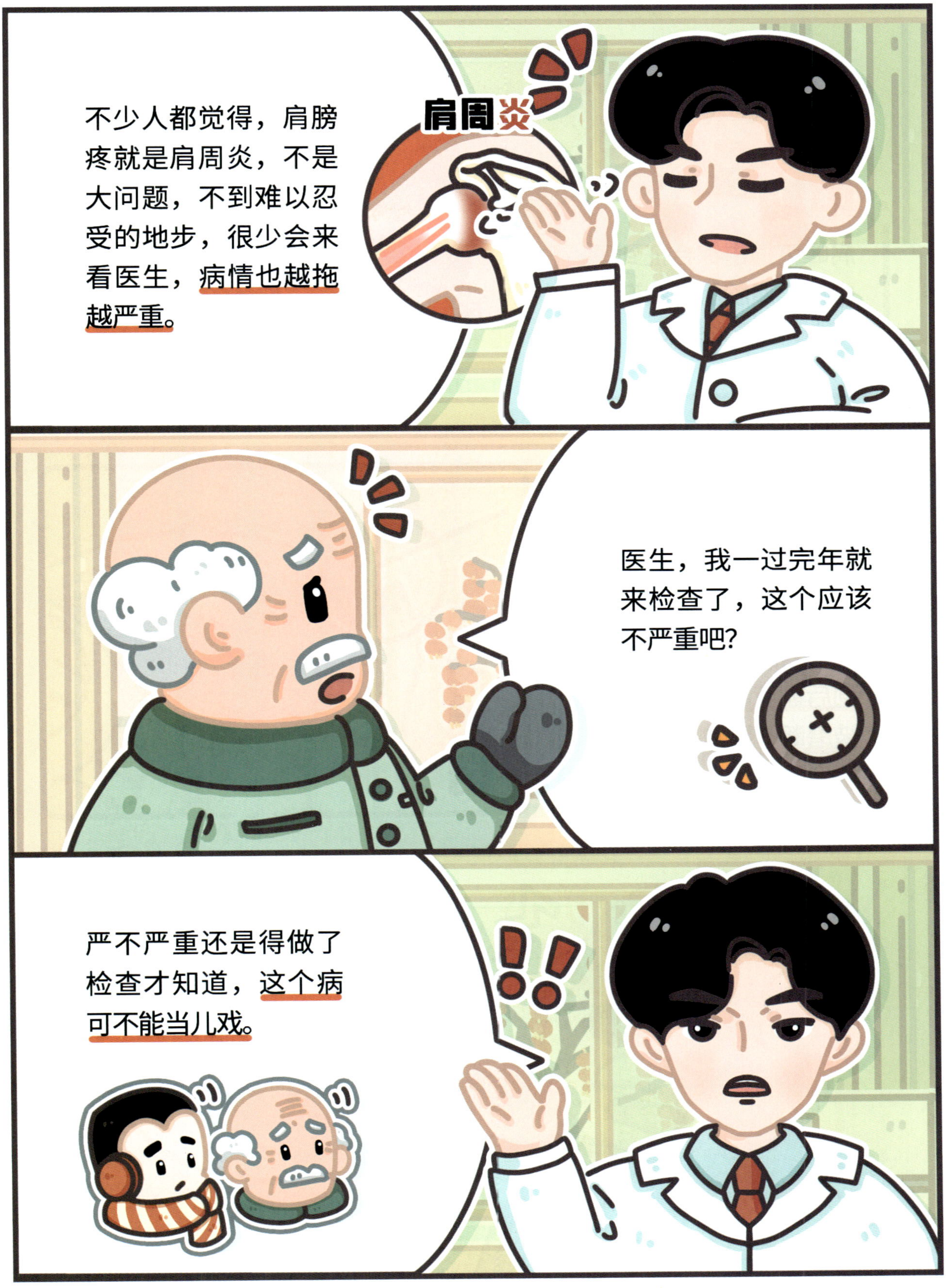

不少人都觉得，肩膀疼就是肩周炎，不是大问题，不到难以忍受的地步，很少会来看医生，病情也越拖越严重。
肩周炎
医生，我一过完年就来检查了，这个应该不严重吧?
严不严重还是得做了检查才知道，这个病可不能当儿戏。

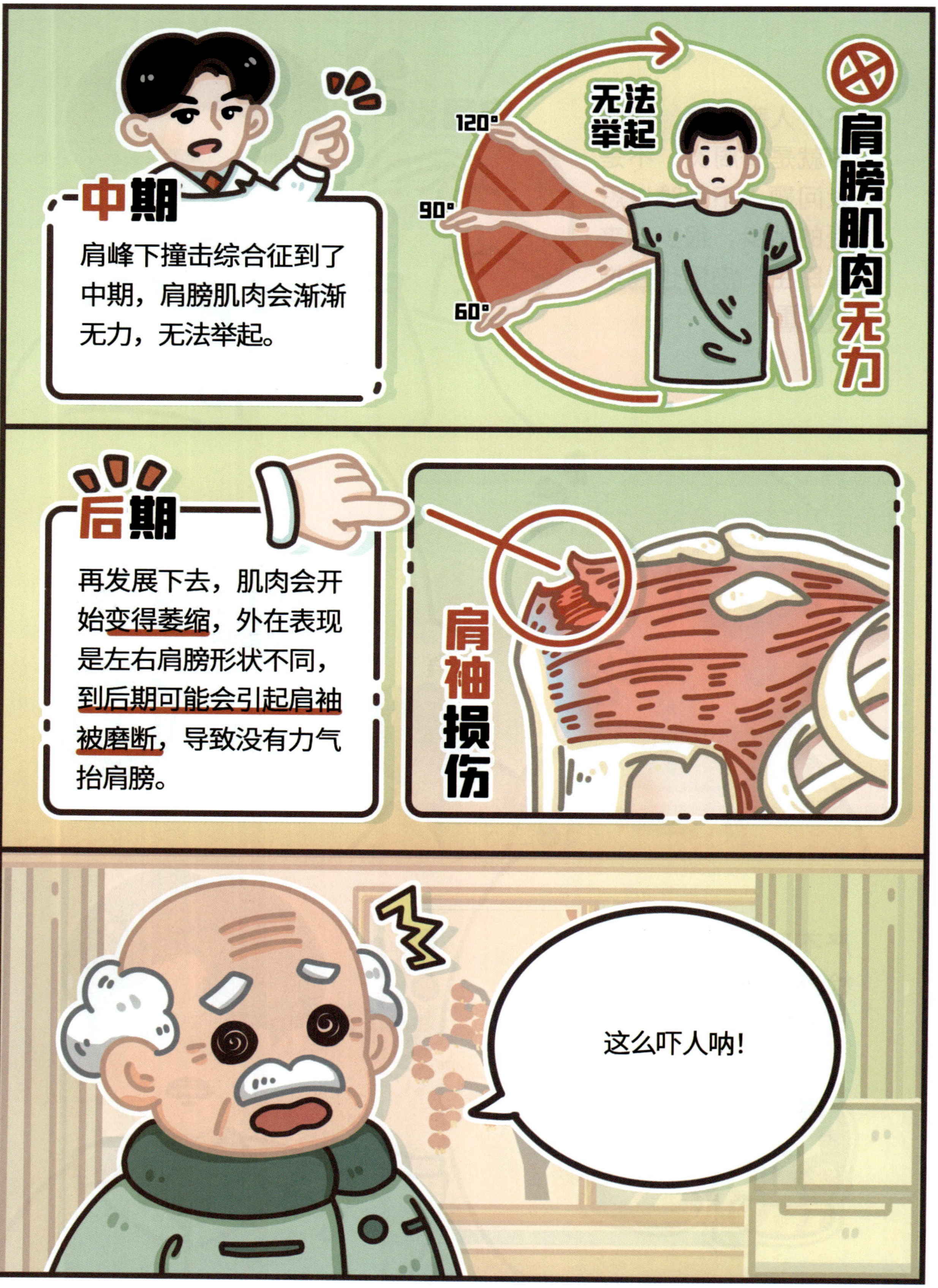

中期
肩峰下撞击综合征到了中期，肩膀肌肉会渐渐无力，无法举起。
无法举起
120°
90°
60°
肩膀肌肉无力
后期
再发展下去，肌肉会开始变得萎缩，外在表现是左右肩膀形状不同，到后期可能会引起肩袖被磨断，导致没有力气抬肩膀。
肩袖损伤
这么吓人呐！

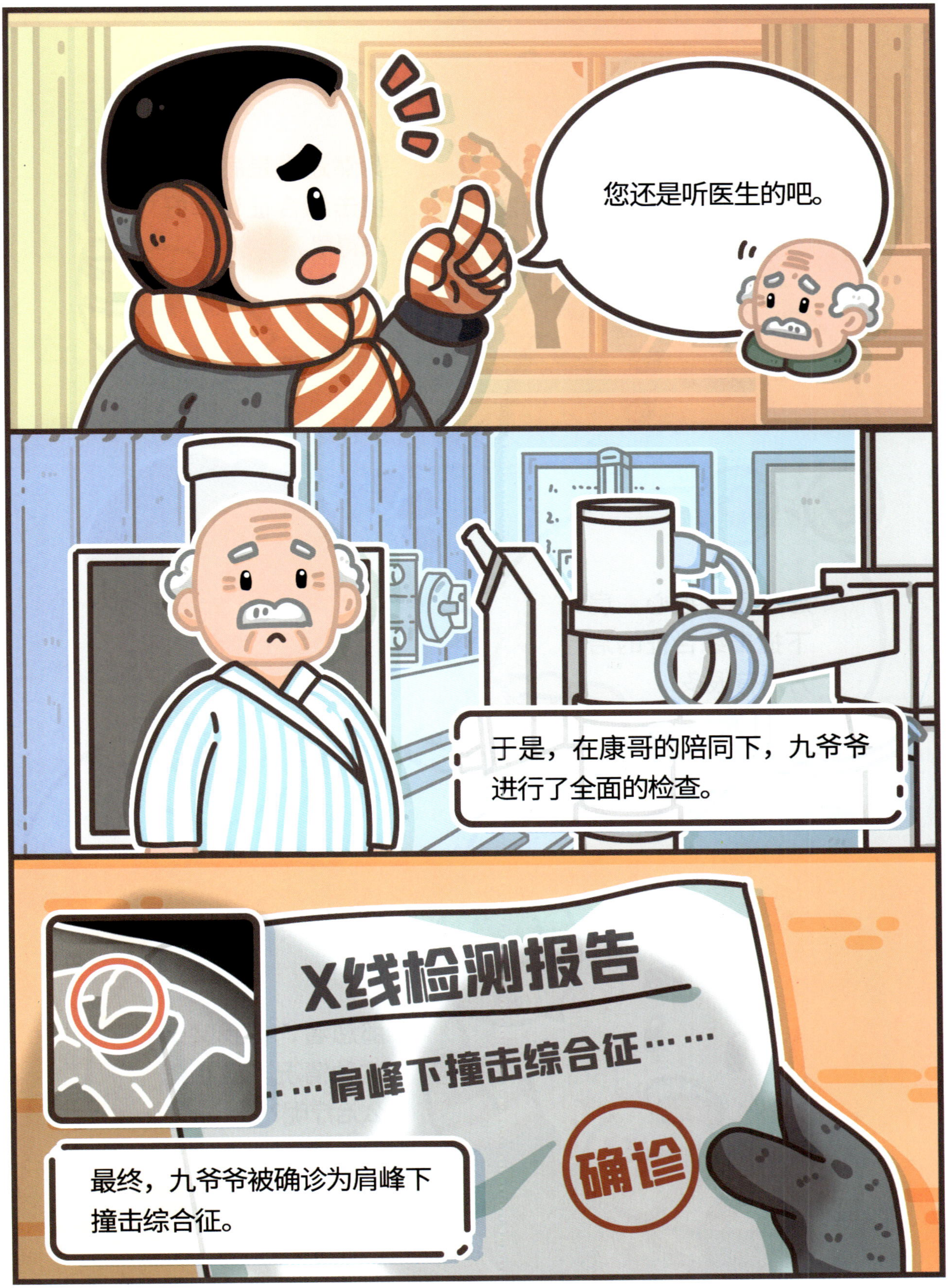
您还是听医生的吧。
于是，在康哥的陪同下，九爷爷进行了全面的检查。
X线检测报告
……肩峰下撞击综合征……
确诊
最终，九爷爷被确诊为肩峰下撞击综合征。

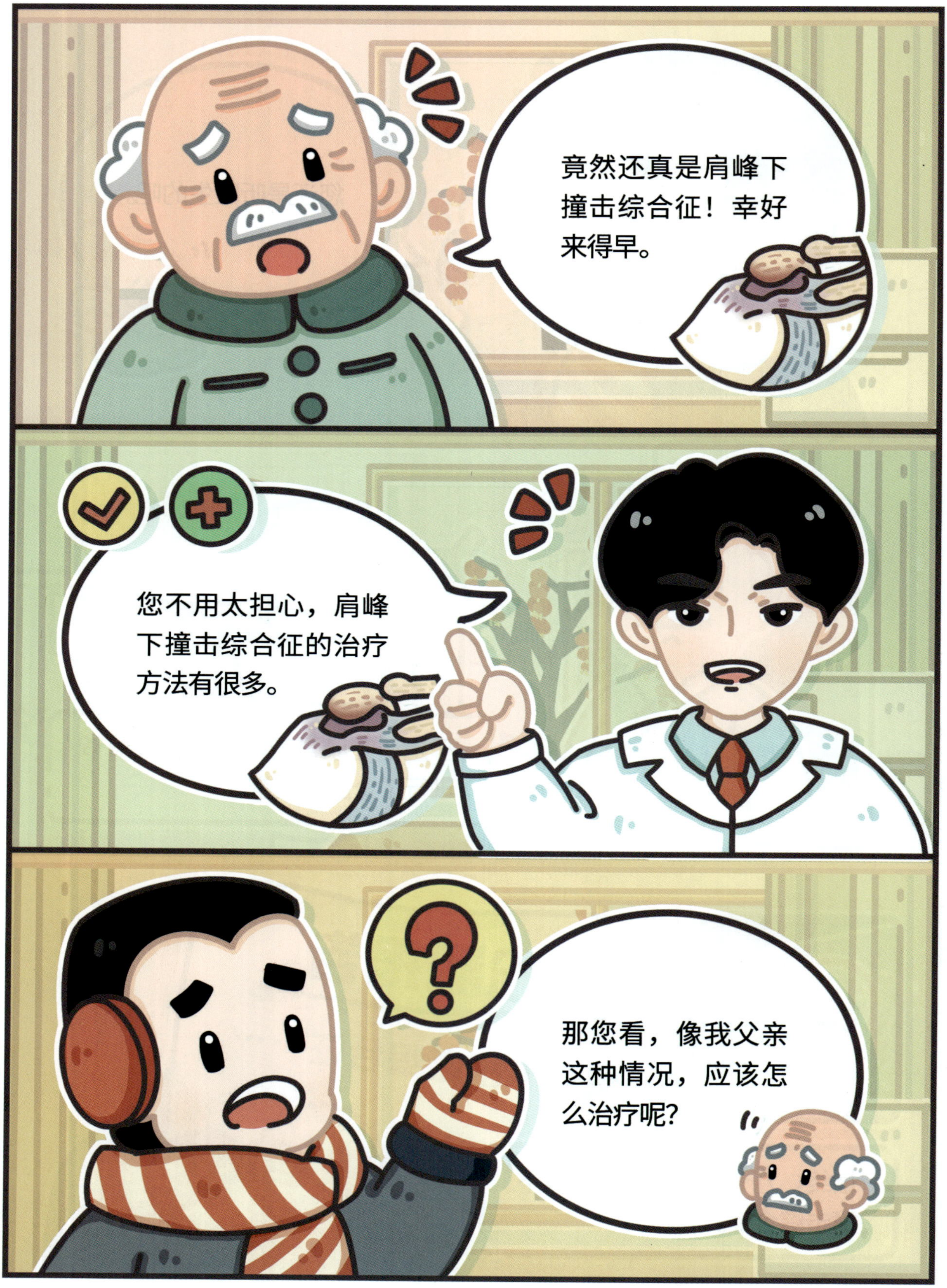
竟然还真是肩峰下撞击综合征！幸好来得早。
您不用太担心，肩峰下撞击综合征的治疗方法有很多。
那您看，像我父亲这种情况，应该怎么治疗呢?

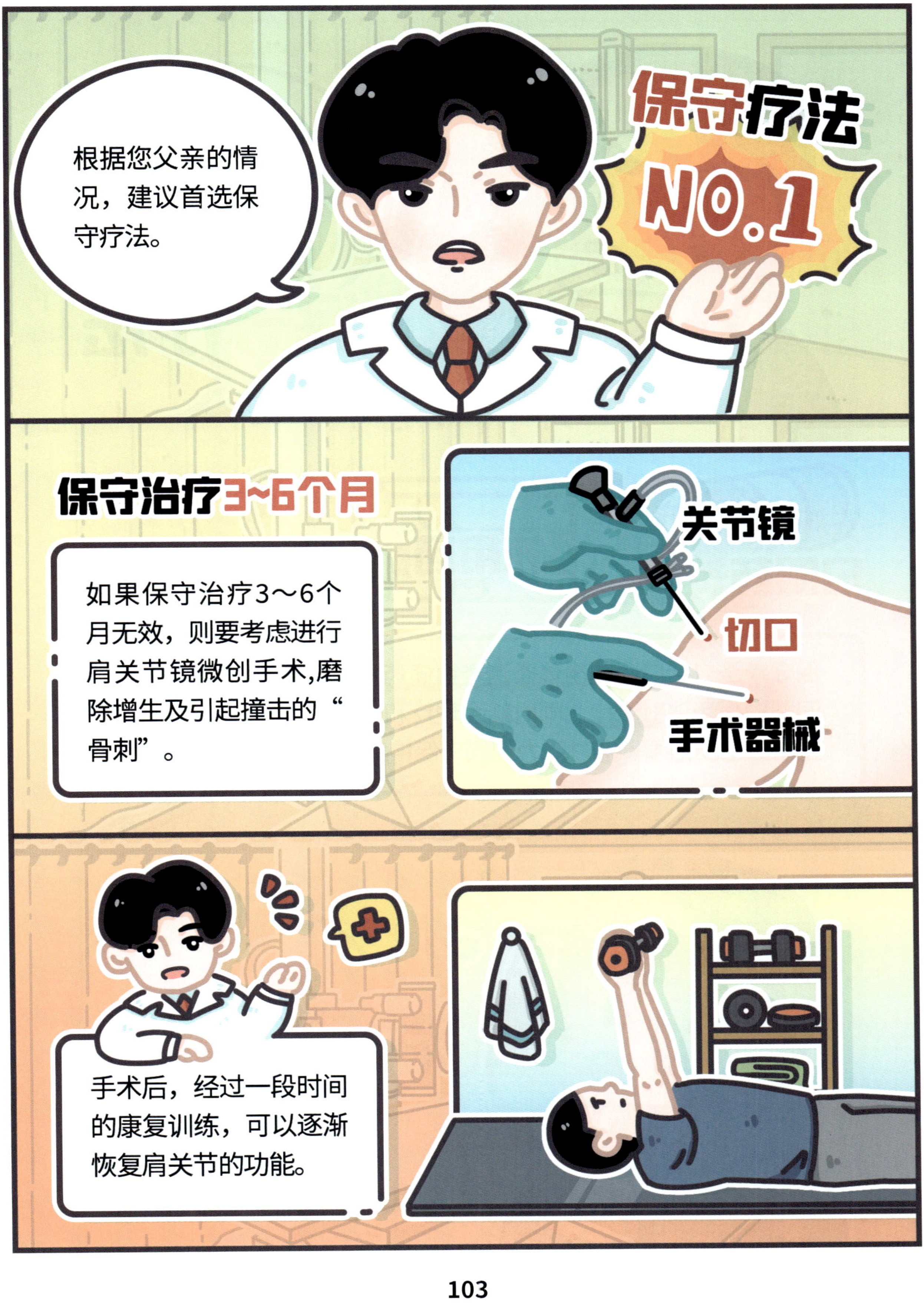
根据您父亲的情况，建议首选保守疗法。
保守疗法
NO.1
保守治疗3~6个月
如果保守治疗3～6个月无效，则要考虑进行肩关节镜微创手术,磨除增生及引起撞击的“骨刺”。
关节镜
切口
手术器械
手术后，经过一段时间的康复训练，可以逐渐恢复肩关节的功能。

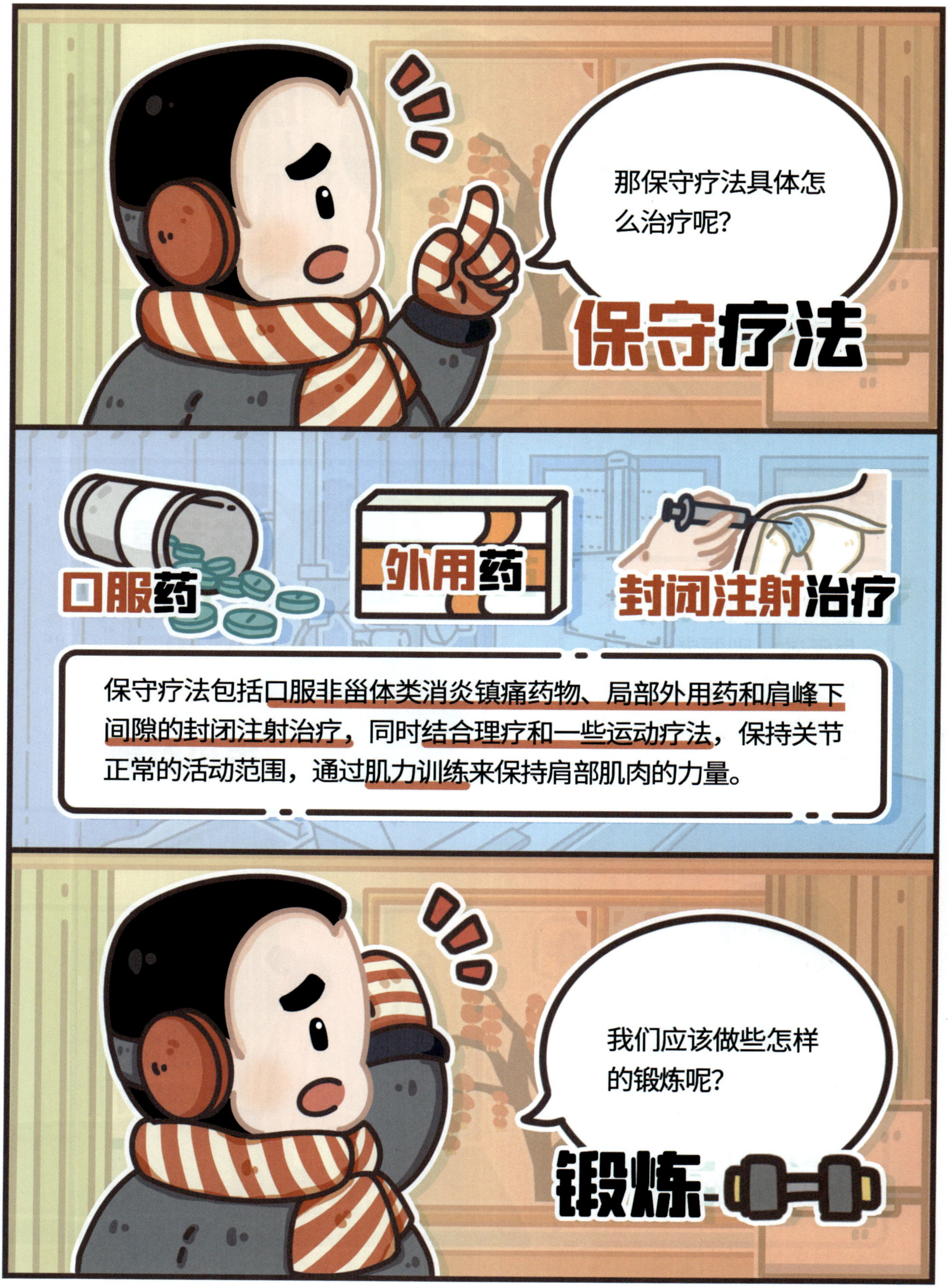
那保守疗法具体怎么治疗呢?
保守疗法
口服药
外用药
封闭注射治疗
保守疗法包括口服非甾体类消炎镇痛药物、局部外用药和肩峰下间隙的封闭注射治疗，同时结合理疗和一些运动疗法，保持关节正常的活动范围，通过肌力训练来保持肩部肌肉的力量。
我们应该做些怎样的锻炼呢?
锻炼

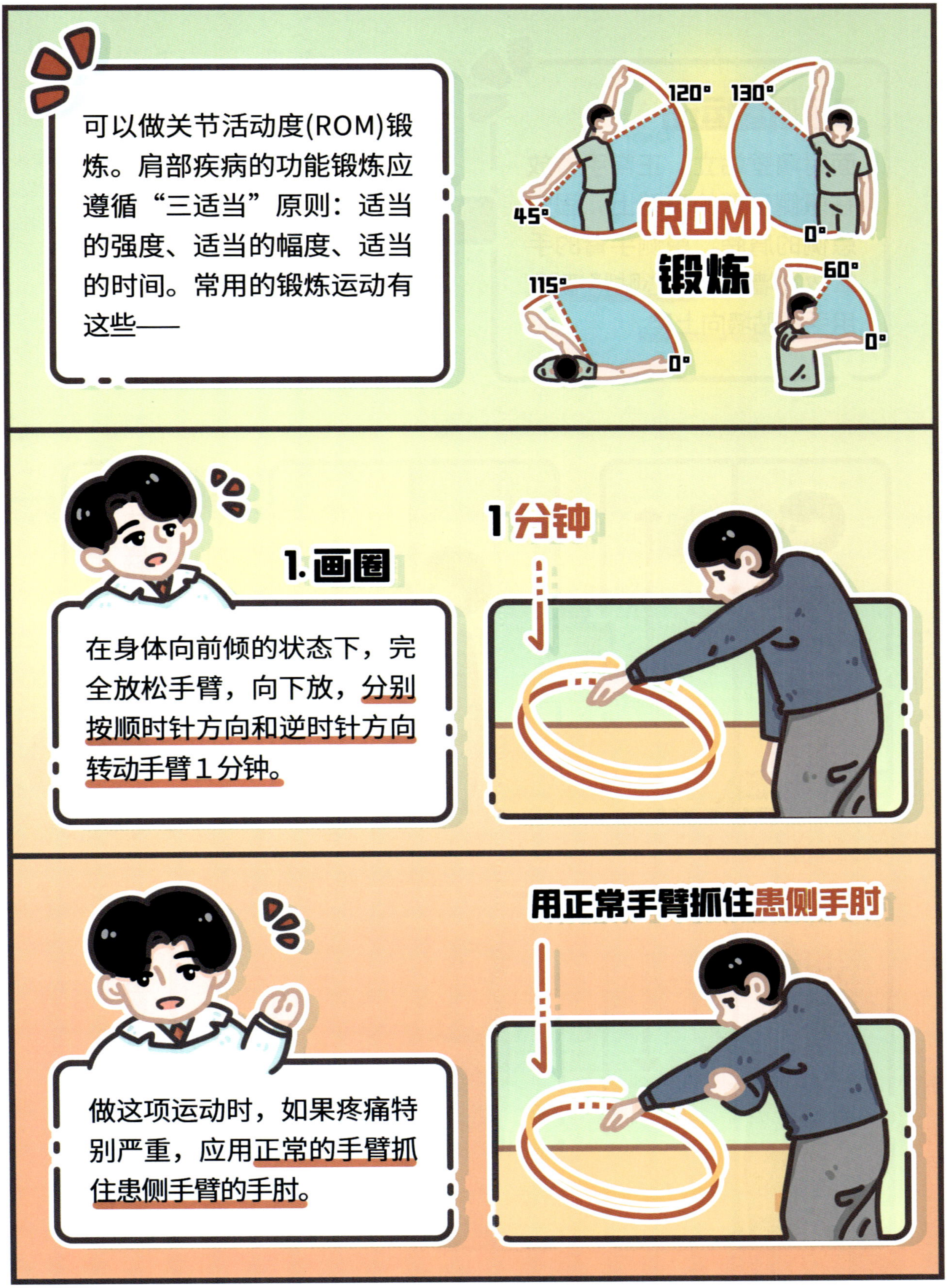
可以做关节活动度(ROM)锻炼。肩部疾病的功能锻炼应遵循“三适当”原则：适当的强度、适当的幅度、适当的时间。常用的锻炼运动有这些——
120°
130°
45°
0°
(ROM)
锻炼
115°
0°
60°
0°
1. 画圈
在身体向前倾的状态下，完全放松手臂，向下放，分别按顺时针方向和逆时针方向转动手臂1分钟。
1分钟
用正常手臂抓住患侧手肘
做这项运动时，如果疼痛特别严重，应用正常的手臂抓住患侧手臂的手肘。

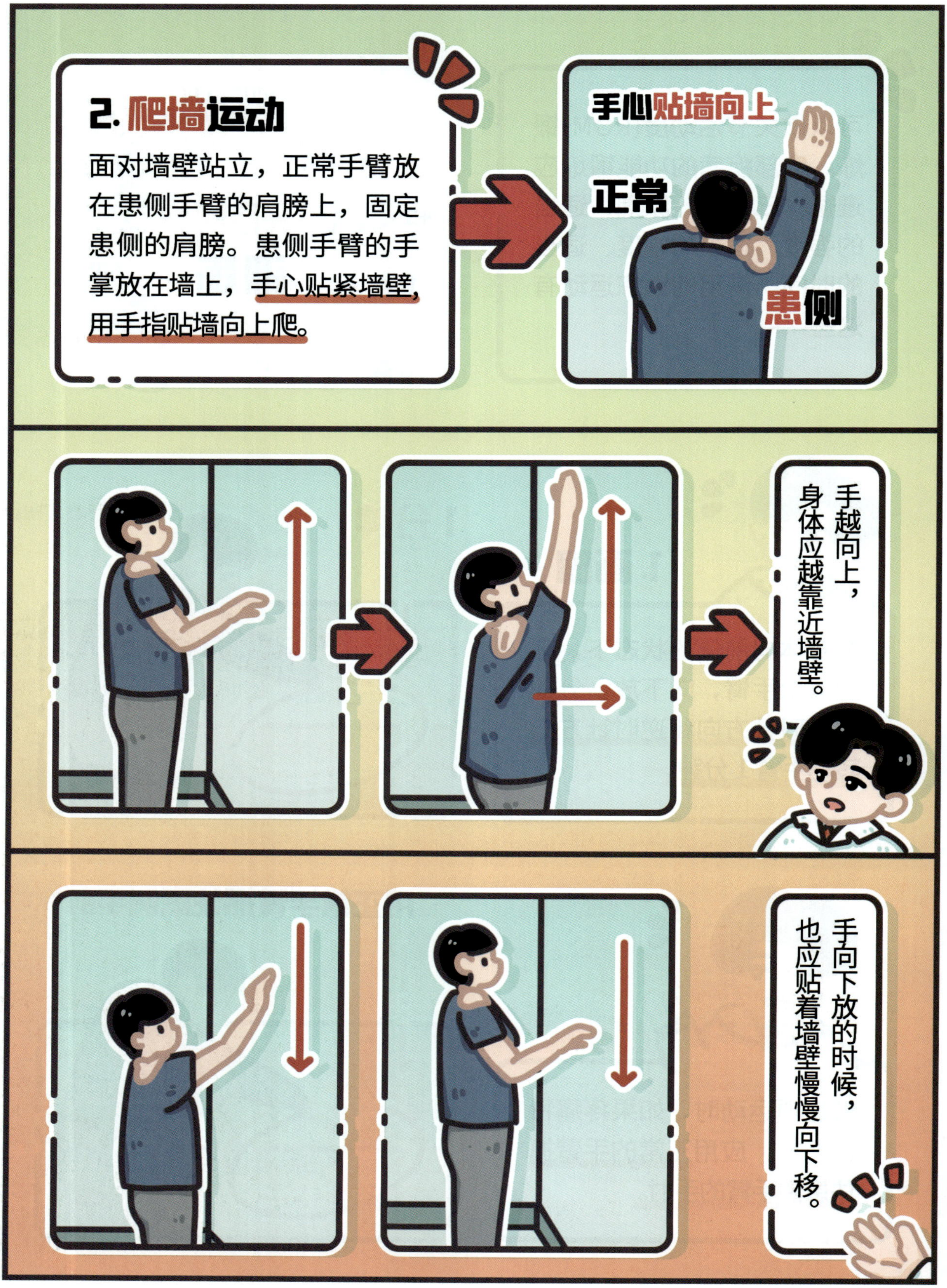
2. 爬墙运动
面对墙壁站立，正常手臂放在患侧手臂的肩膀上，固定患侧的肩膀。患侧手臂的手掌放在墙上，手心贴紧墙壁，用手指贴墙向上爬。
手心贴墙向上
正常
患侧
手越向上，身体应越靠近墙壁。
手向下放的时候，也应贴着墙壁慢慢向下移。

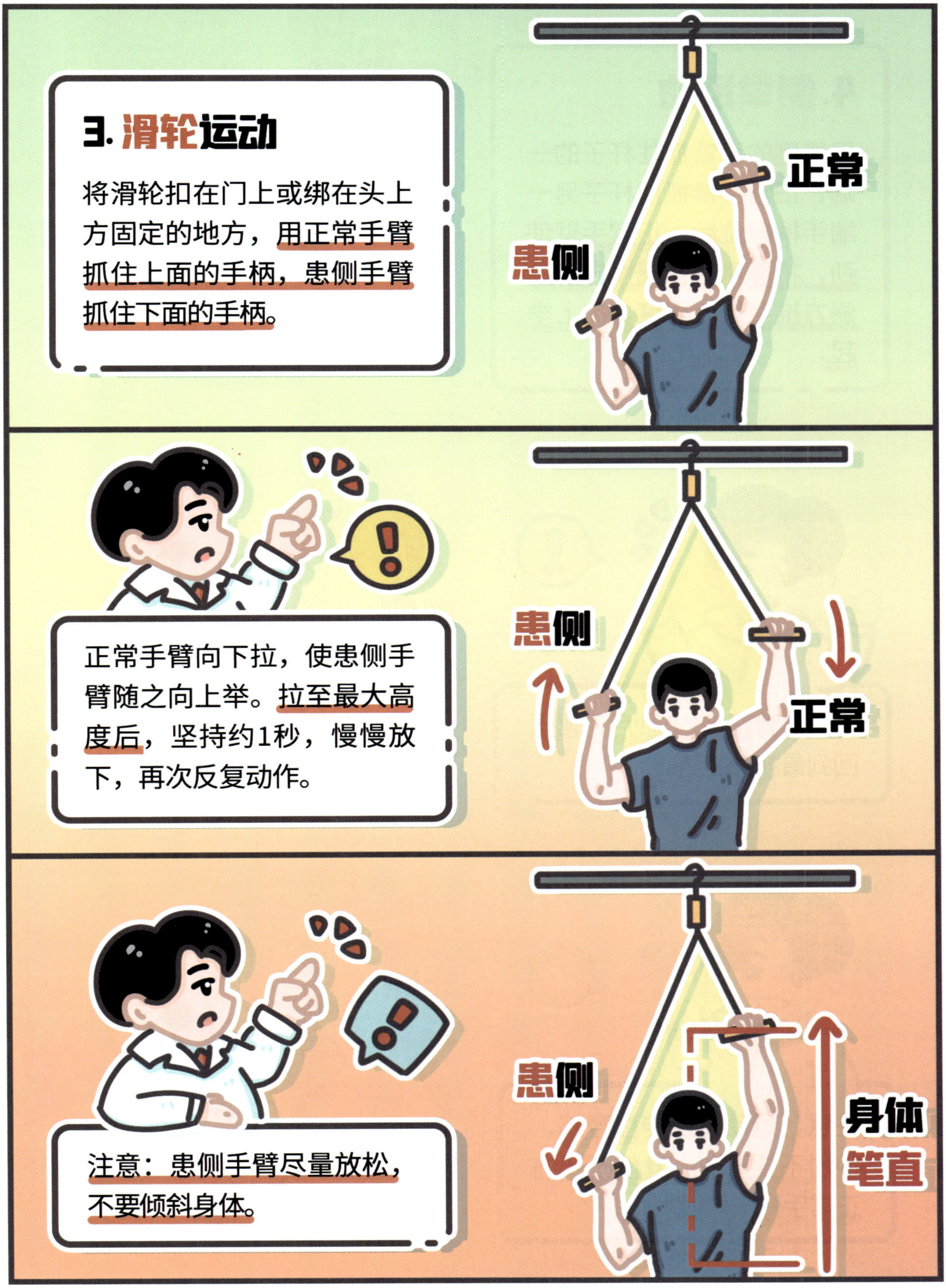
3. 滑轮运动
将滑轮扣在门上或绑在头上方固定的地方，用正常手臂抓住上面的手柄，患侧手臂抓住下面的手柄。
正常
患侧
正常手臂向下拉，使患侧手臂随之向上举。拉至最大高度后，坚持约1秒，慢慢放下，再次反复动作。
患侧
正常
注意：患侧手臂尽量放松，不要倾斜身体。
患侧
身体
笔直

4. 侧举运动

用患侧的手臂抓住杆子的一端，正常手臂抓住杆子另一端手柄部位后，正常手臂使劲，将患侧手臂慢慢向身体侧方推至最大限度，向上举起。

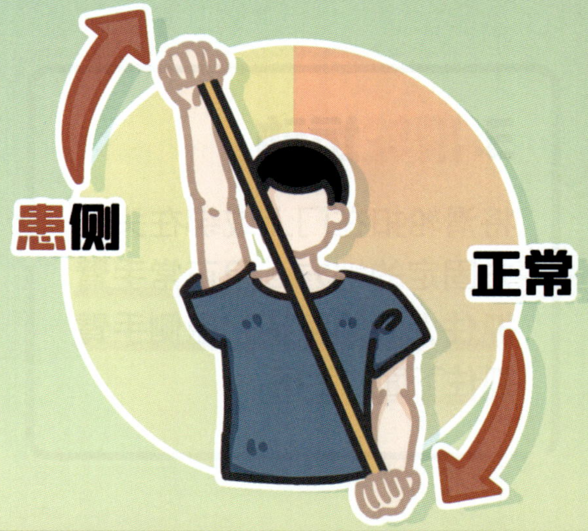

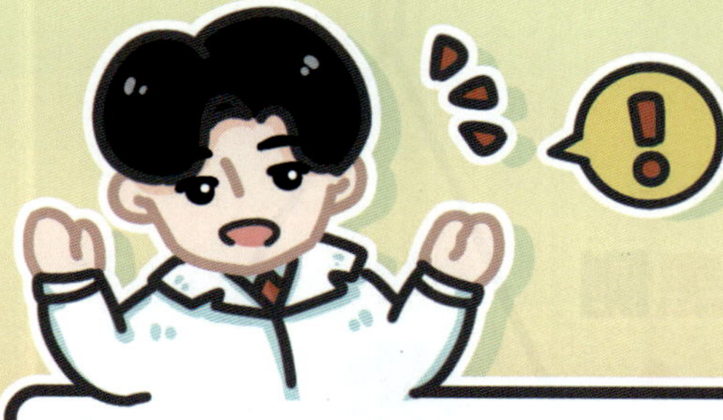

这一姿势坚持约5秒后，慢慢回到最初的姿势。

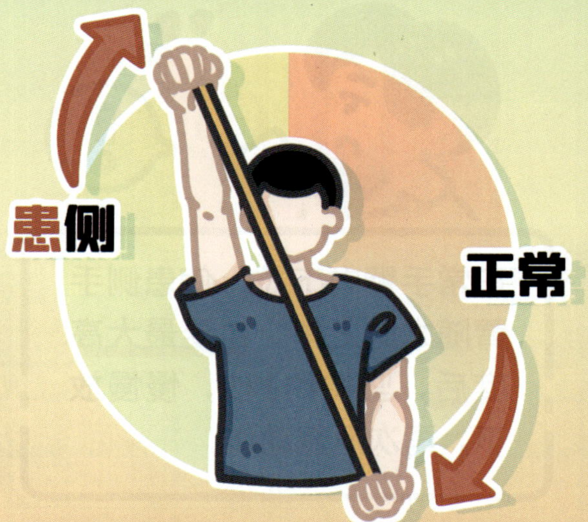

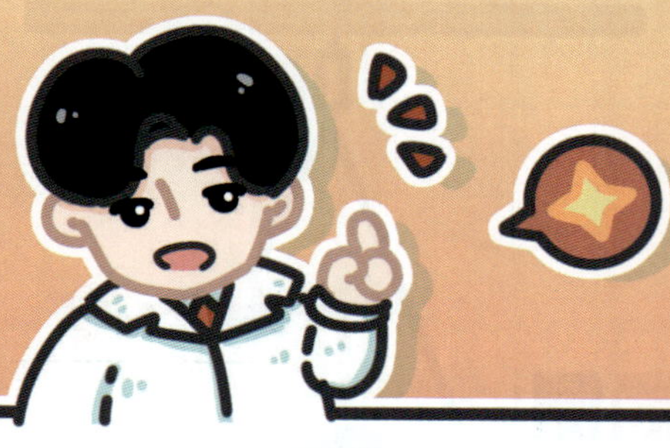

注意，运动时应伸直腰部，手肘不要弯曲，身体不要向正常手臂一侧倾斜。

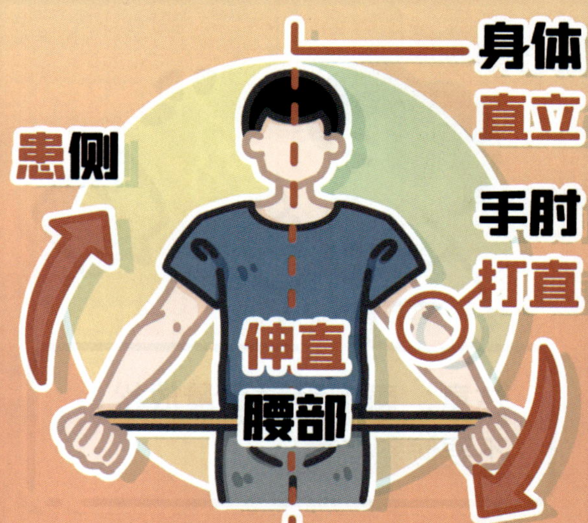

5. 毛巾拉伸运动

在背后抓住毛巾。正常手臂在头侧抓住毛巾上端，患侧手臂在腰侧抓住毛巾下端，将正常手臂的毛巾向上拉。这一姿势坚持约5秒后，再慢慢回到最初的姿势。

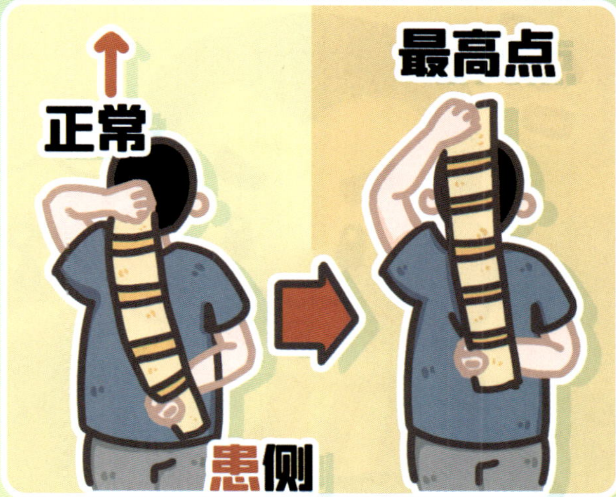

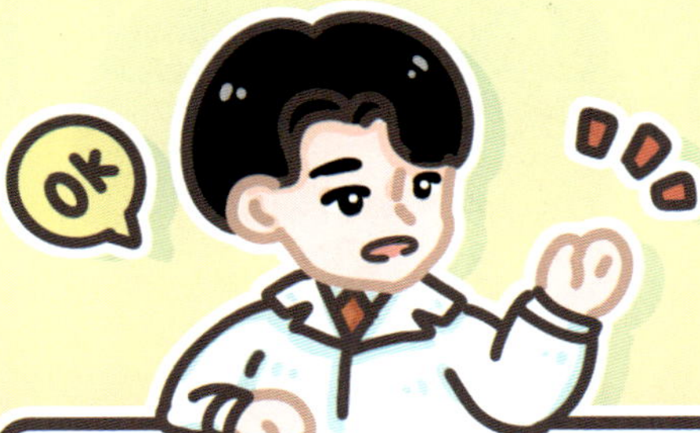

注意，可用杆子代替毛巾进行运动。

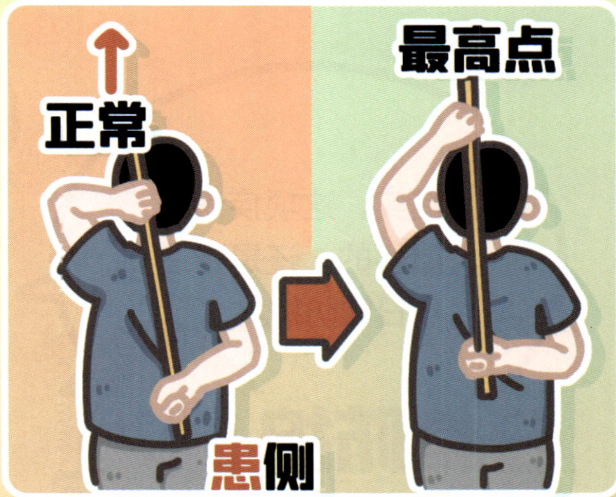

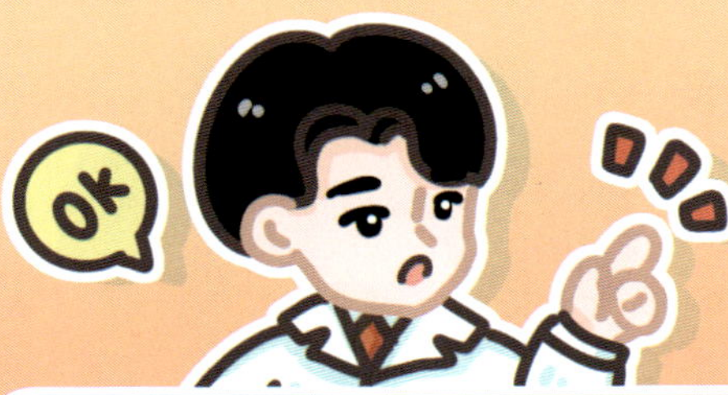

疼痛严重的情况，可坐在椅子上，在背后抓住两手，用正常手臂将患侧手臂向上拉。

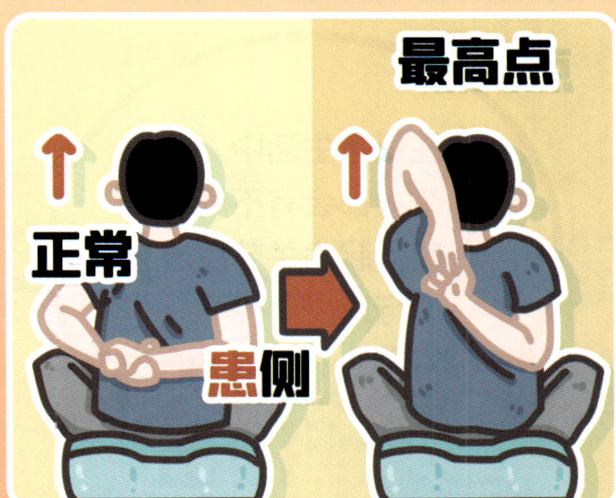

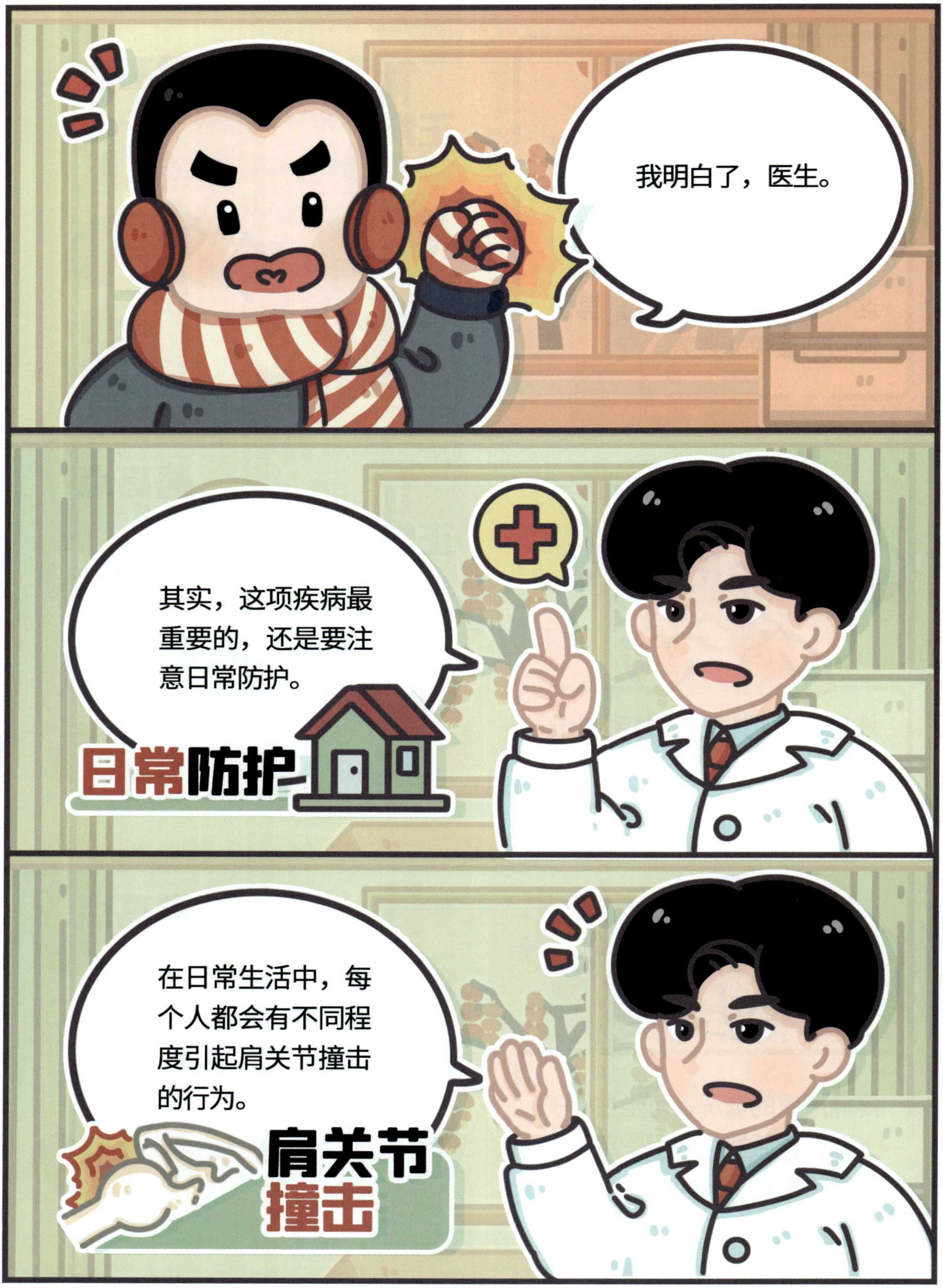
我明白了，医生。
其实，这项疾病最重要的，还是要注意日常防护。
日常防护
在日常生活中，每个人都会有不同程度引起肩关节撞击的行为。
肩关节撞击

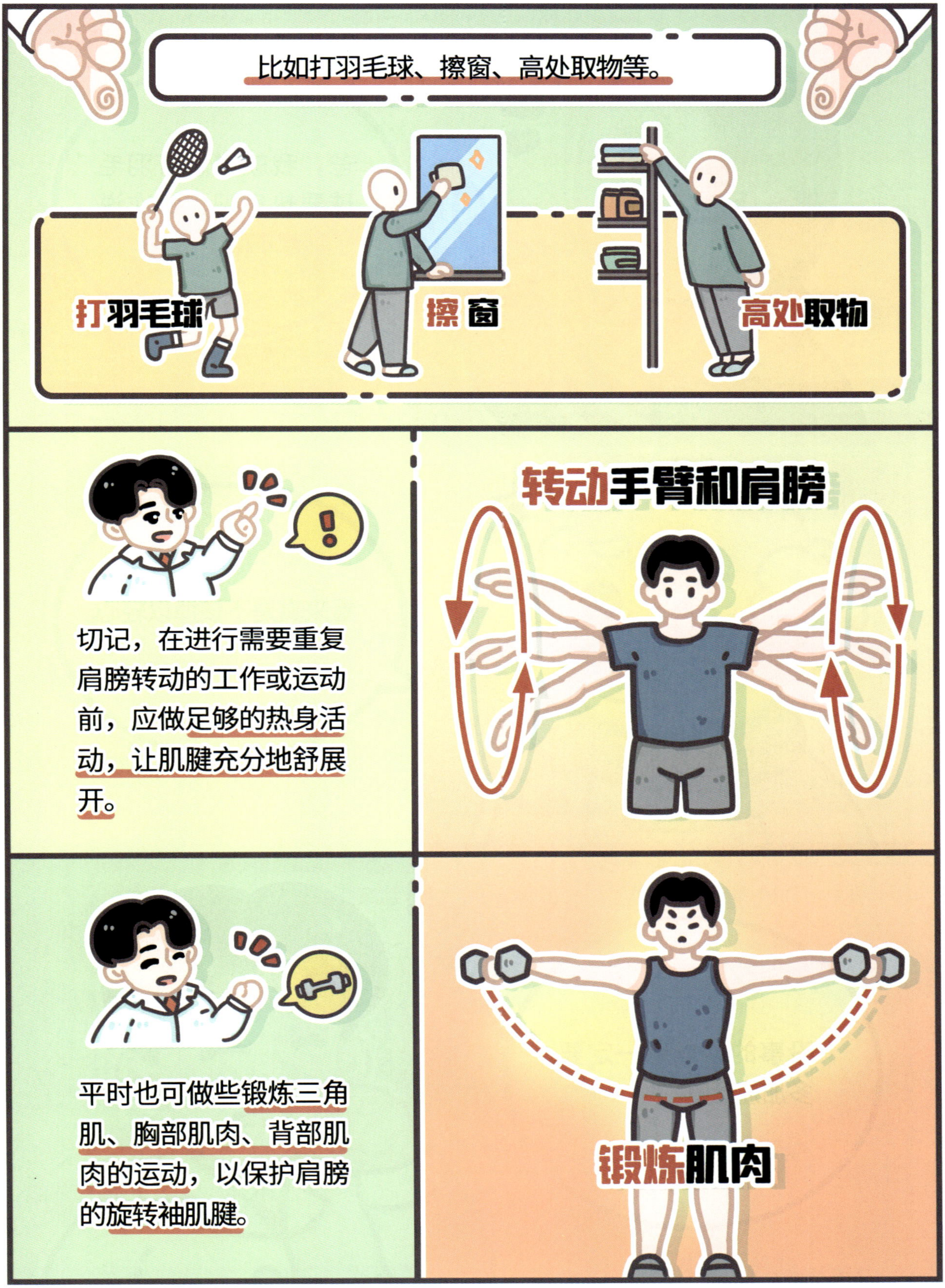
比如打羽毛球、擦窗、高处取物等。
打羽毛球
擦窗
高处取物
切记，在进行需要重复肩膀转动的工作或运动前，应做足够的热身活动，让肌腱充分地舒展开。
转动手臂和肩膀
平时也可做些锻炼三角肌、胸部肌肉、背部肌肉的运动，以保护肩膀的旋转袖肌腱。
锻炼肌肉

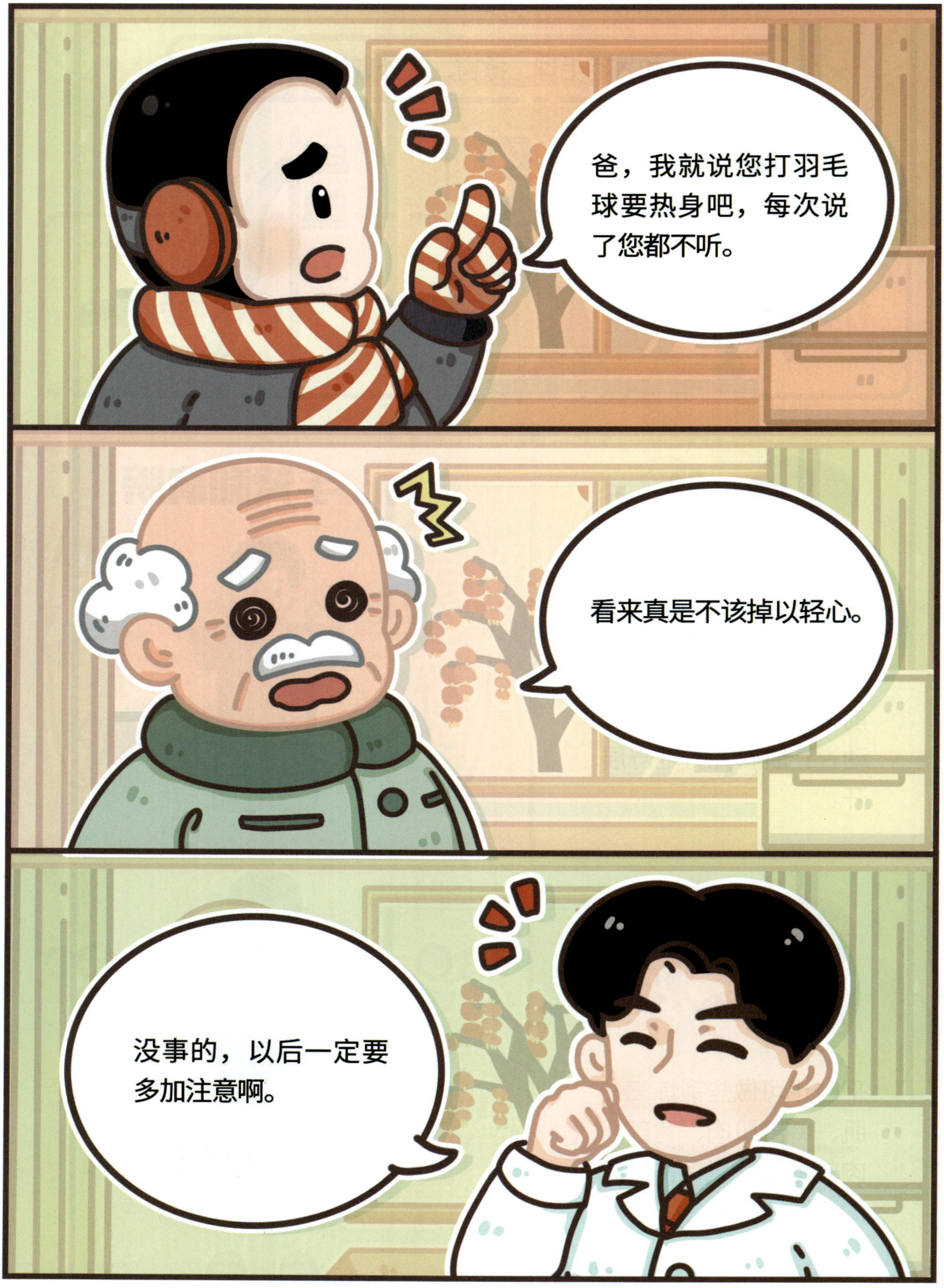
爸，我就说您打羽毛球要热身吧，每次说了您都不听。
看来真是不该掉以轻心。
没事的，以后一定要多加注意啊。

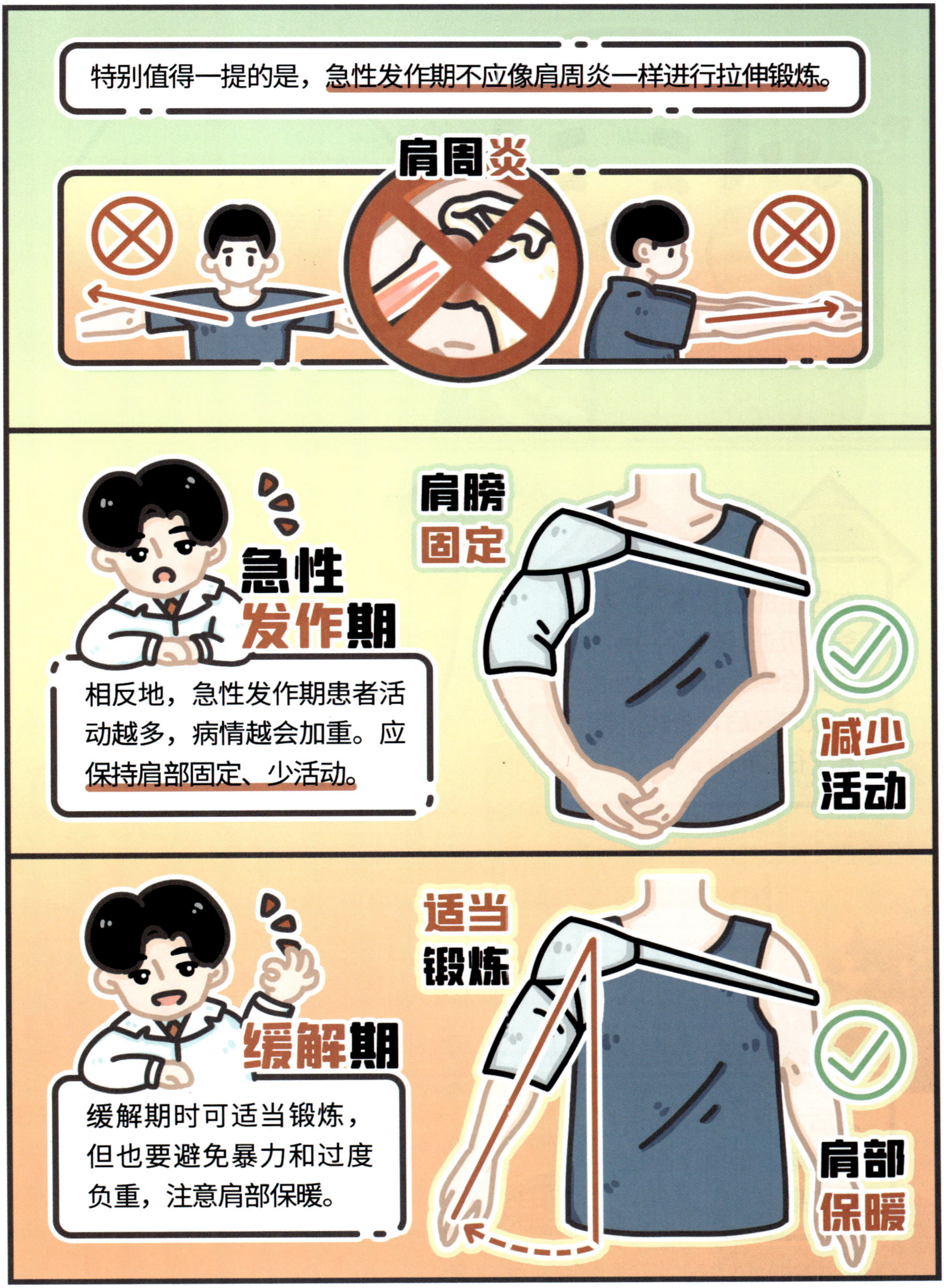
特别值得一提的是，急性发作期不应像肩周炎一样进行拉伸锻炼。
肩周炎
急性发作期
相反地，急性发作期患者活动越多，病情越会加重。应保持肩部固定、少活动。
肩膀固定
减少活动
缓解期
缓解期时可适当锻炼，但也要避免暴力和过度负重，注意肩部保暖。
适当锻炼
肩部保暖

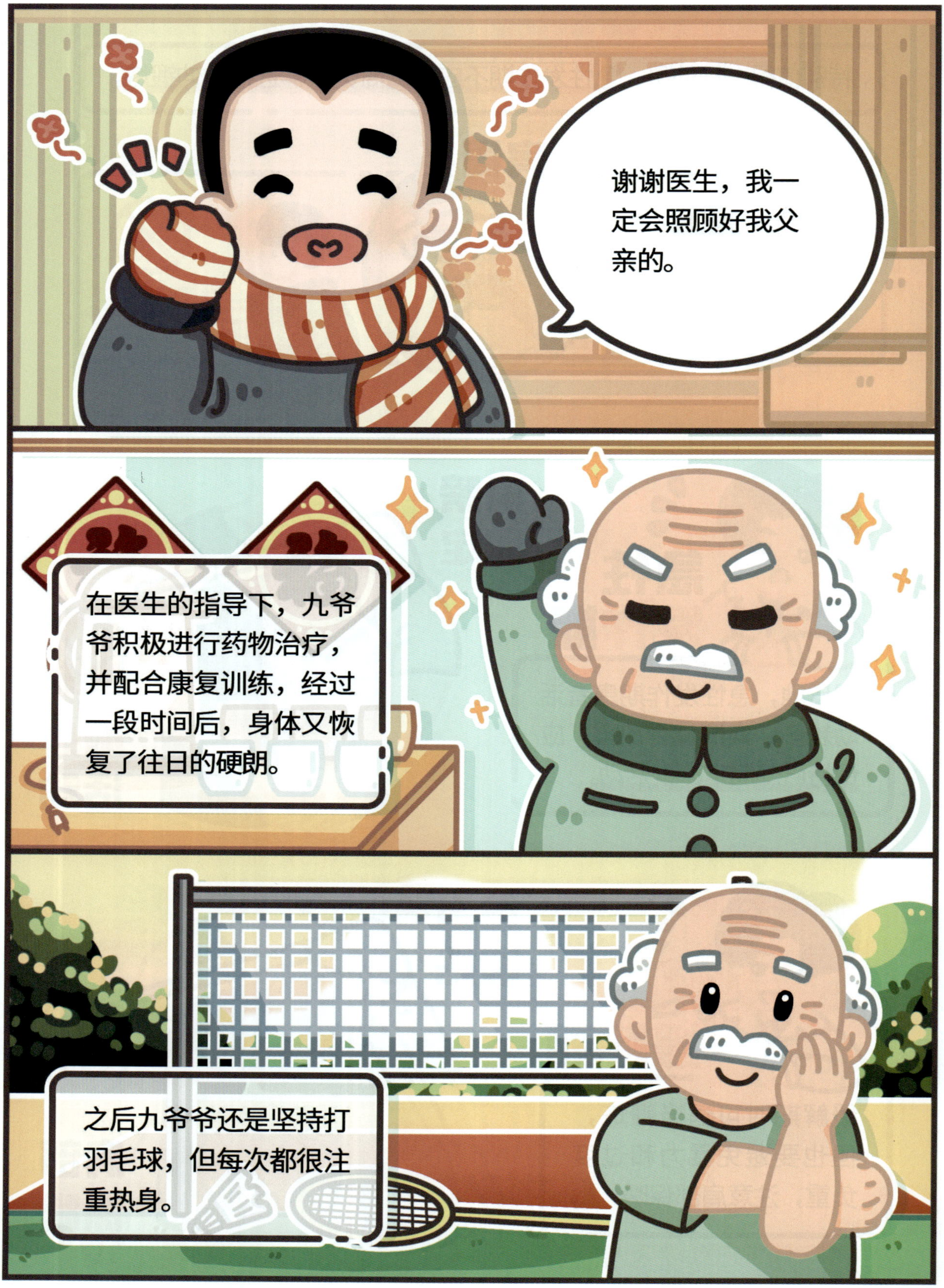
谢谢医生，我一定会照顾好我父亲的。
在医生的指导下，九爷爷积极进行药物治疗，并配合康复训练，经过一段时间后，身体又恢复了往日的硬朗。
之后九爷爷还是坚持打羽毛球，但每次都很注重热身。

老年期：

用支架拆除血管内的定时炸弹

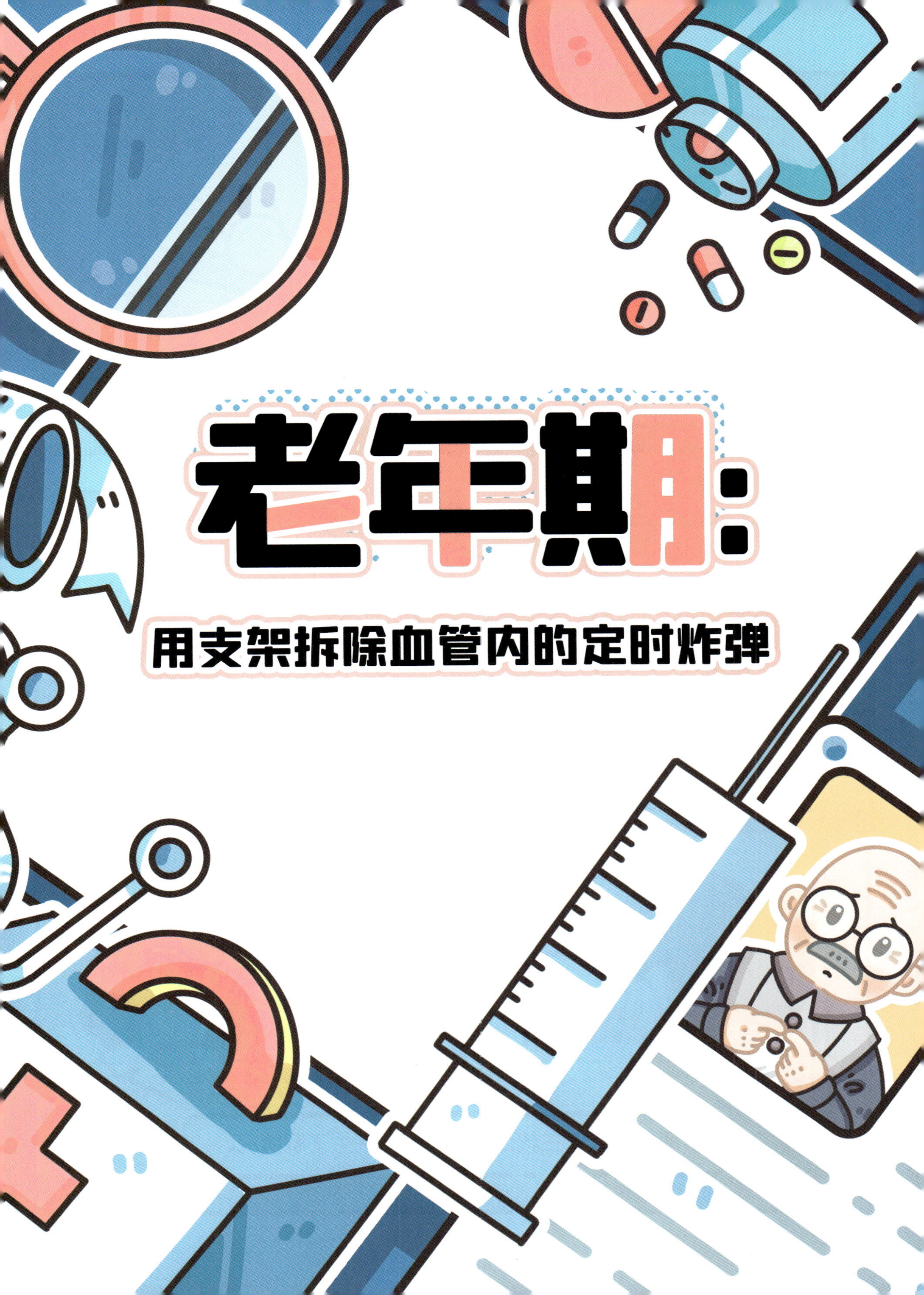

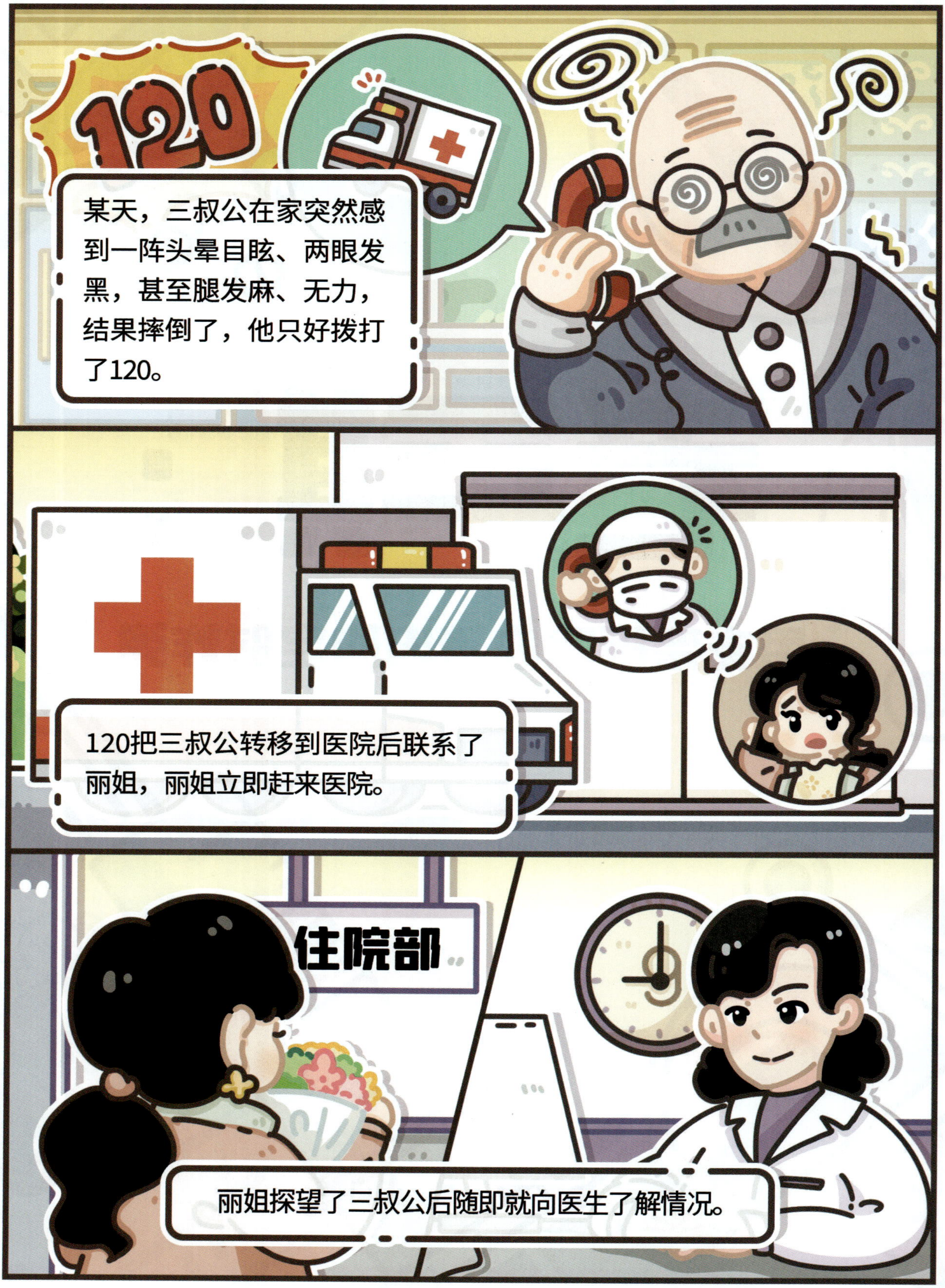
120
某天，三叔公在家突然感到一阵头晕目眩、两眼发黑，甚至腿发麻、无力，结果摔倒了，他只好拨打了120。
120把三叔公转移到医院后联系了丽姐，丽姐立即赶来医院。
住院部
丽姐探望了三叔公后随即就向医生了解情况。

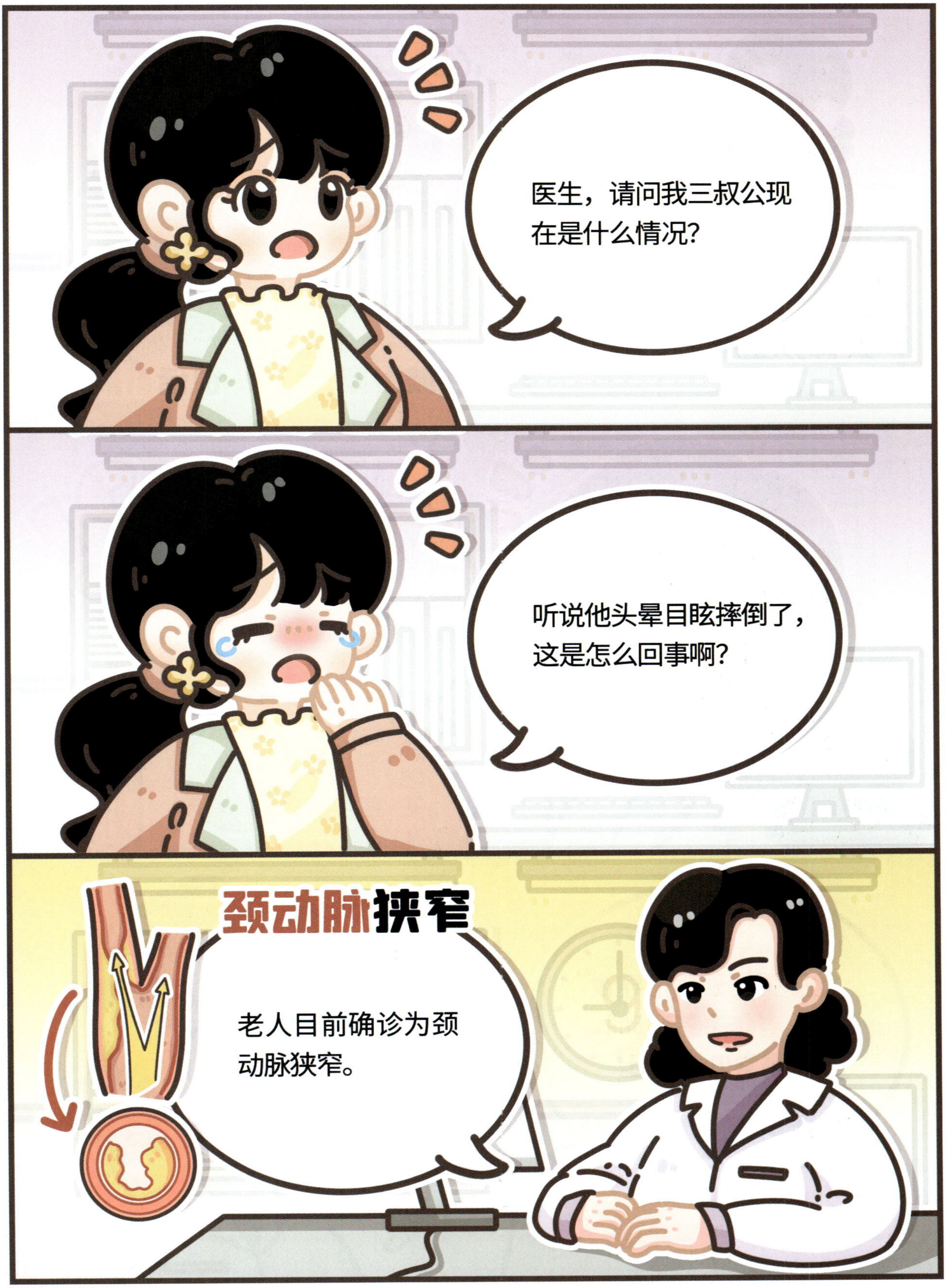
医生，请问我三叔公现在是什么情况？
听说他头晕目眩摔倒了，这是怎么回事啊？
颈动脉狭窄
老人目前确诊为颈动脉狭窄。

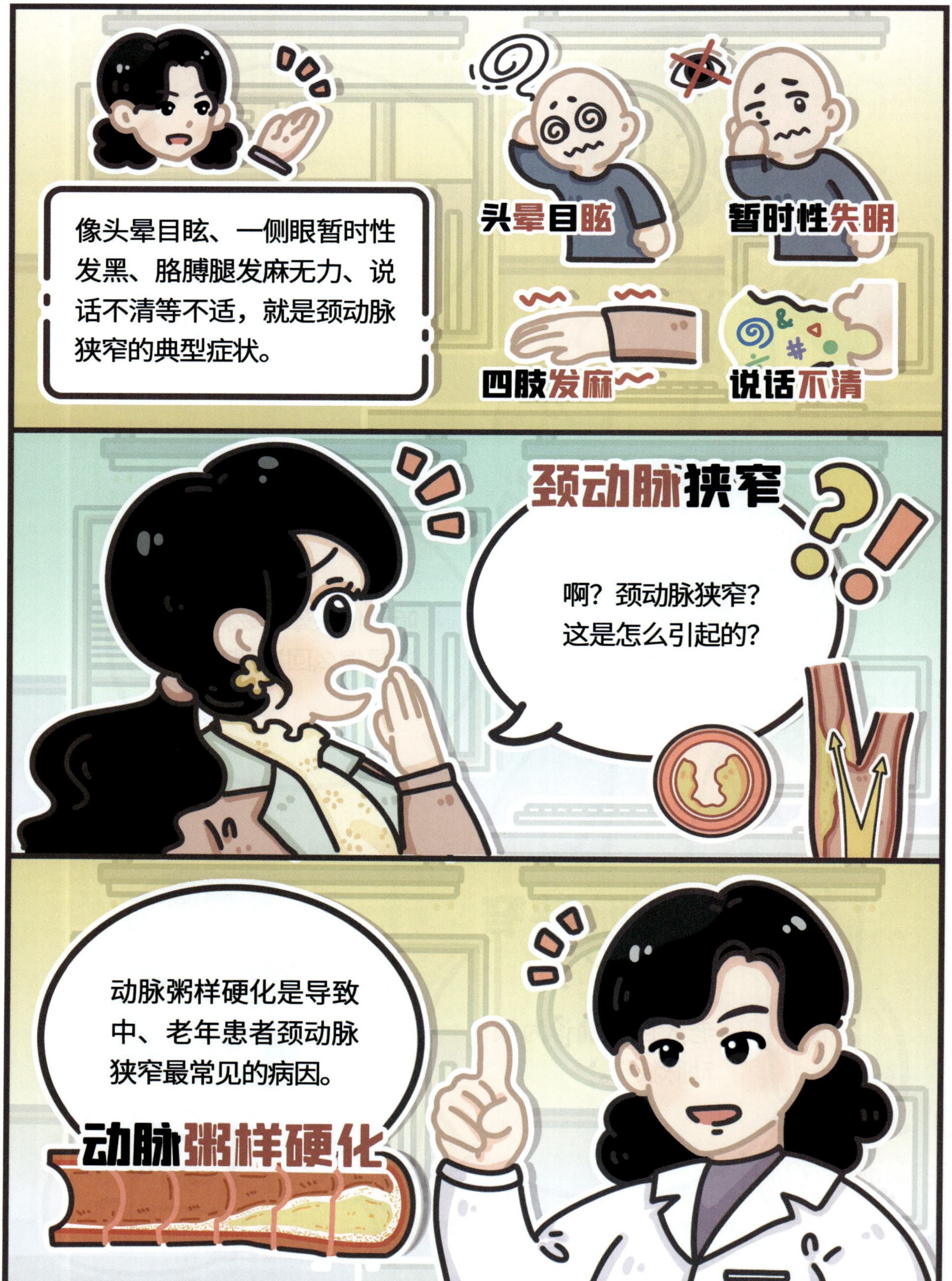
像头晕目眩、一侧眼暂时性发黑、胳膊腿发麻无力、说话不清等不适，就是颈动脉狭窄的典型症状。
头晕目眩
暂时性失明
四肢发麻
说话不清
颈动脉狭窄
啊？颈动脉狭窄？这是怎么引起的？
动脉粥样硬化是导致中、老年患者颈动脉狭窄最常见的病因。
动脉粥样硬化

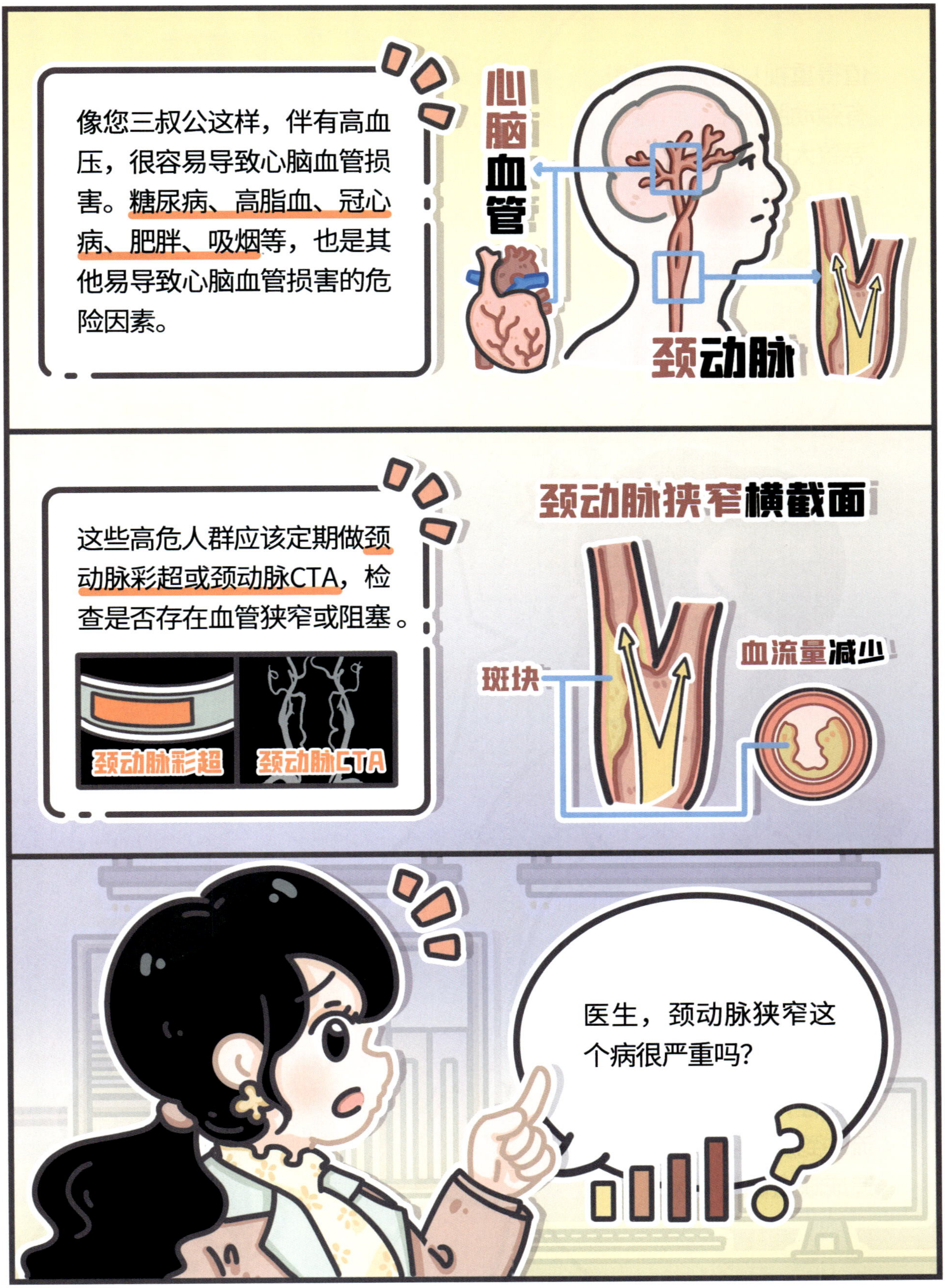

像您三叔公这样，伴有高血压，很容易导致心脑血管损害。糖尿病、高脂血、冠心病、肥胖、吸烟等，也是其他易导致心脑血管损害的危险因素。
心脑血管
颈动脉
这些高危人群应该定期做颈动脉彩超或颈动脉CTA，检查是否存在血管狭窄或阻塞。
颈动脉彩超
颈动脉CTA
颈动脉狭窄横截面
斑块
血流量减少
医生，颈动脉狭窄这个病很严重吗?

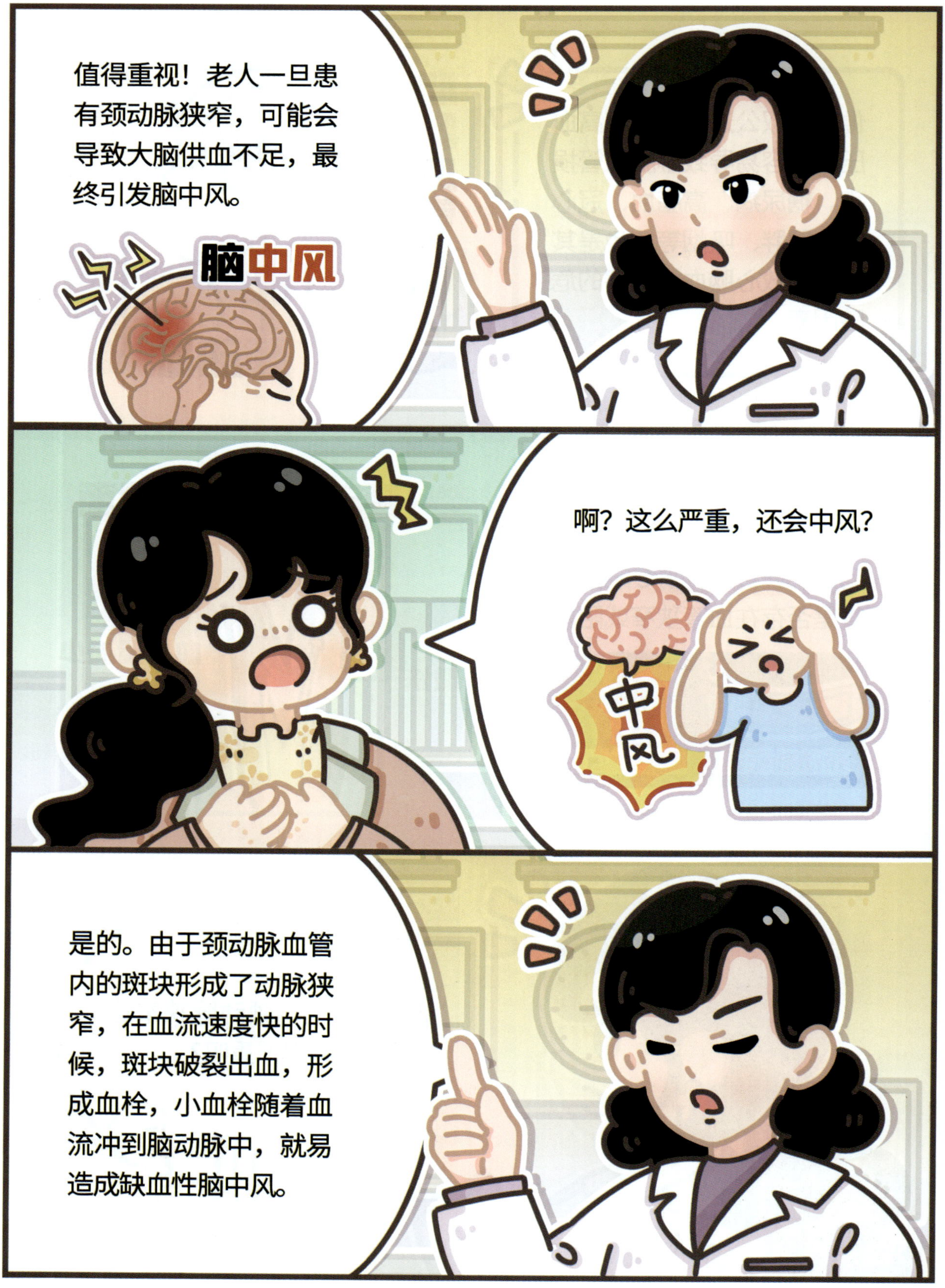
值得重视！老人一旦患有颈动脉狭窄，可能会导致大脑供血不足，最终引发脑中风。
脑中风
啊？这么严重，还会中风？
中风
是的。由于颈动脉血管内的斑块形成了动脉狭窄，在血流速度快的时候，斑块破裂出血，形成血栓，小血栓随着血流冲到脑动脉中，就易造成缺血性脑中风。

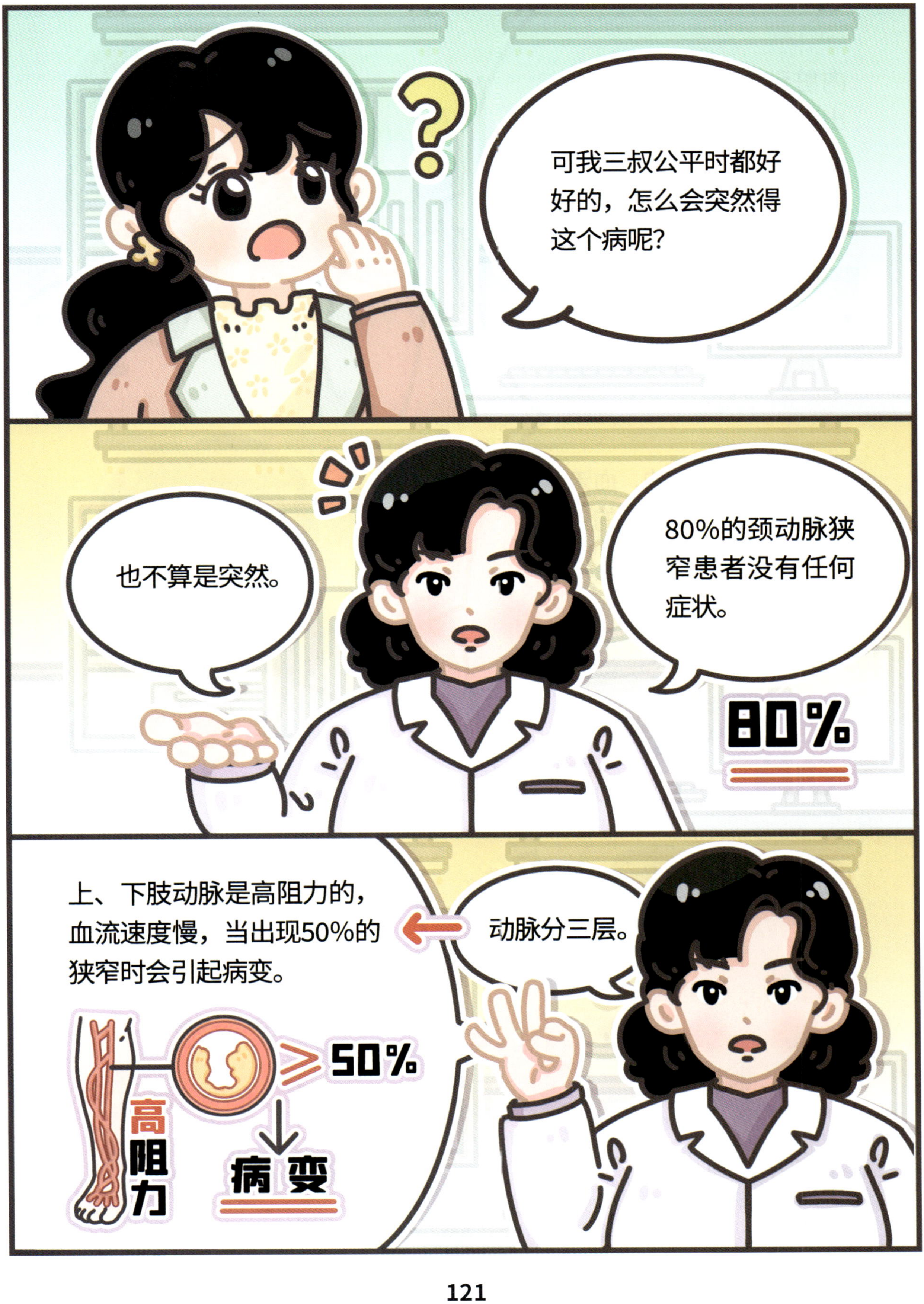
可我三叔公平时都好好的，怎么会突然得这个病呢?
也不算是突然。
80%的颈动脉狭窄患者没有任何症状。
80%
动脉分三层。
上、下肢动脉是高阻力的，血流速度慢，当出现50%的狭窄时会引起病变。
≥50%
高阻力
病变

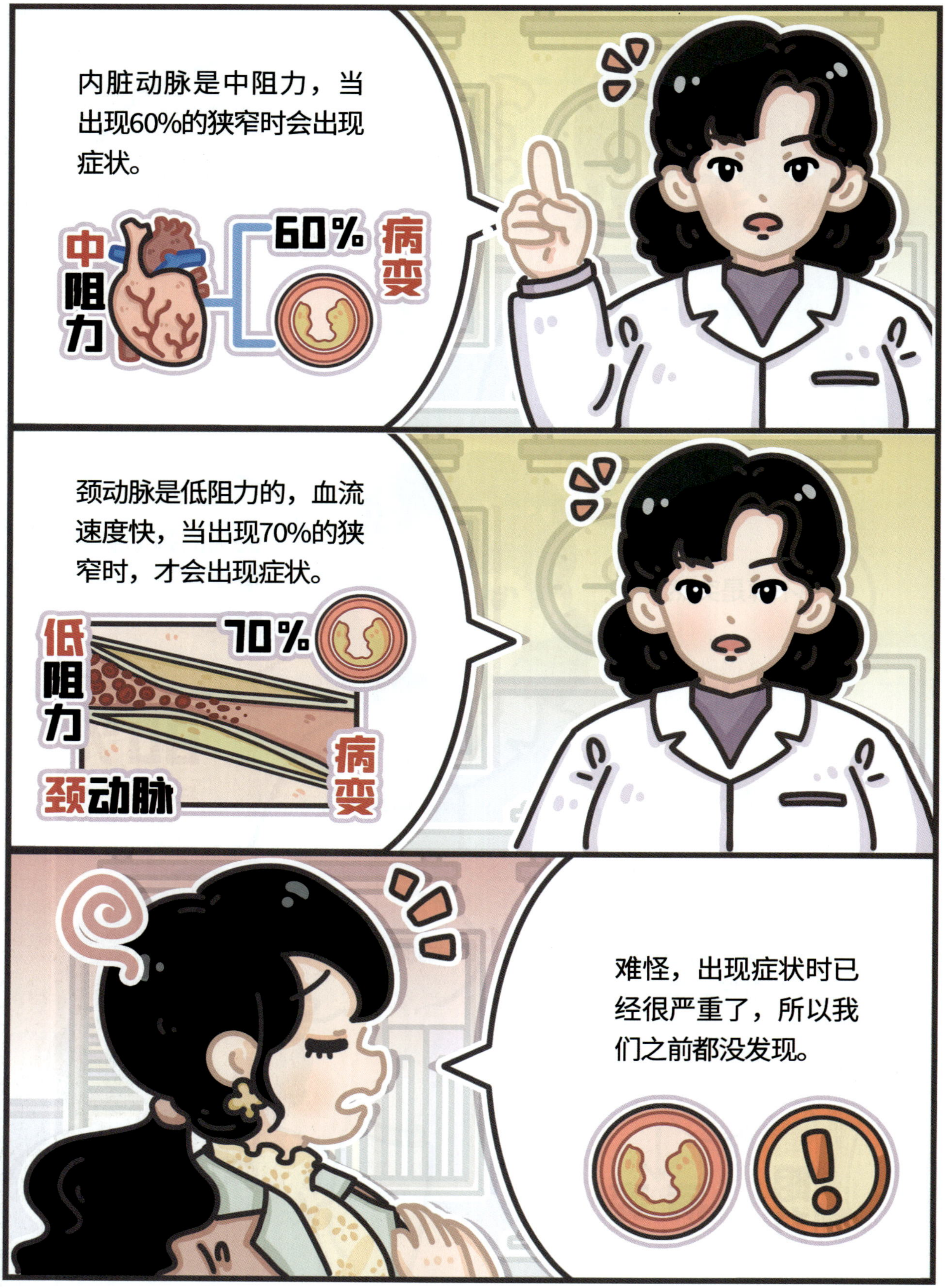
内脏动脉是中阻力，当出现60%的狭窄时会出现症状。
中阻力
60%
病变
颈动脉是低阻力的，血流速度快，当出现70%的狭窄时，才会出现症状。
低阻力
70%
颈动脉
病变
难怪，出现症状时已经很严重了，所以我们之前都没发现。

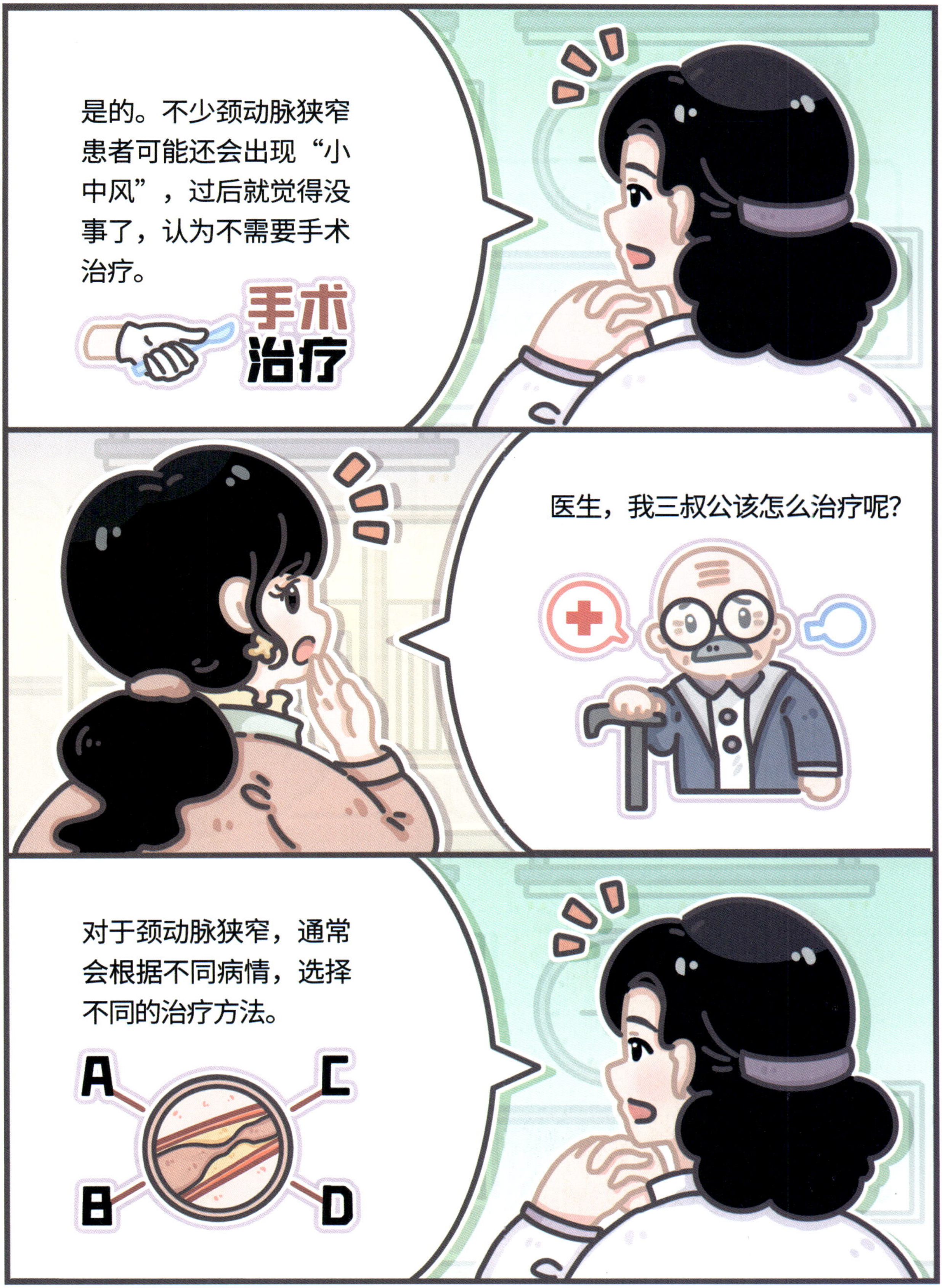

是的。不少颈动脉狭窄患者可能还会出现“小中风”，过后就觉得没事了，认为不需要手术治疗。
手术治疗
医生，我三叔公该怎么治疗呢？
对于颈动脉狭窄，通常会根据不同病情，选择不同的治疗方法。
A
B
C
D

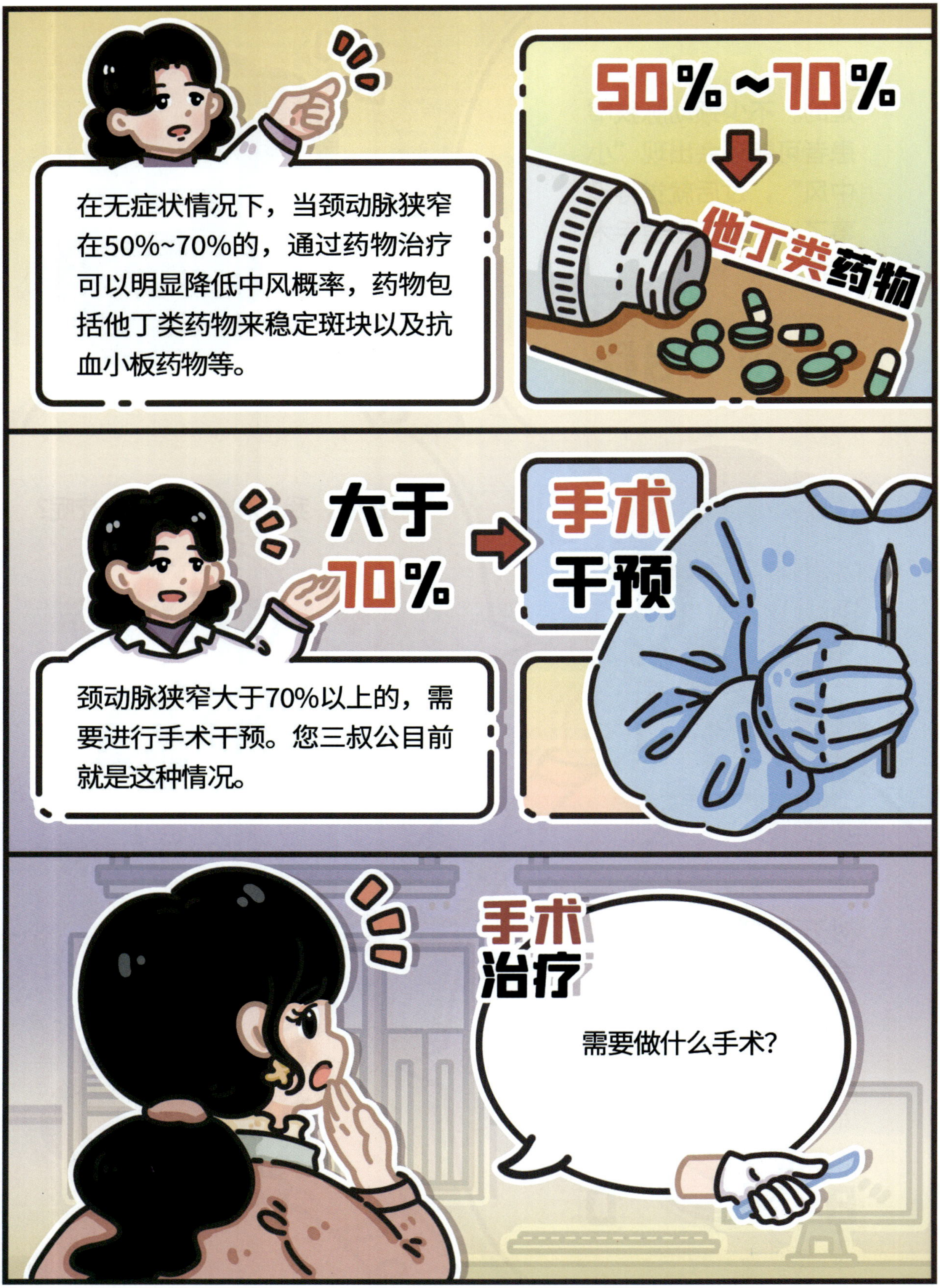
在无症状情况下，当颈动脉狭窄在50%~70%的，通过药物治疗可以明显降低中风概率，药物包括他丁类药物来稳定斑块以及抗血小板药物等。
50%~70%
他丁类药物
大于70%
手术干预
颈动脉狭窄大于70%以上的，需要进行手术干预。您三叔公目前就是这种情况。
手术治疗
需要做什么手术？

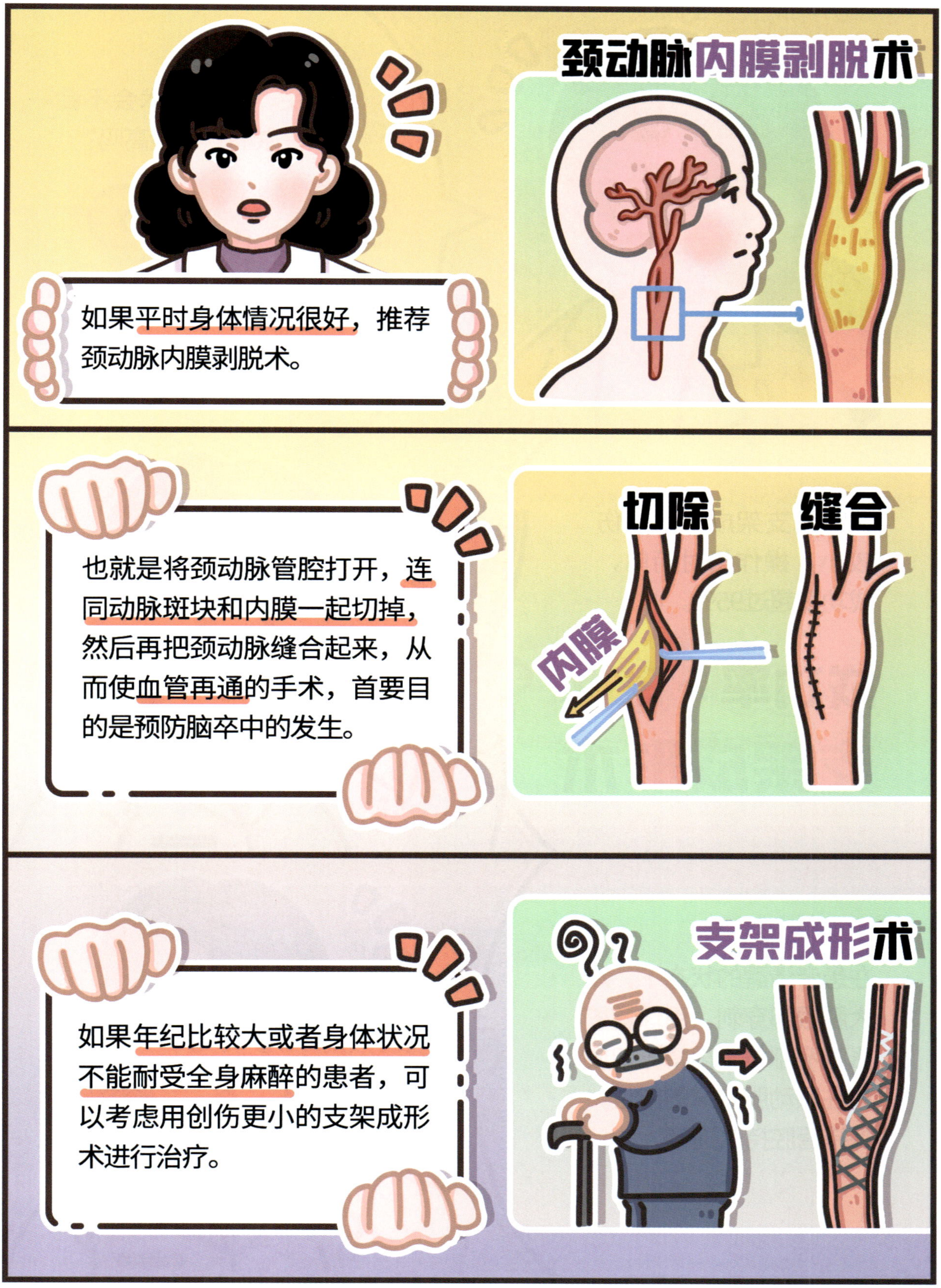
颈动脉内膜剥脱术
如果平时身体情况很好，推荐颈动脉内膜剥脱术。
切除
缝合
内膜
也就是将颈动脉管腔打开，连同动脉斑块和内膜一起切掉，然后再把颈动脉缝合起来，从而使血管再通的手术，首要目的是预防脑卒中的发生。
支架成形术
如果年纪比较大或者身体状况不能耐受全身麻醉的患者，可以考虑用创伤更小的支架成形术进行治疗。

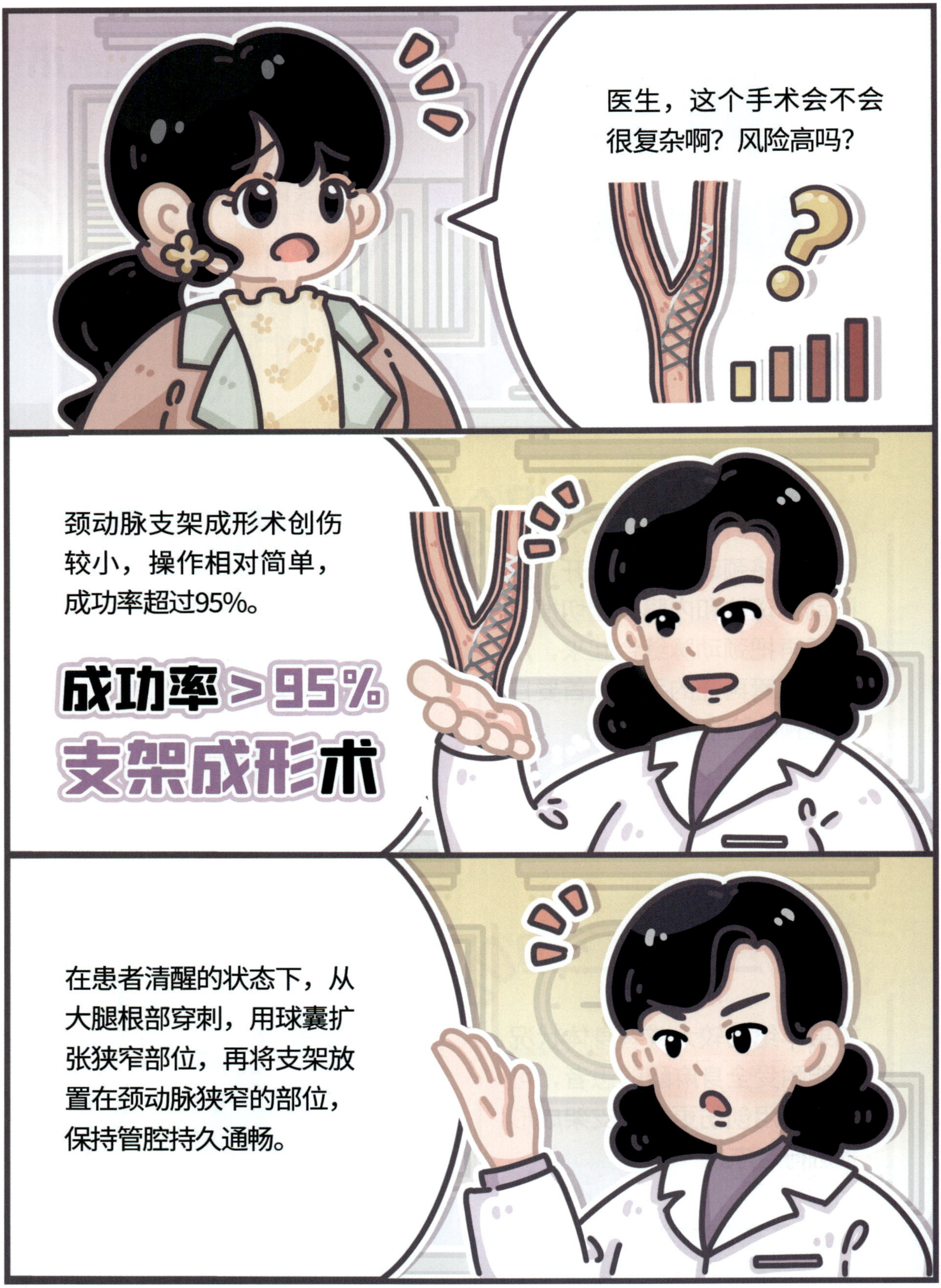
医生，这个手术会不会
很复杂啊？风险高吗？
颈动脉支架成形术创伤
较小，操作相对简单，
成功率超过95%。
成功率＞95%
支架成形术
在患者清醒的状态下，从
大腿根部穿刺，用球囊扩
张狭窄部位，再将支架放
置在颈动脉狭窄的部位，
保持管腔持久通畅。

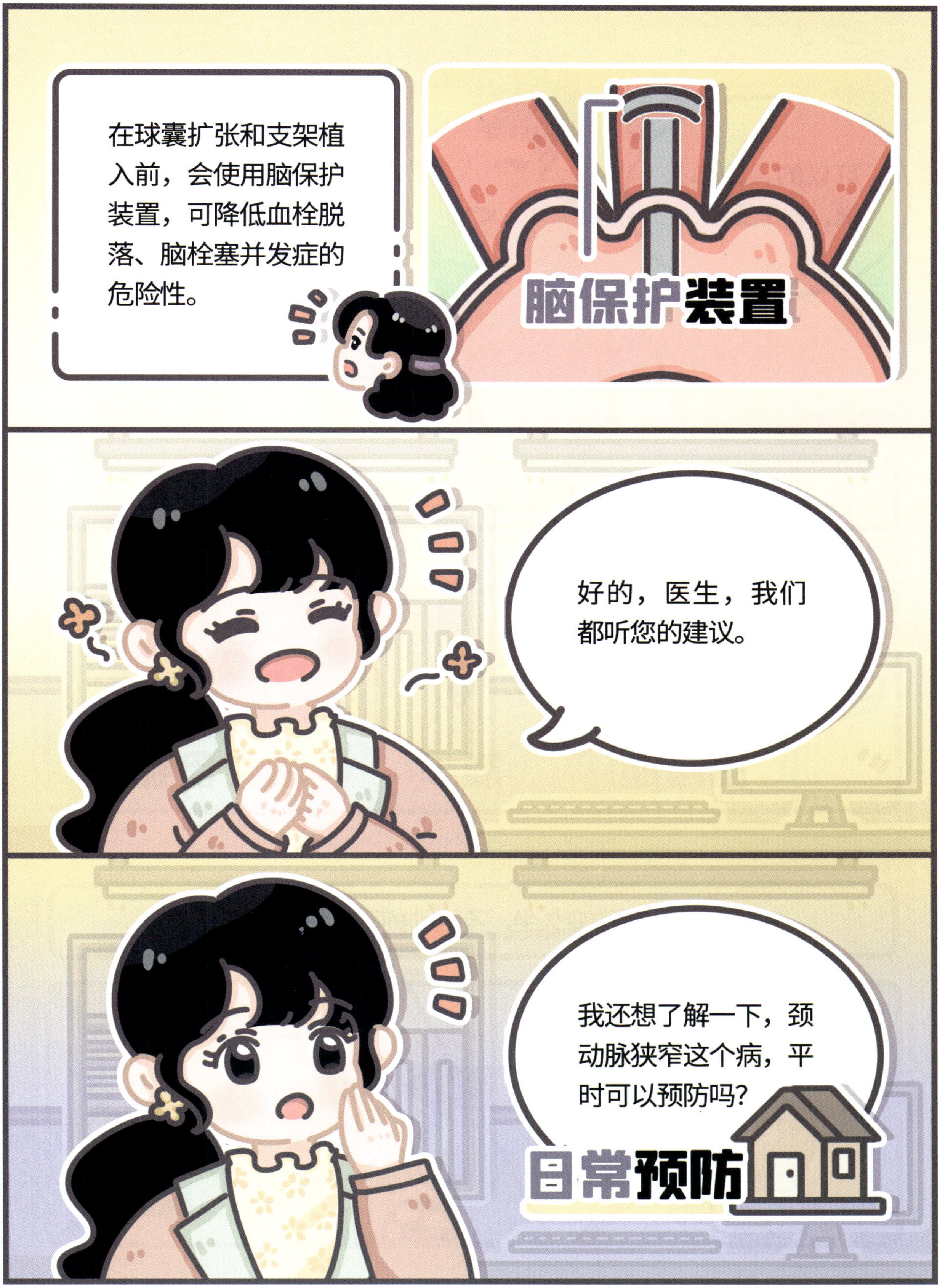
在球囊扩张和支架植入前，会使用脑保护装置，可降低血栓脱落、脑栓塞并发症的危险性。
脑保护装置
好的，医生，我们都听您的建议。
我还想了解一下，颈动脉狭窄这个病，平时可以预防吗？
日常预防

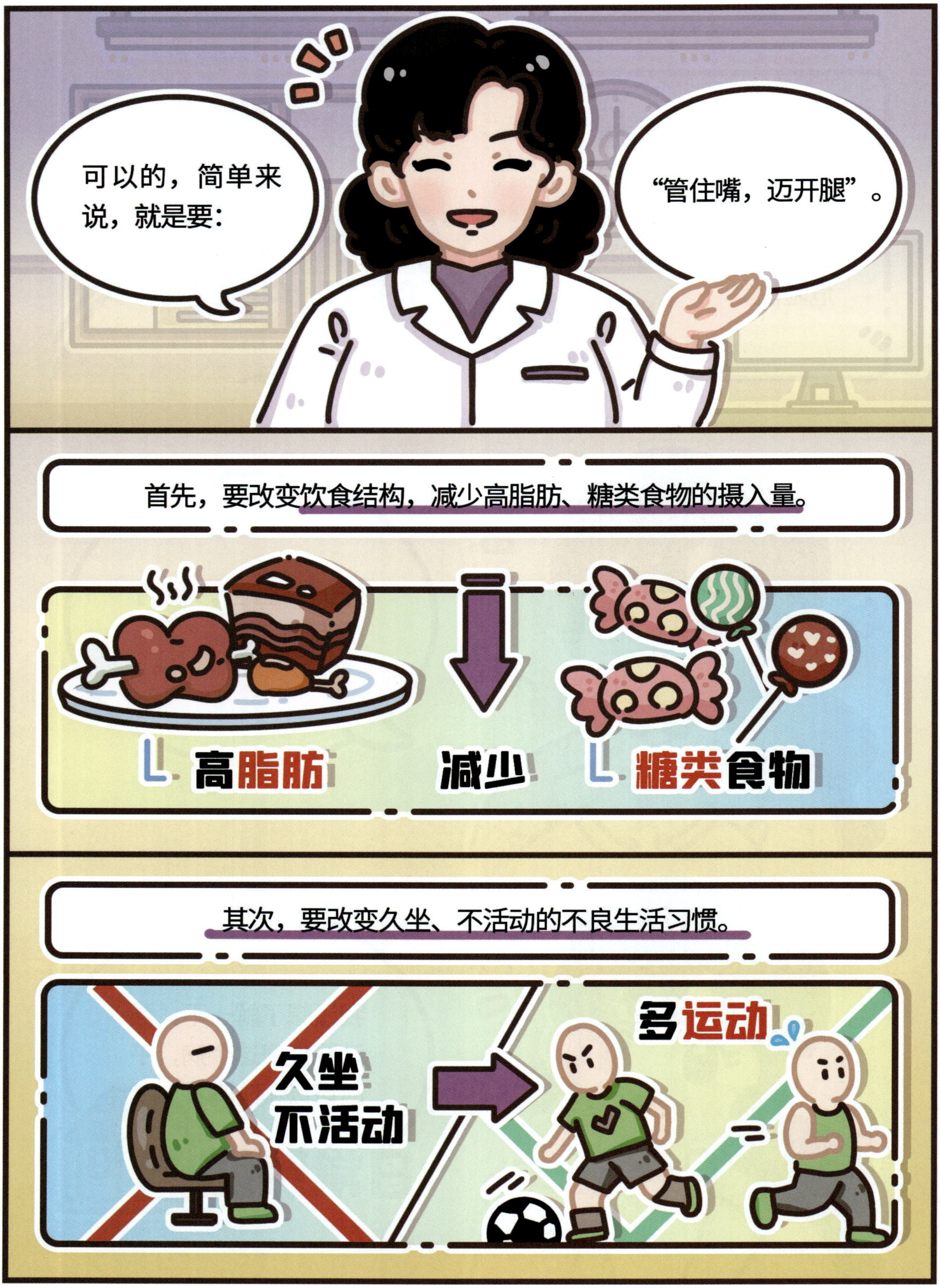

可以的，简单来说，就是要：
“管住嘴，迈开腿”。
首先，要改变饮食结构，减少高脂肪、糖类食物的摄入量。
高脂肪
减少
糖类食物
其次，要改变久坐、不活动的不良生活习惯。
久坐
不活动
多运动

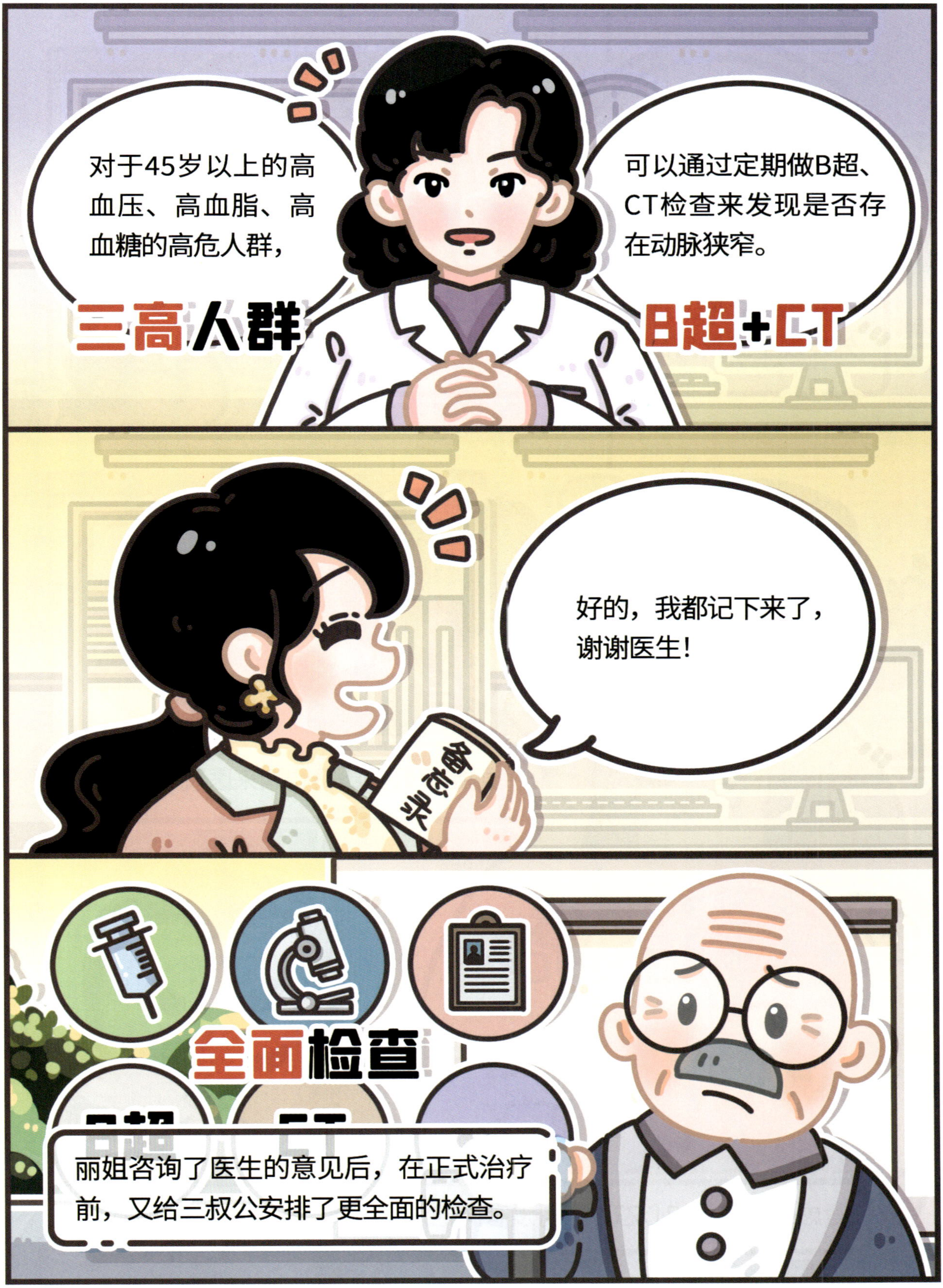
对于45岁以上的高血压、高血脂、高血糖的高危人群，
可以通过定期做B超、CT检查来发现是否存在动脉狭窄。
三高人群
B超+CT
好的，我都记下来了，谢谢医生！
备忘录
全面检查
丽姐咨询了医生的意见后，在正式治疗前，又给三叔公安排了更全面的检查。

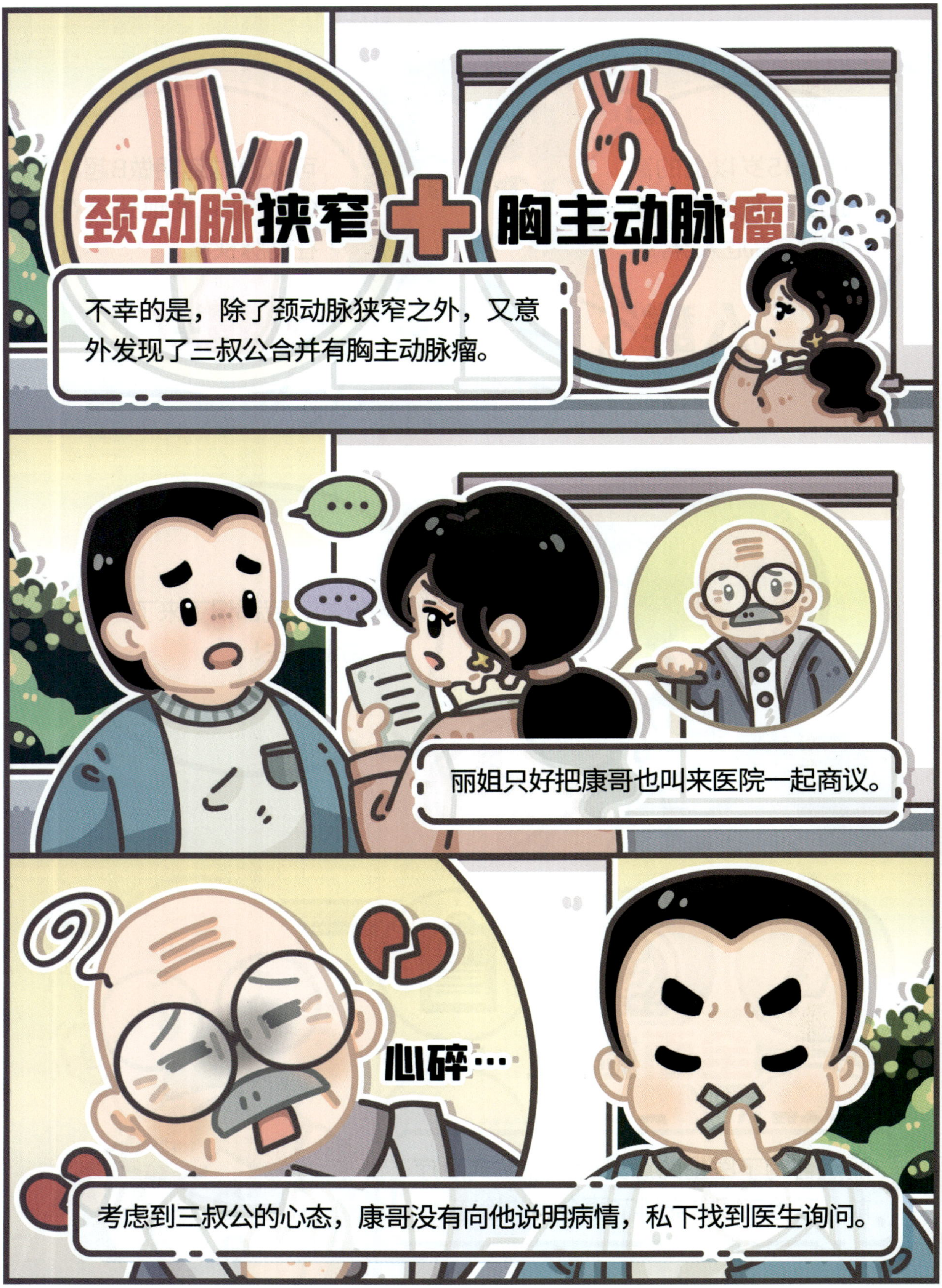
颈动脉狭窄+胸主动脉瘤
不幸的是，除了颈动脉狭窄之外，又意外发现了三叔公合并有胸主动脉瘤。
丽姐只好把康哥也叫来医院一起商议。
心碎…
考虑到三叔公的心态，康哥没有向他说明病情，私下找到医生询问。

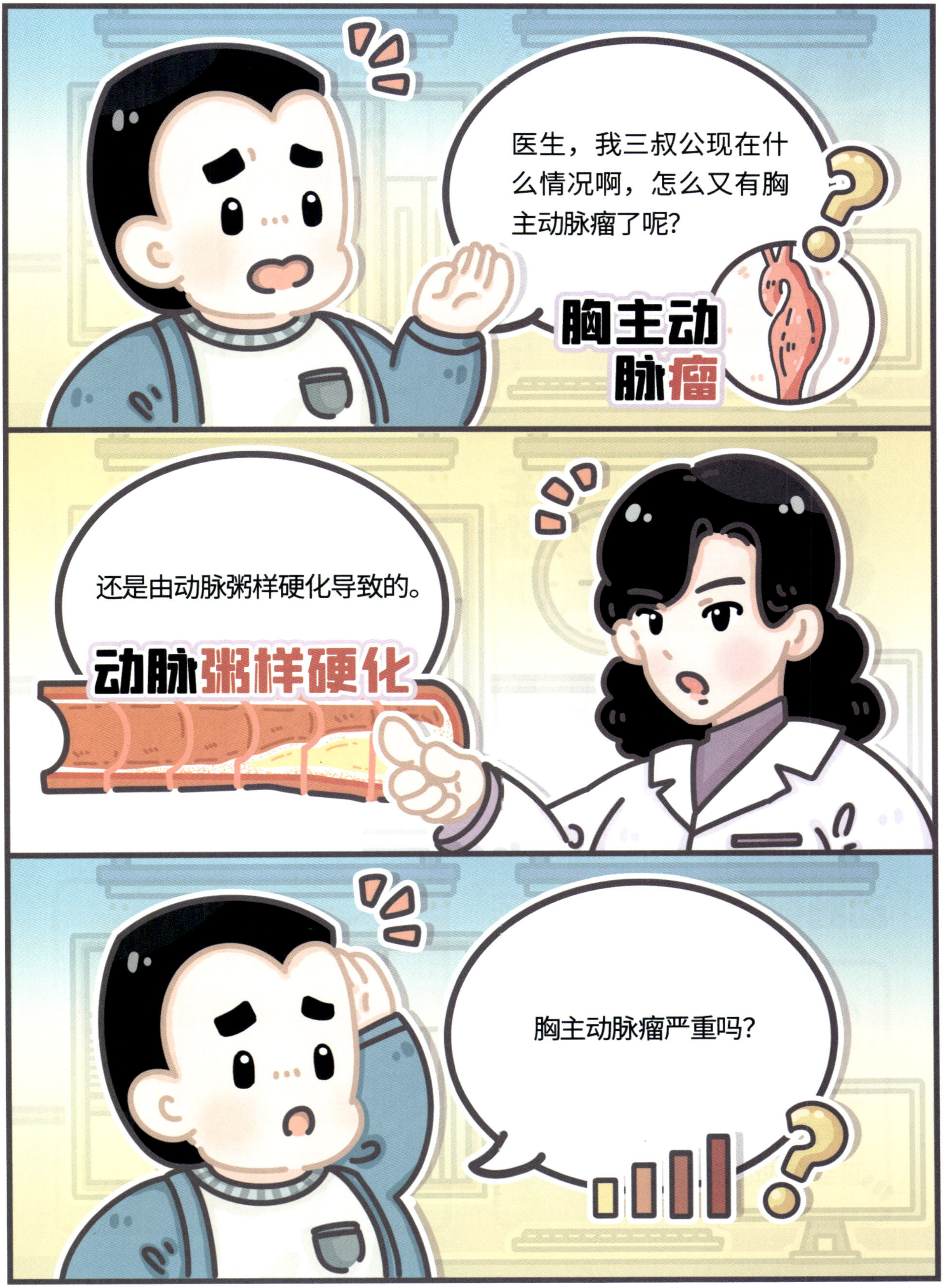
医生，我三叔公现在什么情况啊，怎么又有胸主动脉瘤了呢?
胸主动脉瘤
还是由动脉粥样硬化导致的。
动脉粥样硬化
胸主动脉瘤严重吗?

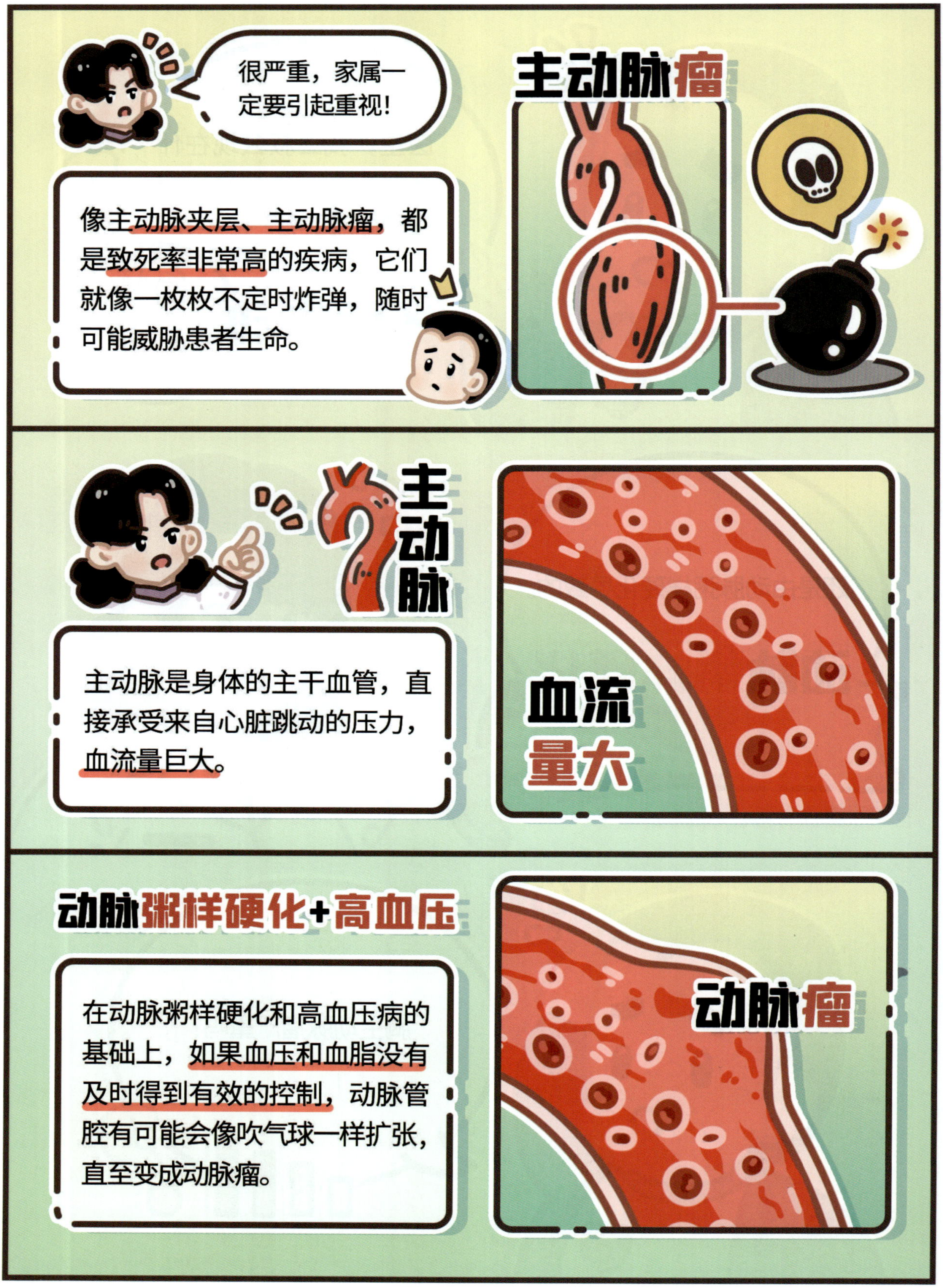
很严重，家属一定要引起重视!
主动脉瘤
像主动脉夹层、主动脉瘤，都是致死率非常高的疾病，它们就像一枚枚不定时炸弹，随时可能威胁患者生命。
主动脉
主动脉是身体的主干血管，直接承受来自心脏跳动的压力，血流量巨大。
血流量大
动脉粥样硬化+高血压
在动脉粥样硬化和高血压病的基础上，如果血压和血脂没有及时得到有效的控制，动脉管腔有可能会像吹气球一样扩张，直至变成动脉瘤。
动脉瘤

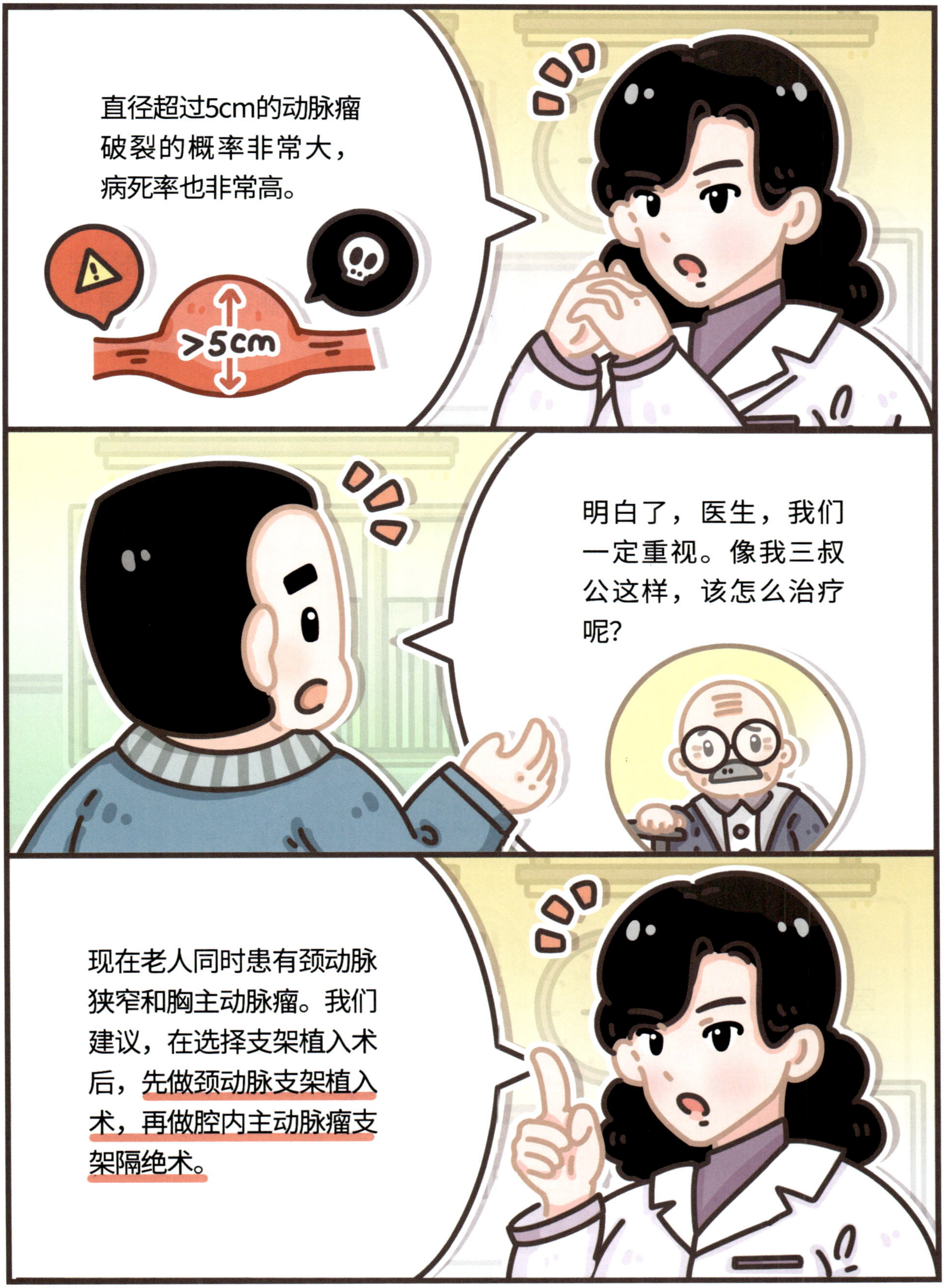
直径超过5cm的动脉瘤破裂的概率非常大，病死率也非常高。
>5cm
明白了，医生，我们一定重视。像我三叔公这样，该怎么治疗呢？
现在老人同时患有颈动脉狭窄和胸主动脉瘤。我们建议，在选择支架植入术后，先做颈动脉支架植入术，再做腔内主动脉瘤支架隔绝术。

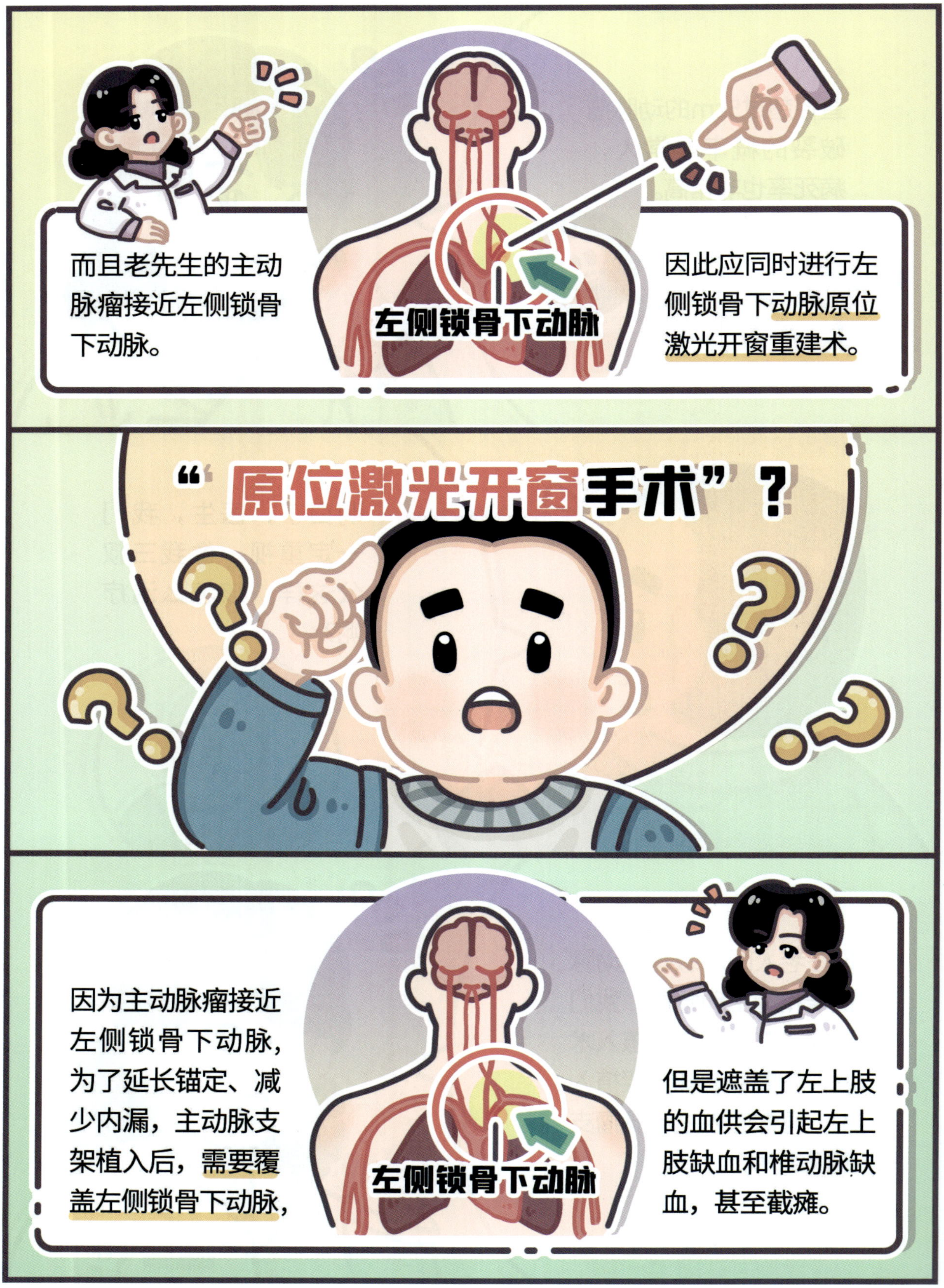
而且老先生的主动脉瘤接近左侧锁骨下动脉。
左侧锁骨下动脉
因此应同时进行左侧锁骨下动脉原位激光开窗重建术。
"原位激光开窗手术"？
因为主动脉瘤接近左侧锁骨下动脉，为了延长锚定、减少内漏，主动脉支架植入后，需要覆盖左侧锁骨下动脉，
左侧锁骨下动脉
但是遮盖了左上肢的血供会引起左上肢缺血和椎动脉缺血，甚至截瘫。

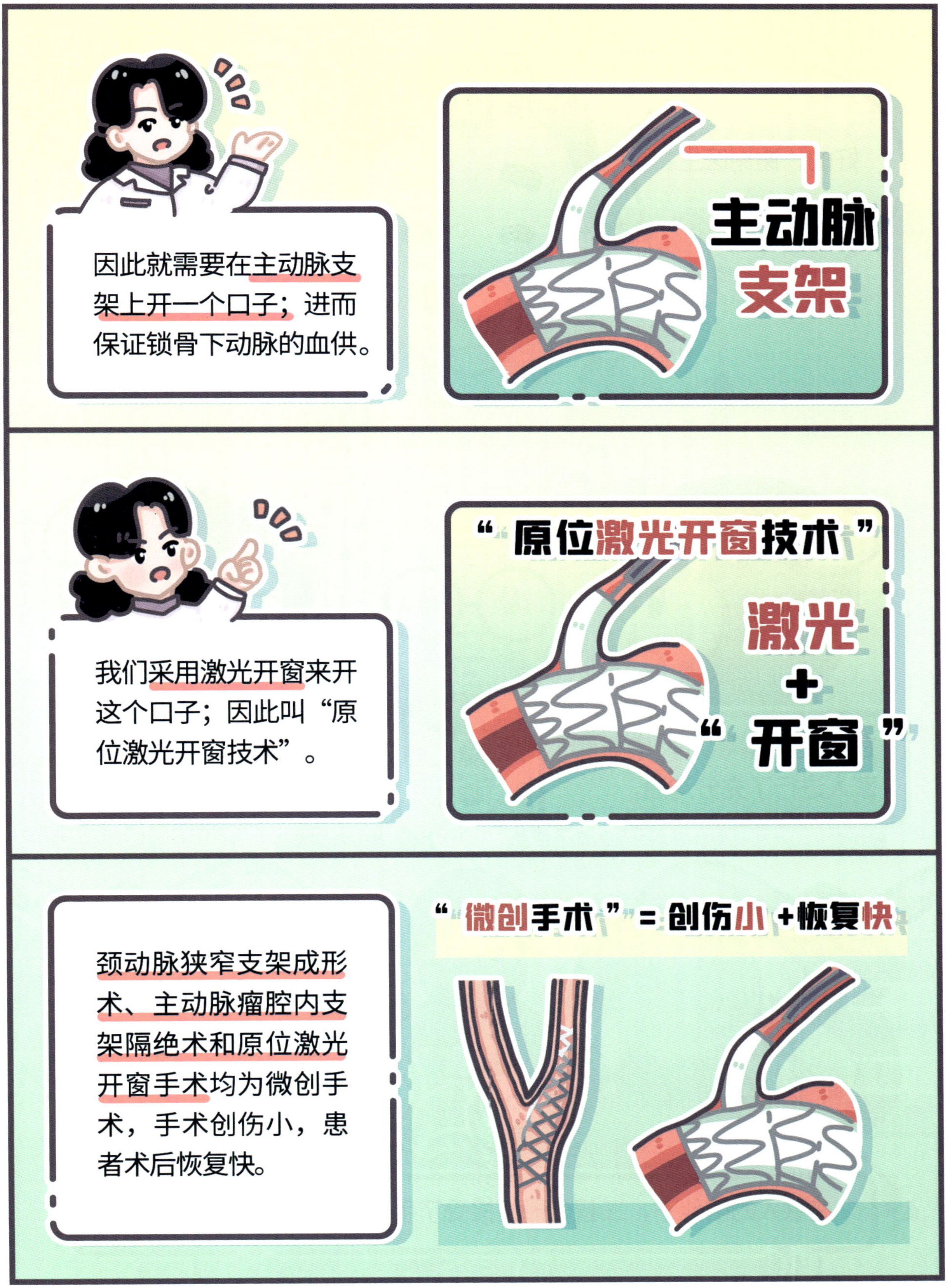

因此就需要在主动脉支架上开一个口子；进而保证锁骨下动脉的血供。
主动脉
支架
我们采用激光开窗来开这个口子；因此叫“原位激光开窗技术”。
“原位激光开窗技术”
激光
+
“开窗”
颈动脉狭窄支架成形术、主动脉瘤腔内支架隔绝术和原位激光开窗手术均为微创手术，手术创伤小，患者术后恢复快。
“微创手术”= 创伤小 +恢复快

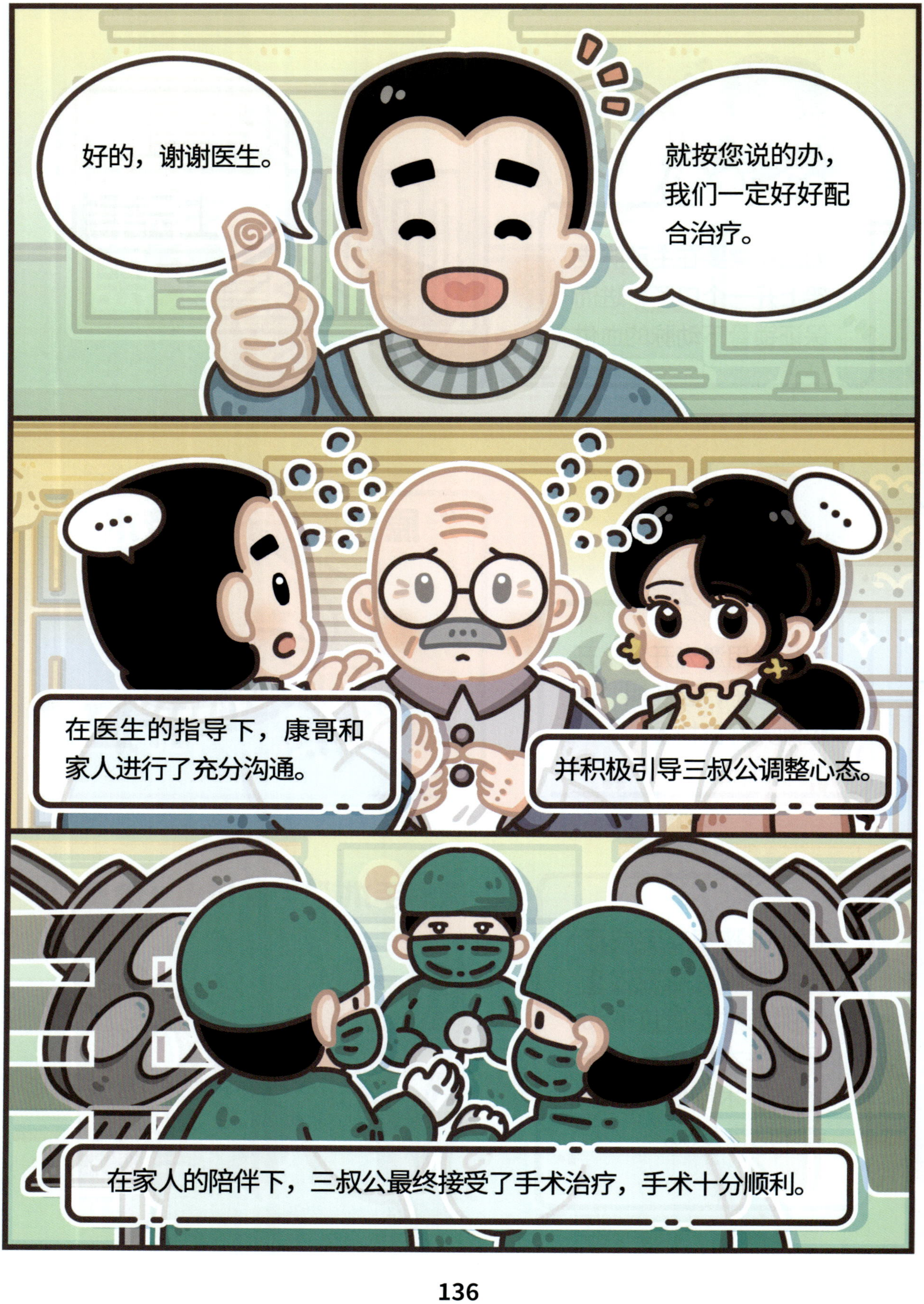
好的，谢谢医生。
就按您说的办，我们一定好好配合治疗。
…
…
在医生的指导下，康哥和家人进行了充分沟通。
并积极引导三叔公调整心态。
在家人的陪伴下，三叔公最终接受了手术治疗，手术十分顺利。

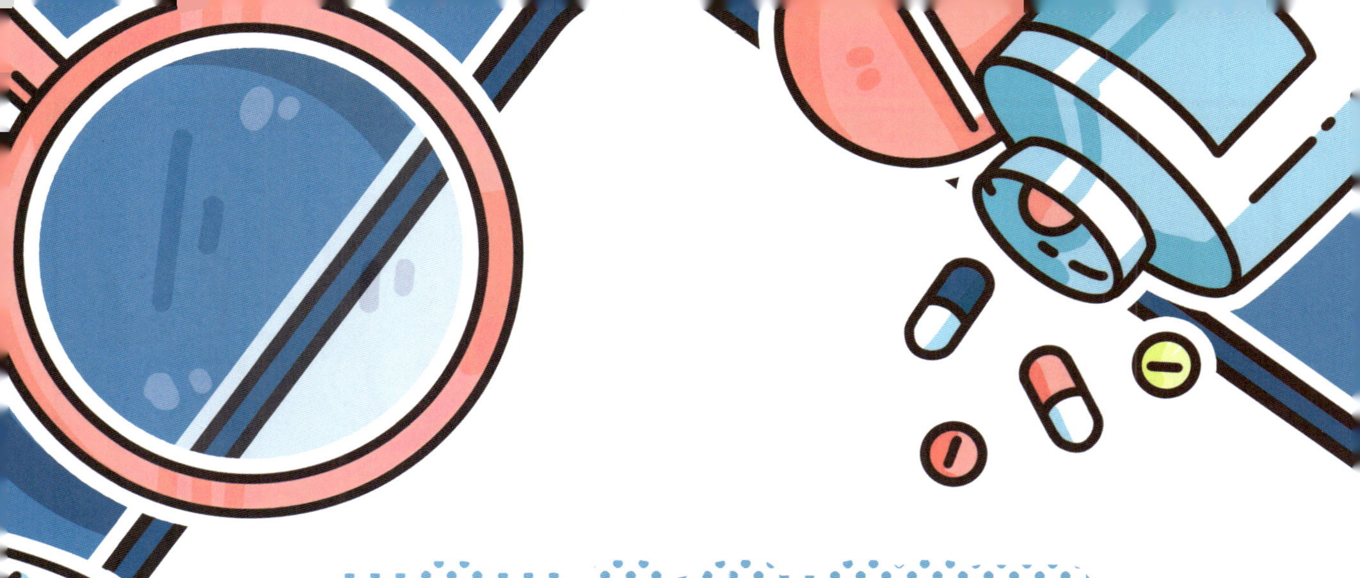

守护期：

常常是安慰，总是在帮助

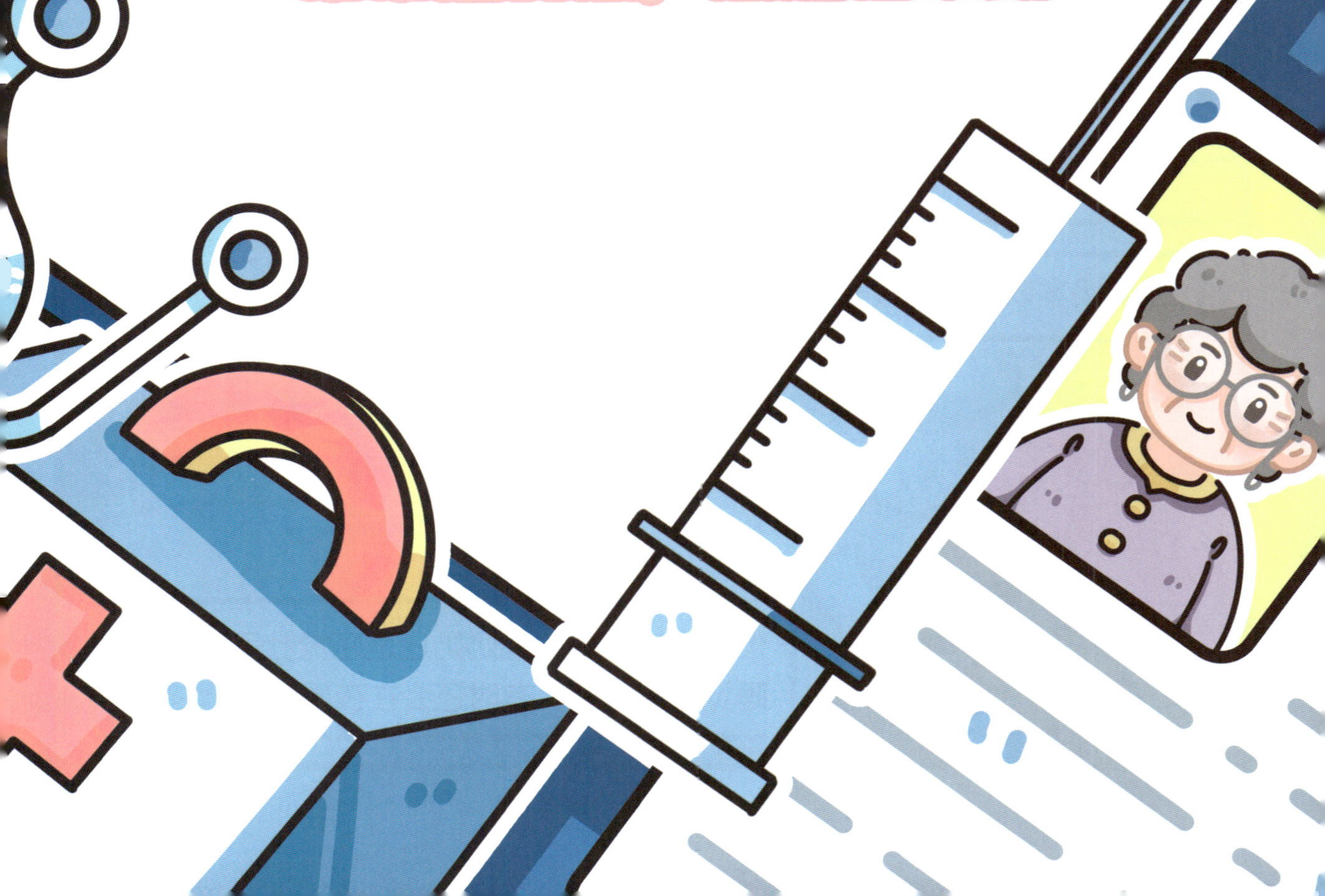

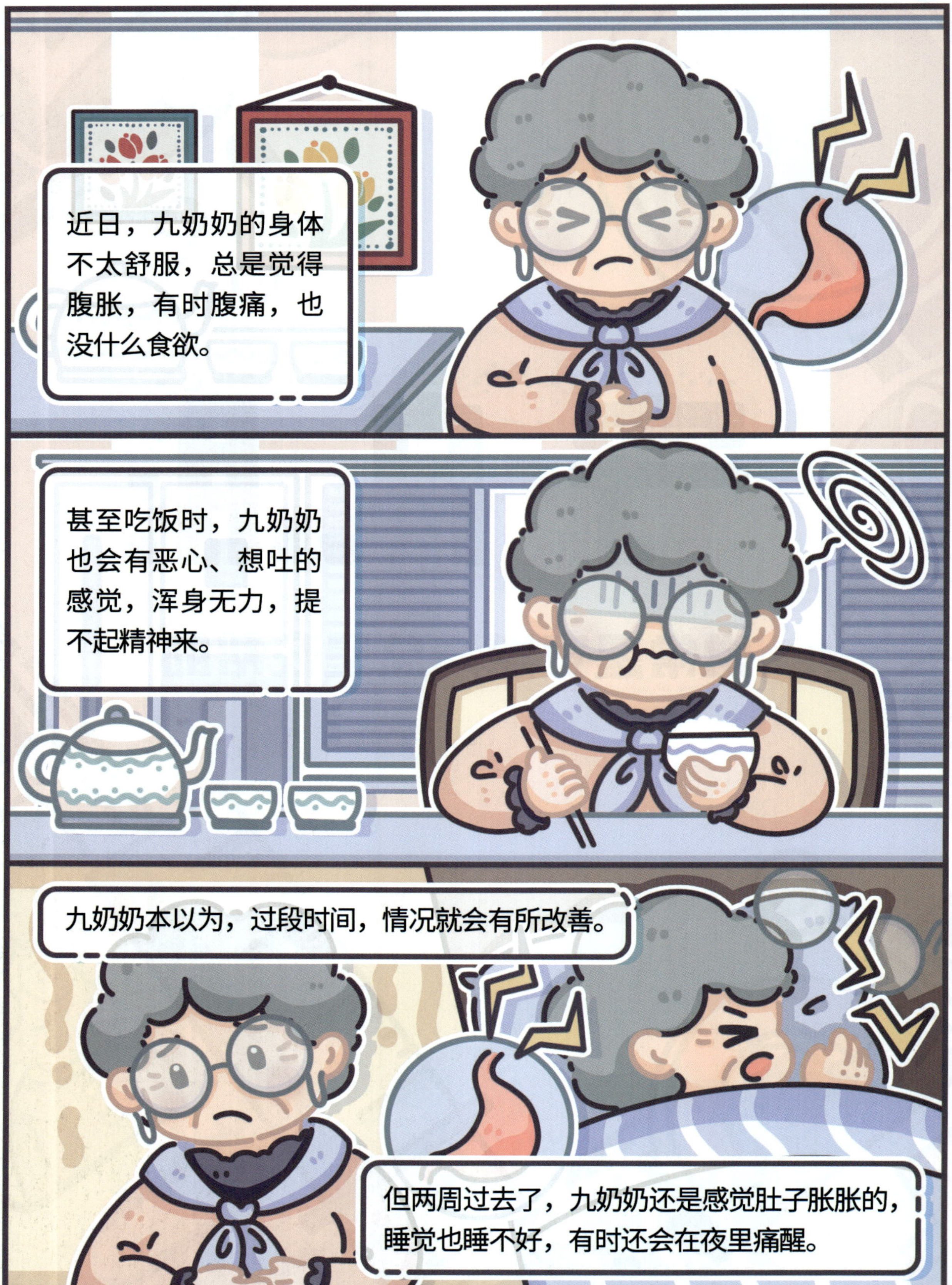
近日，九奶奶的身体不太舒服，总是觉得腹胀，有时腹痛，也没什么食欲。
甚至吃饭时，九奶奶也会有恶心、想吐的感觉，浑身无力，提不起精神来。
九奶奶本以为，过段时间，情况就会有所改善。
但两周过去了，九奶奶还是感觉肚子胀胀的，睡觉也睡不好，有时还会在夜里痛醒。

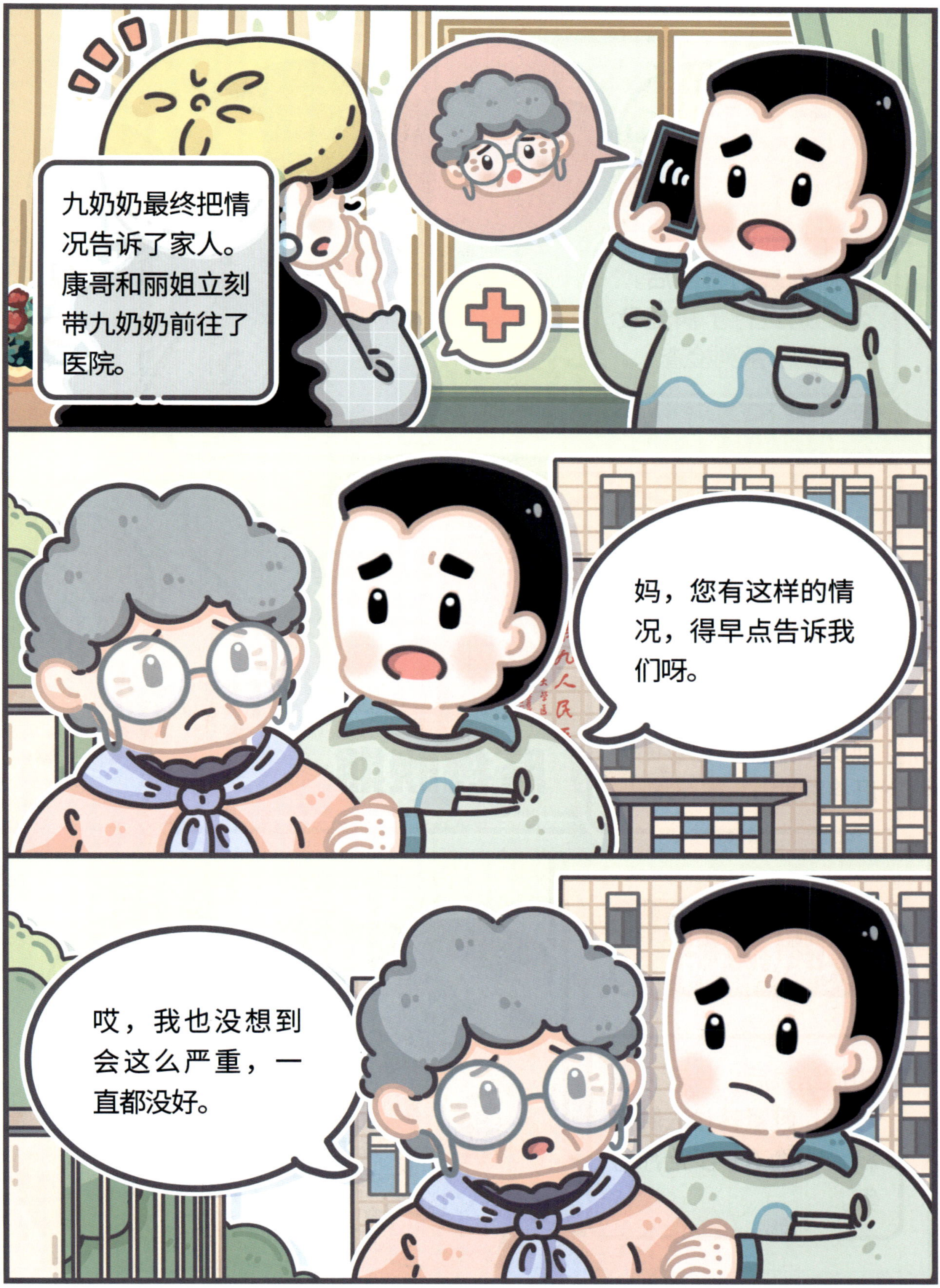
九奶奶最终把情况告诉了家人。康哥和丽姐立刻带九奶奶前往了医院。
妈，您有这样的情况，得早点告诉我们呀。
哎，我也没想到会这么严重，一直都没好。

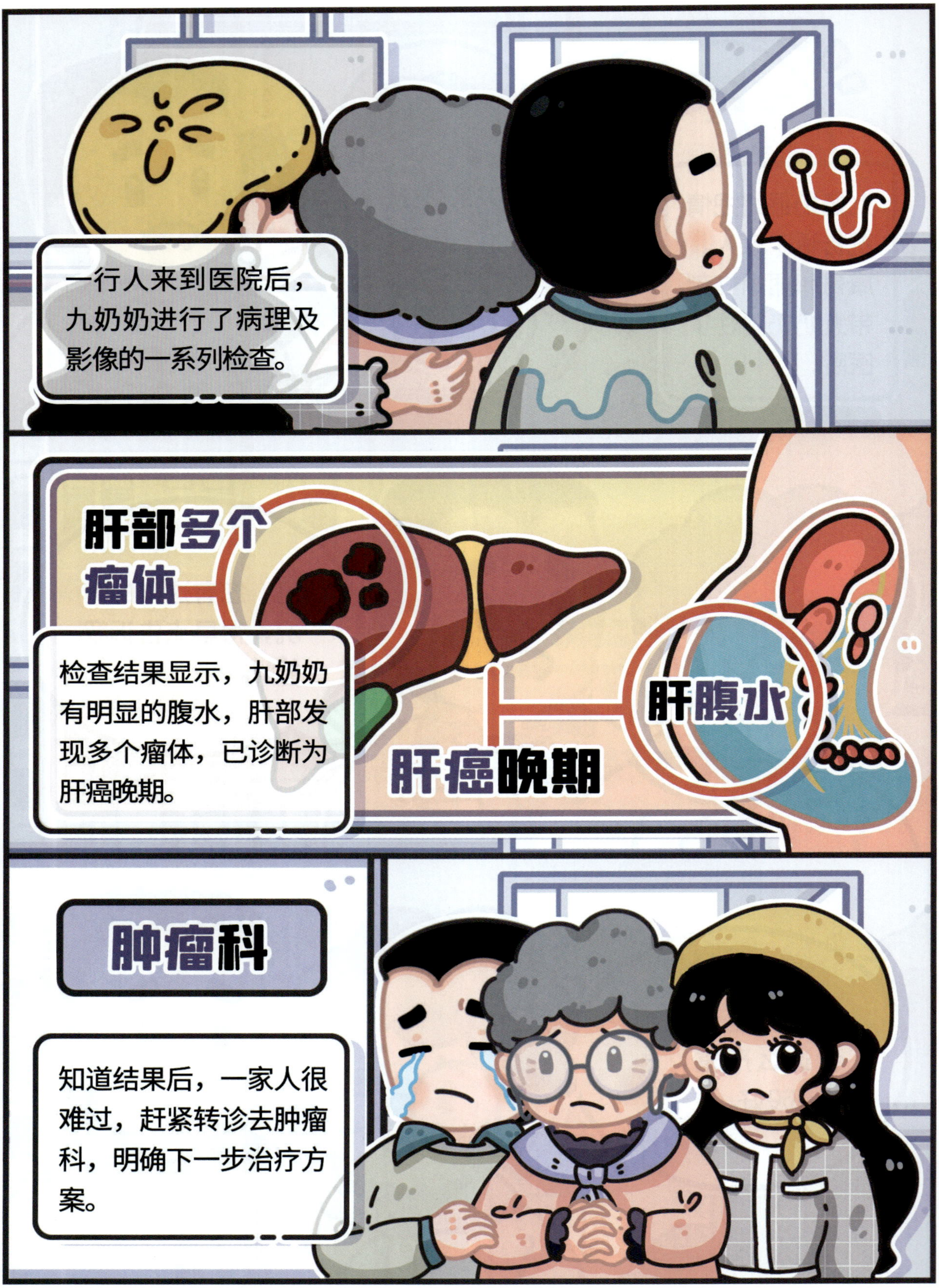
一行人来到医院后，九奶奶进行了病理及影像的一系列检查。
肝部多个瘤体
肝腹水
肝癌晚期
检查结果显示，九奶奶有明显的腹水，肝部发现多个瘤体，已诊断为肝癌晚期。
肿瘤科
知道结果后，一家人很难过，赶紧转诊去肿瘤科，明确下一步治疗方案。

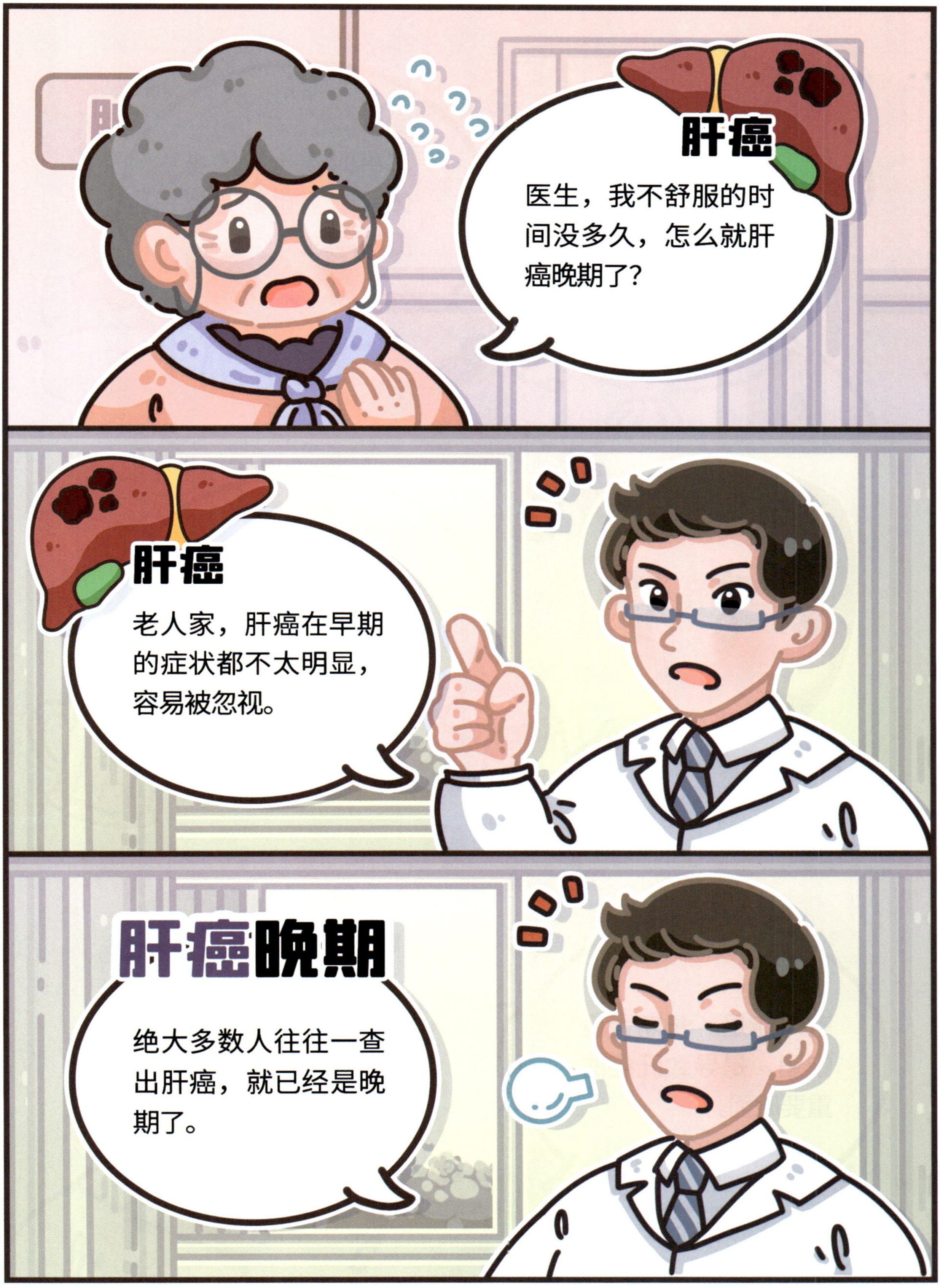
肝癌
医生，我不舒服的时间没多久，怎么就肝癌晚期了？
肝癌
老人家，肝癌在早期的症状都不太明显，容易被忽视。
肝癌晚期
绝大多数人往往一查出肝癌，就已经是晚期了。

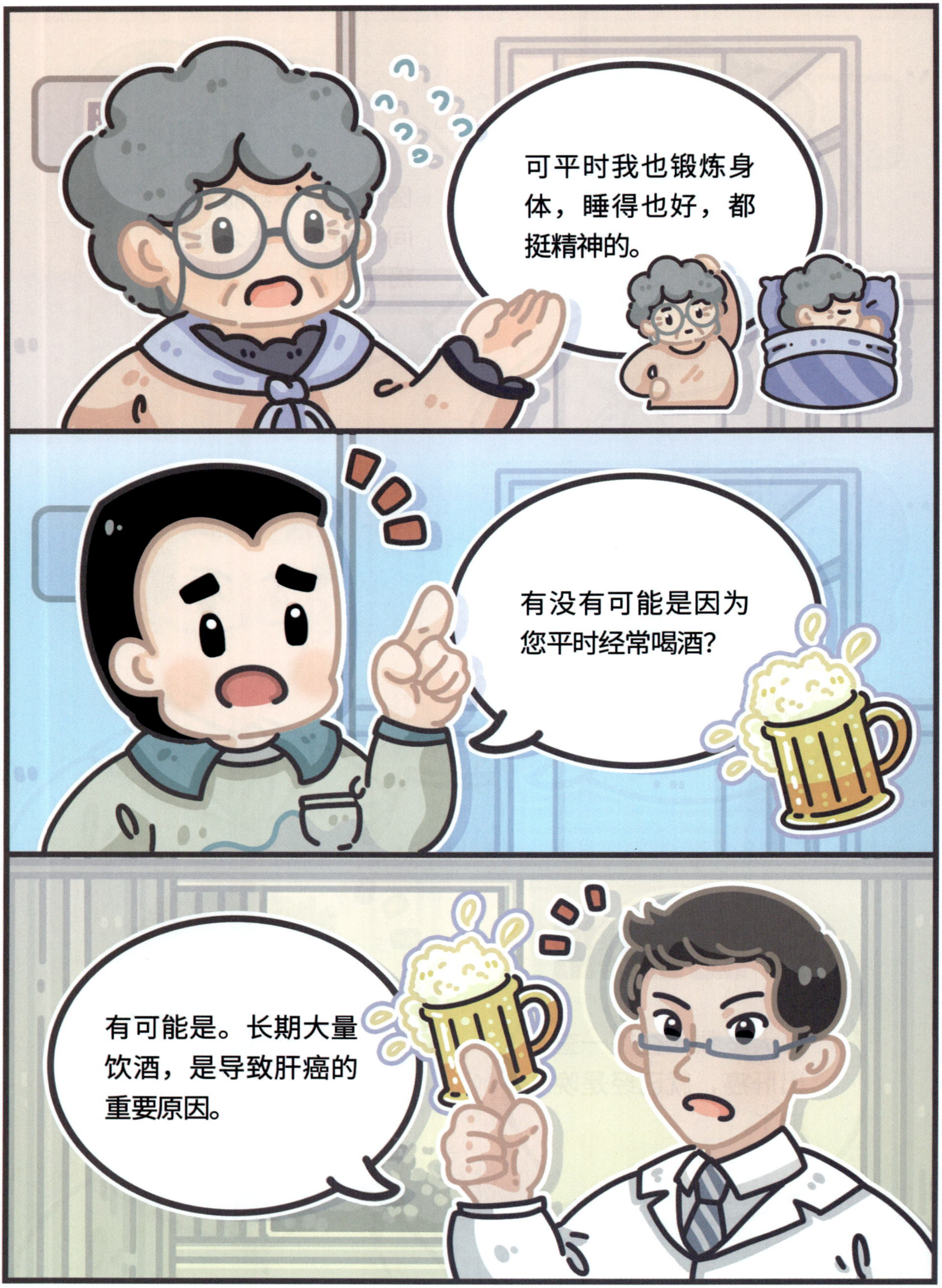
可平时我也锻炼身体，睡得也好，都挺精神的。
有没有可能是因为您平时经常喝酒？
有可能是。长期大量饮酒，是导致肝癌的重要原因。

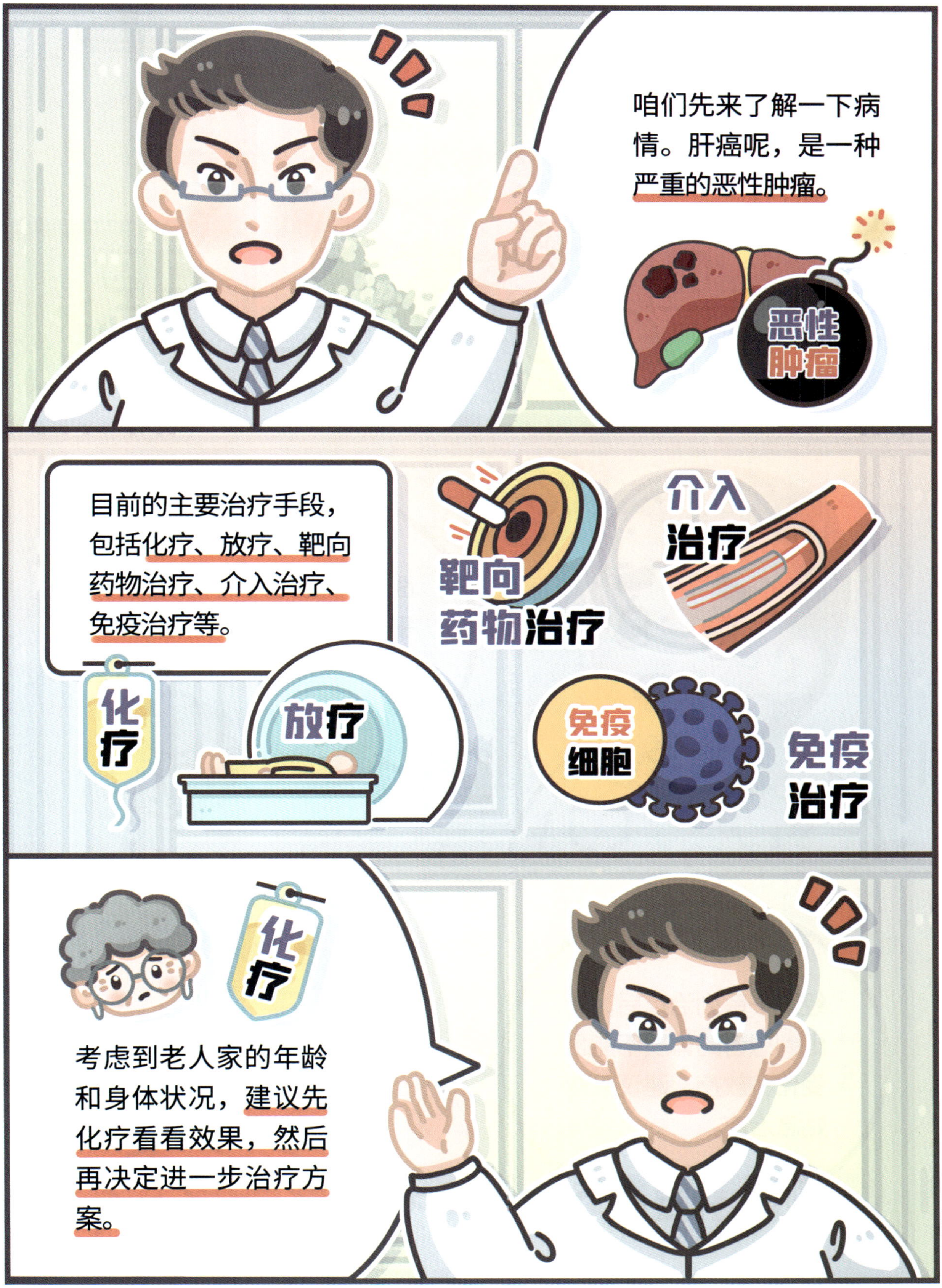

咱们先来了解一下病情。肝癌呢，是一种严重的恶性肿瘤。
恶性
肿瘤
目前的主要治疗手段，包括化疗、放疗、靶向药物治疗、介入治疗、免疫治疗等。
靶向
药物治疗
介入
治疗
化疗
放疗
免疫
细胞
免疫
治疗
化疗
考虑到老人家的年龄和身体状况，建议先化疗看看效果，然后再决定进一步治疗方案。

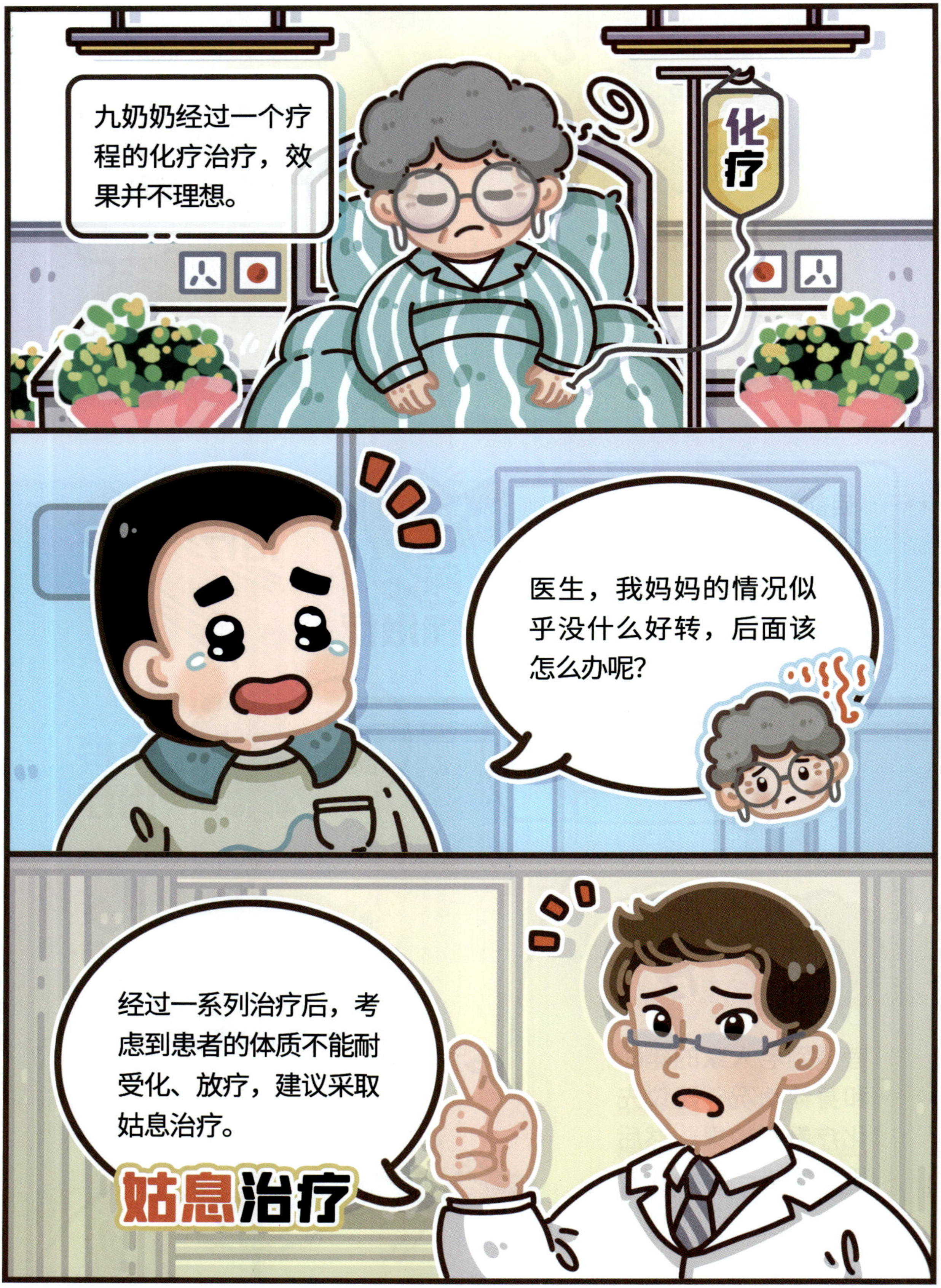

九奶奶经过一个疗程的化疗治疗，效果并不理想。
化疗
医生，我妈妈的情况似乎没什么好转，后面该怎么办呢？
经过一系列治疗后，考虑到患者的体质不能耐受化、放疗，建议采取姑息治疗。
姑息治疗

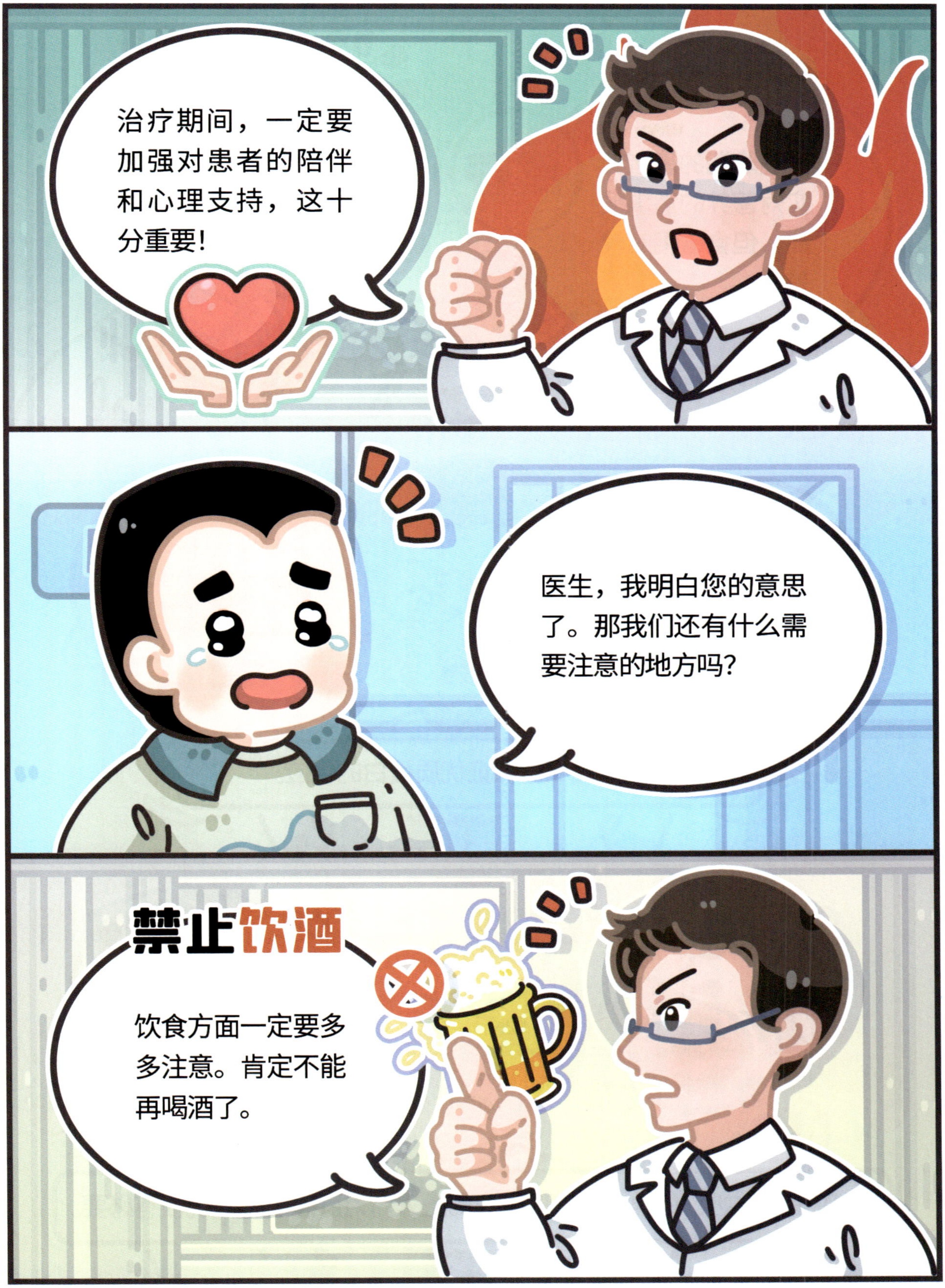
治疗期间，一定要加强对患者的陪伴和心理支持，这十分重要！
医生，我明白您的意思了。那我们还有什么需要注意的地方吗？
禁止饮酒
饮食方面一定要多多注意。肯定不能再喝酒了。

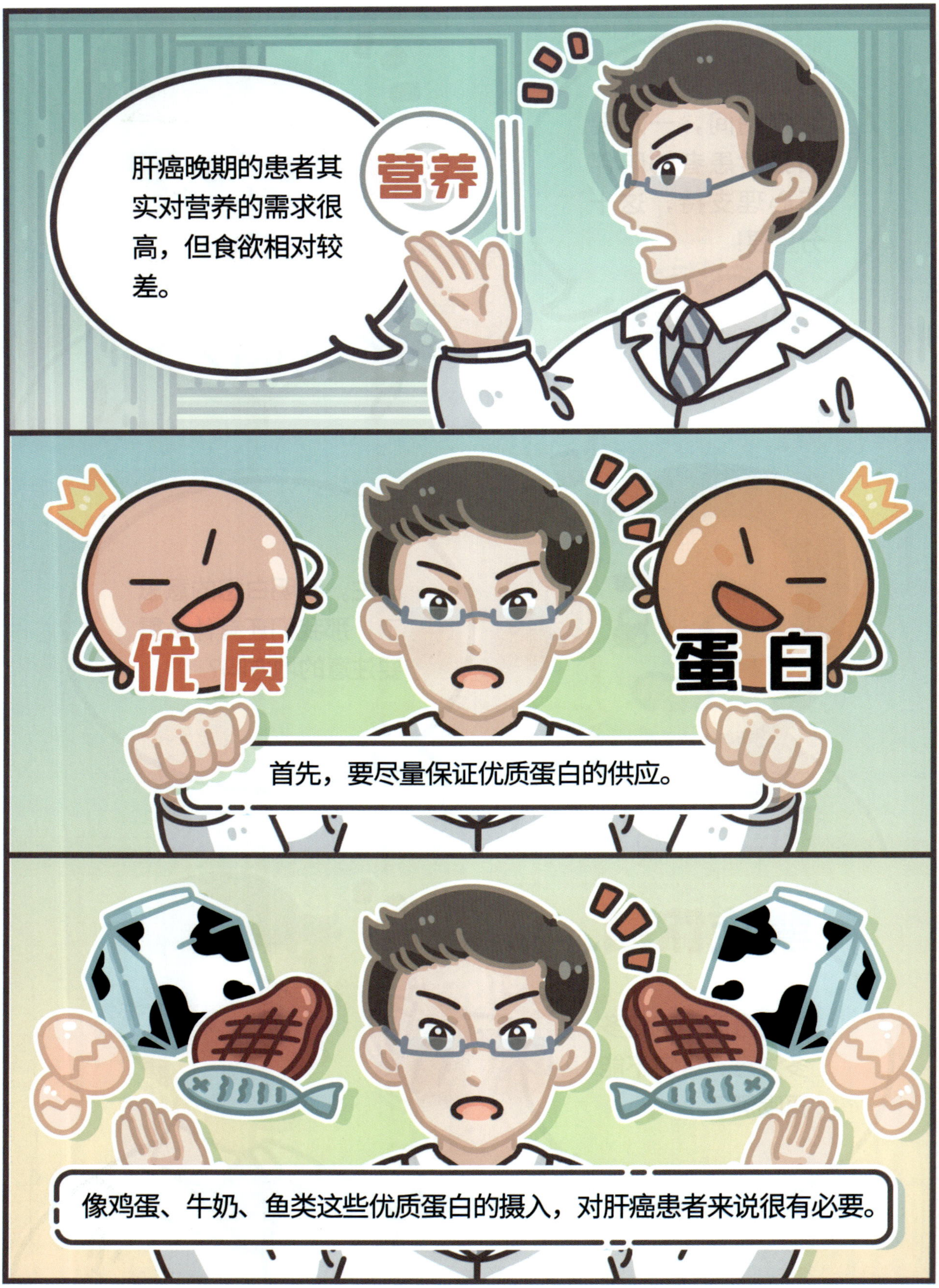

肝癌晚期的患者其实对营养的需求很高，但食欲相对较差。
营养
优质
蛋白
首先，要尽量保证优质蛋白的供应。
像鸡蛋、牛奶、鱼类这些优质蛋白的摄入，对肝癌患者来说很有必要。

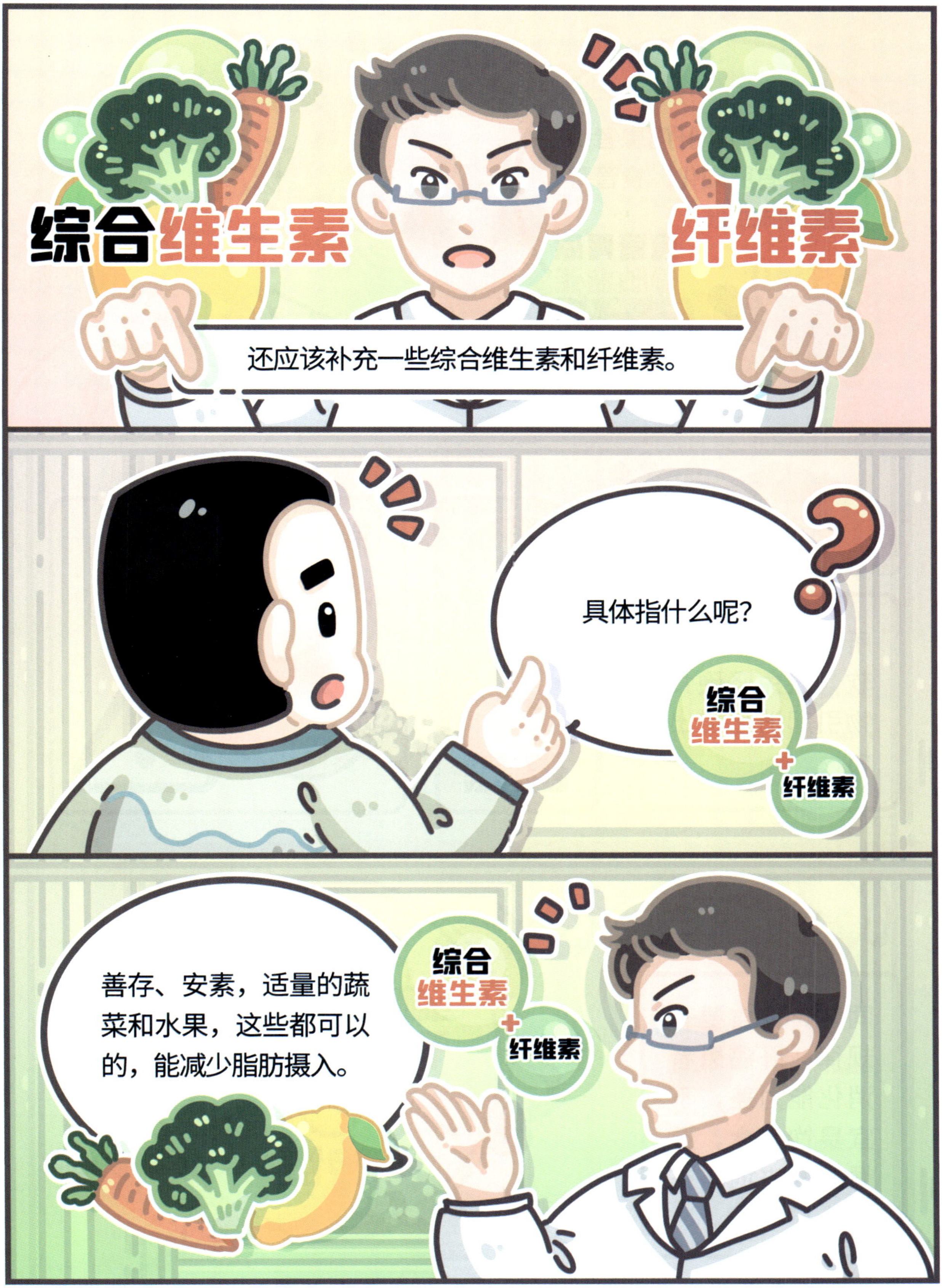
综合维生素
纤维素
还应该补充一些综合维生素和纤维素。
具体指什么呢？
综合
维生素
+
纤维素
善存、安素，适量的蔬菜和水果，这些都可以的，能减少脂肪摄入。
综合
维生素
+
纤维素

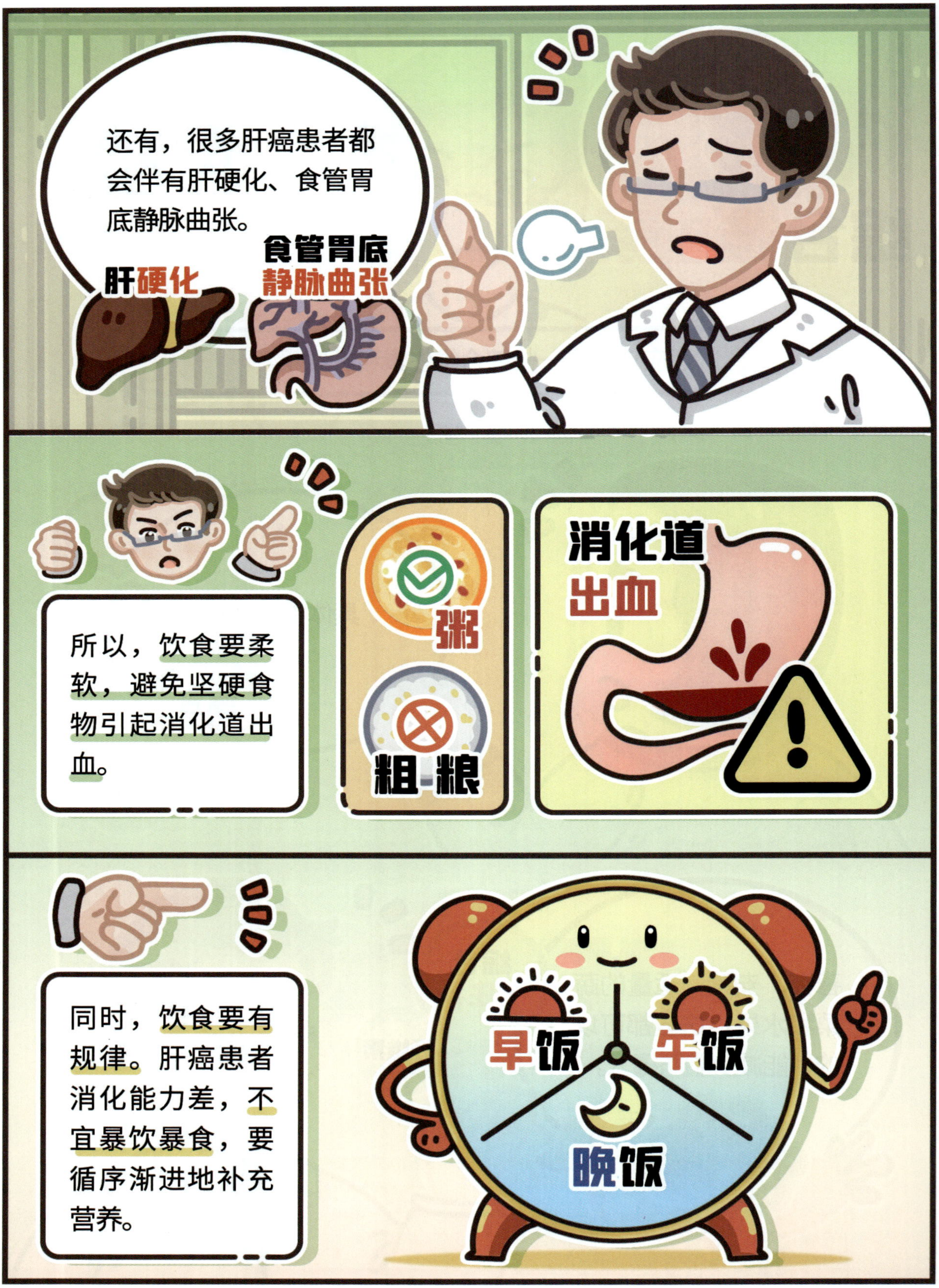

还有，很多肝癌患者都会伴有肝硬化、食管胃底静脉曲张。
肝硬化
食管胃底静脉曲张
所以，饮食要柔软，避免坚硬食物引起消化道出血。
粥
粗粮
消化道出血
同时，饮食要有规律。肝癌患者消化能力差，不宜暴饮暴食，要循序渐进地补充营养。
早饭
午饭
晚饭

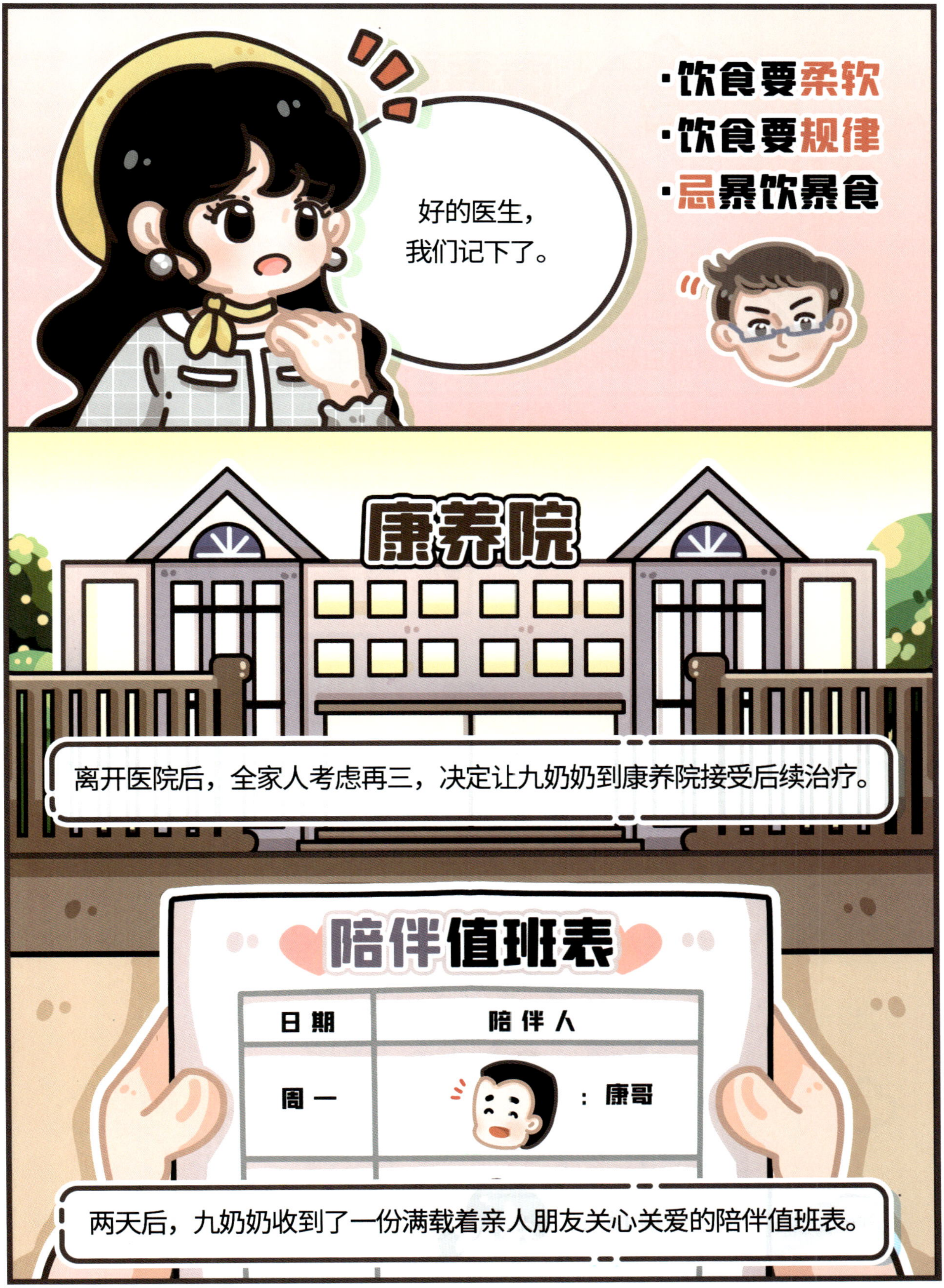

·饮食要柔软
·饮食要规律
·忌暴饮暴食
好的医生，
我们记下了。
康养院
离开医院后，全家人考虑再三，决定让九奶奶到康养院接受后续治疗。
陪伴值班表
日期
陪伴人
周一
：康哥
两天后，九奶奶收到了一份满载着亲人朋友关心关爱的陪伴值班表。

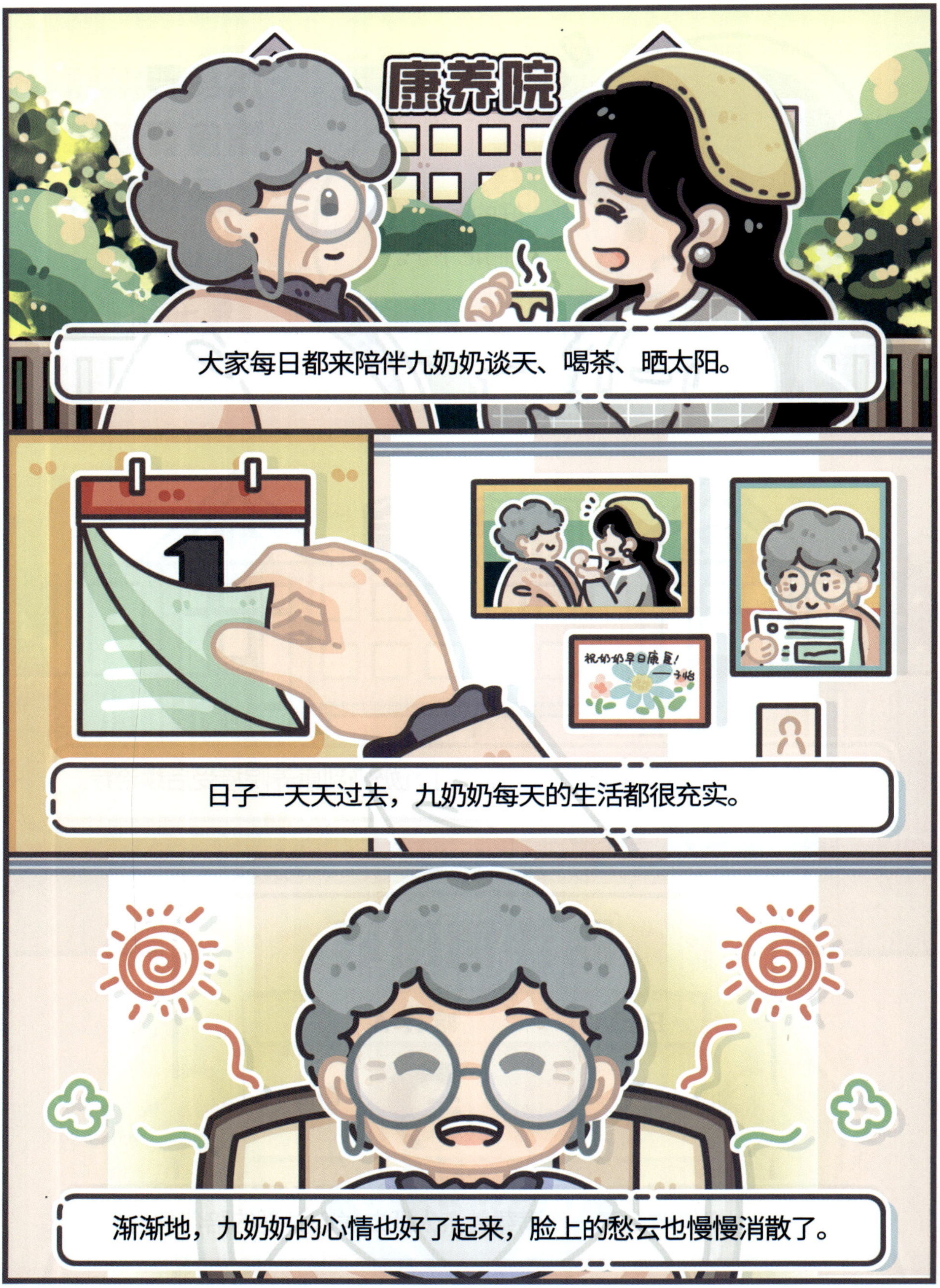
康养院
大家每日都来陪伴九奶奶谈天、喝茶、晒太阳。
日子一天天过去，九奶奶每天的生活都很充实。
渐渐地，九奶奶的心情也好了起来，脸上的愁云也慢慢消散了。

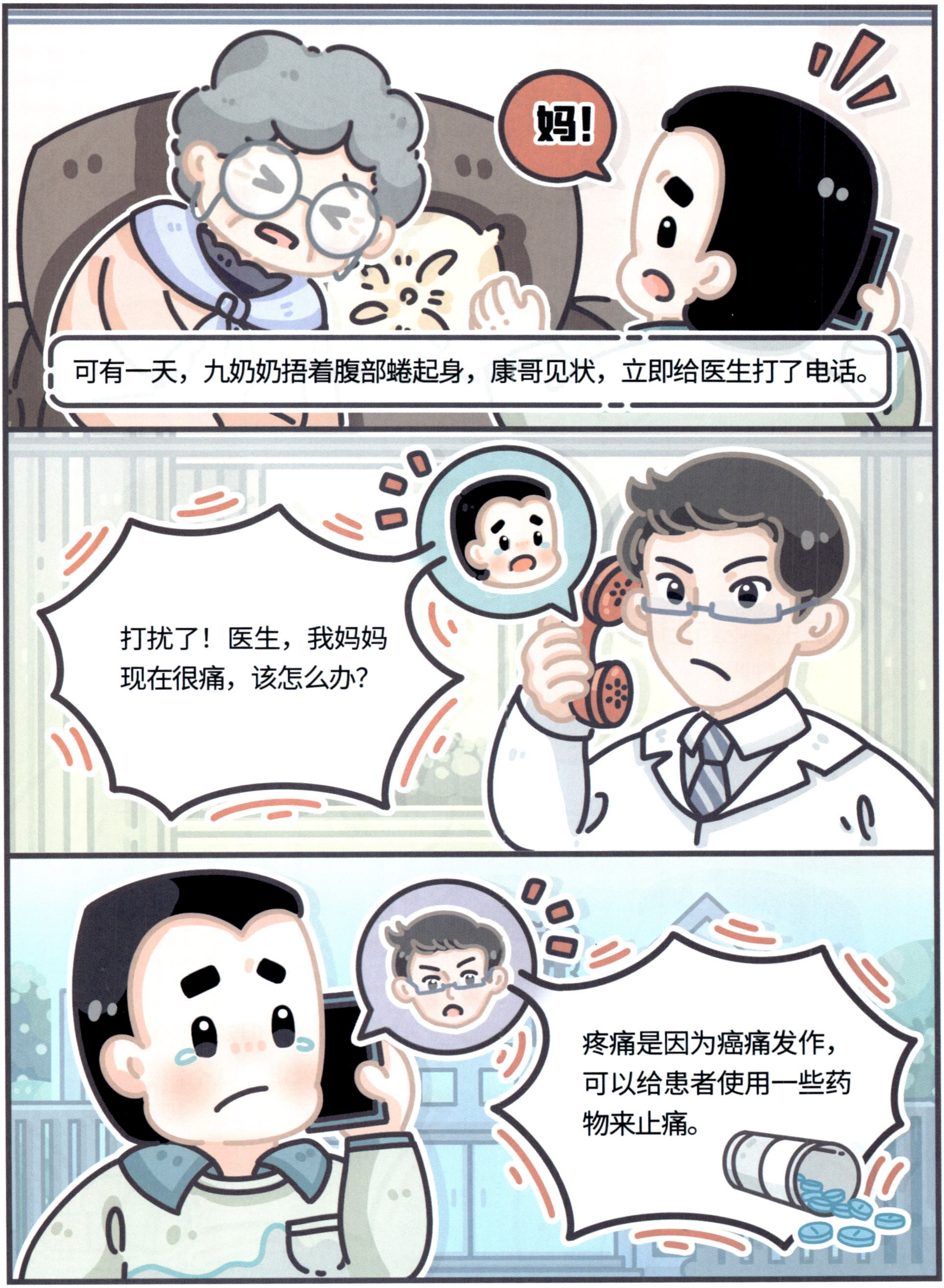
妈！
可有一天，九奶奶捂着腹部蜷起身，康哥见状，立即给医生打了电话。
打扰了！医生，我妈妈现在很痛，该怎么办？
疼痛是因为癌痛发作，可以给患者使用一些药物来止痛。

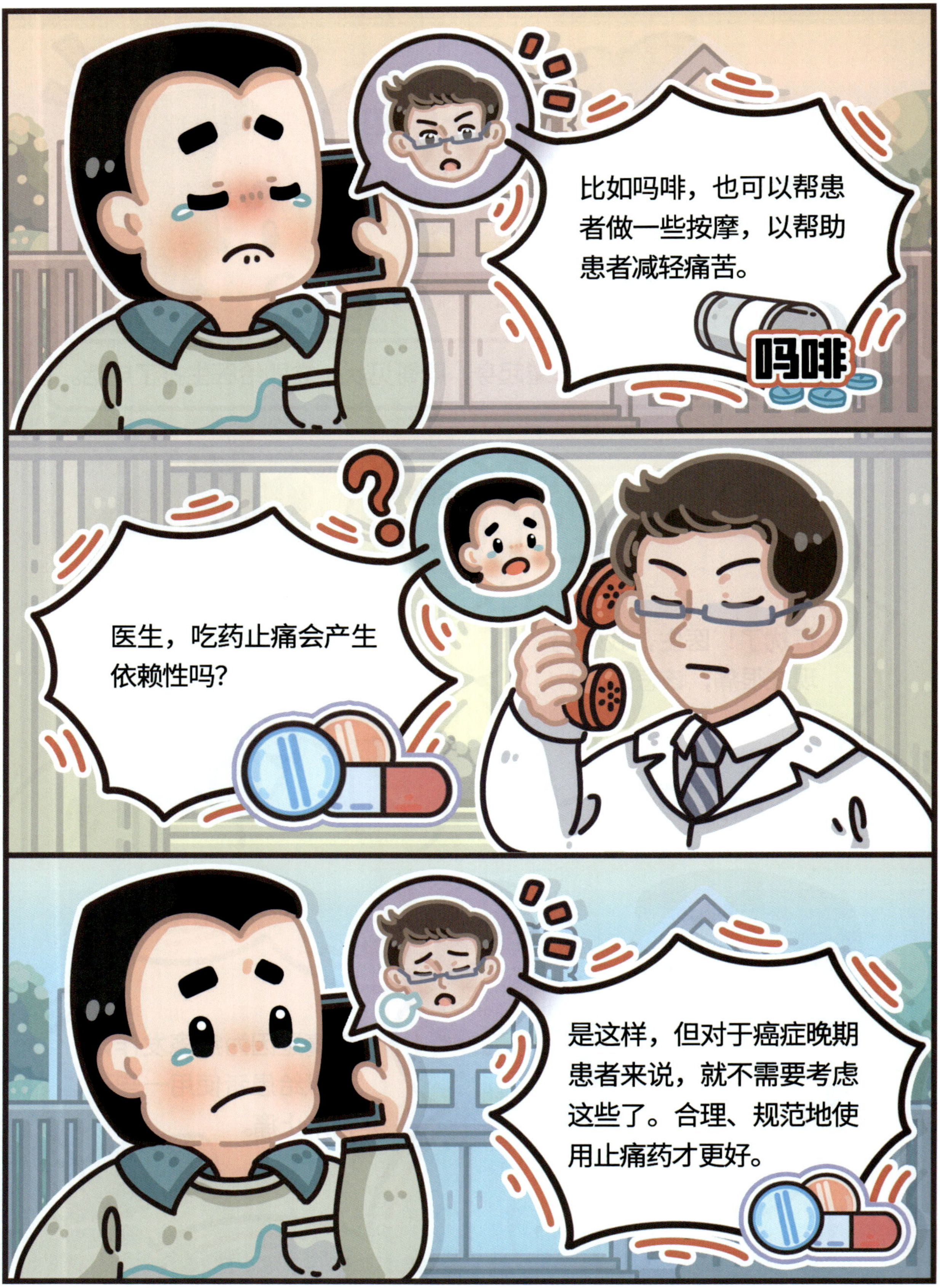
比如吗啡，也可以帮患者做一些按摩，以帮助患者减轻痛苦。
吗啡
医生，吃药止痛会产生依赖性吗？
是这样，但对于癌症晚期患者来说，就不需要考虑这些了。合理、规范地使用止痛药才更好。

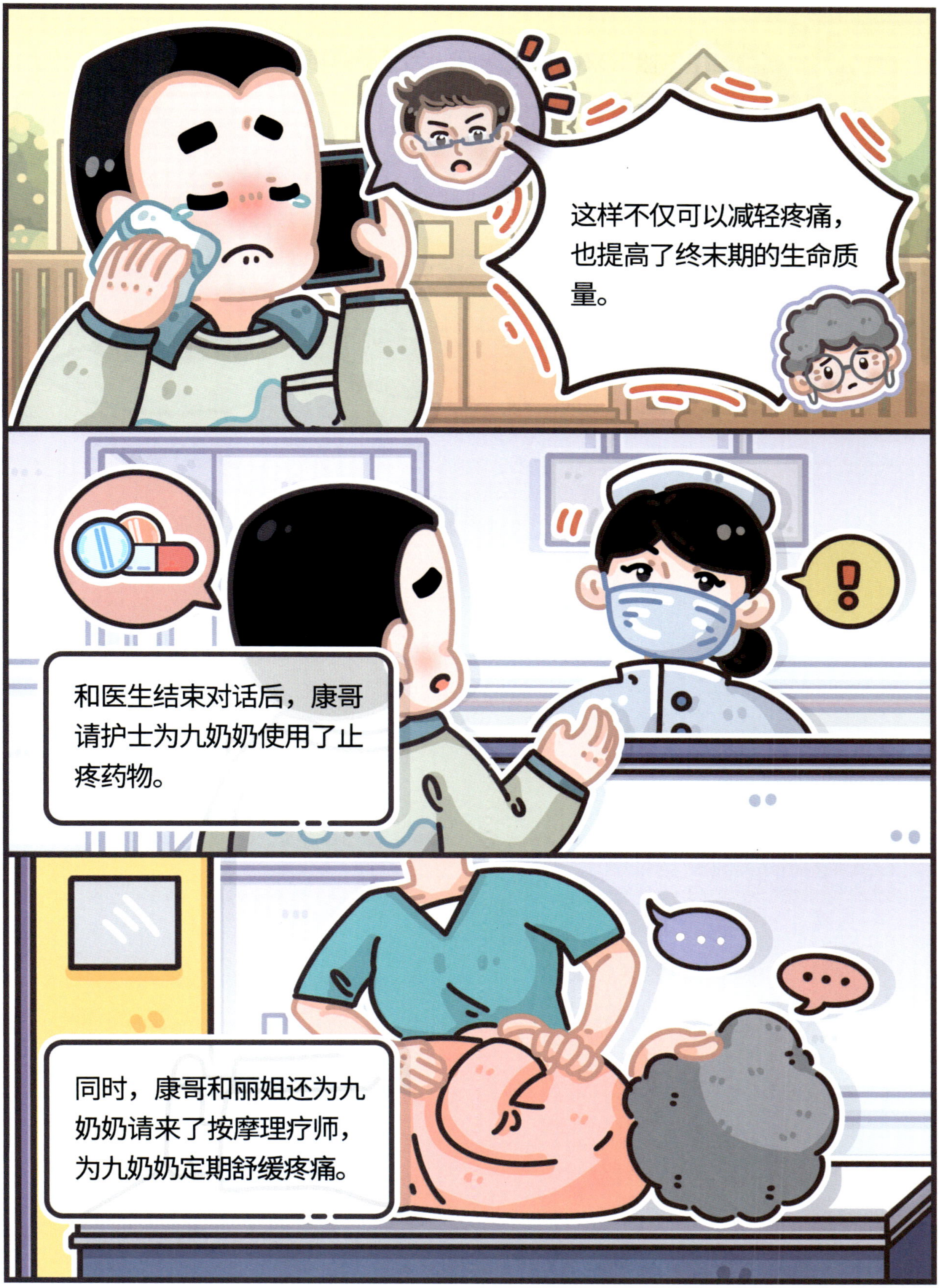
这样不仅可以减轻疼痛，也提高了终末期的生命质量。
和医生结束对话后，康哥请护士为九奶奶使用了止疼药物。
同时，康哥和丽姐还为九奶奶请来了按摩理疗师，为九奶奶定期舒缓疼痛。

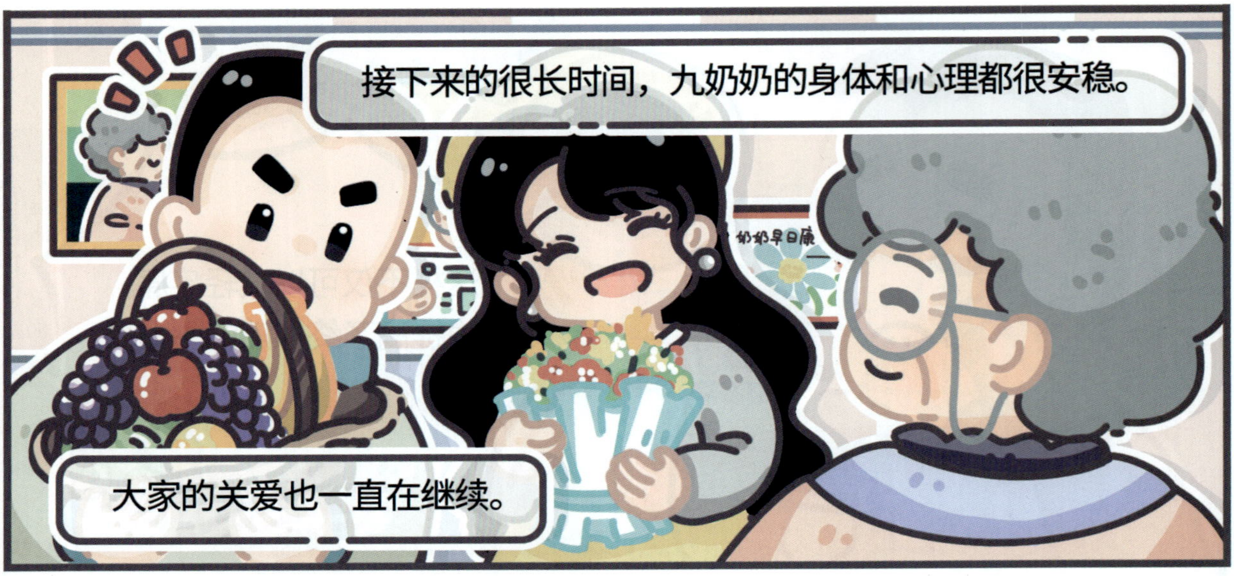

完